本书由浙江省康复医学会专项科研基金资助出版

脊柱侧弯：预防与治疗

主编　叶祥明　周　亮

ZHEJIANG UNIVERSITY PRESS
浙江大学出版社
·杭州·

图书在版编目（CIP）数据

脊柱侧弯：预防与治疗 / 叶祥明，周亮主编.
杭州 ： 浙江大学出版社，2024. 9. -- ISBN 978-7-308
-25119-8

Ⅰ. R687.3

中国国家版本馆 CIP 数据核字第 2024VV2811 号

脊柱侧弯：预防与治疗

叶祥明　周　亮　主编

策划编辑	张　鸽（zgzup@zju.edu.cn）
责任编辑	张　鸽
责任校对	季　峥
封面设计	续设计-黄晓意
出版发行	浙江大学出版社
	（杭州市天目山路148号　　邮政编码　310007）
	（网址：http://www.zjupress.com）
排　　版	杭州林智广告有限公司
印　　刷	浙江省邮电印刷股份有限公司
开　　本	710mm×1000mm　1/16
印　　张	19.75
字　　数	302千
版 印 次	2024年9月第1版　2024年9月第1次印刷
书　　号	ISBN 978-7-308-25119-8
定　　价	256.00元

《脊柱侧弯：预防与治疗》
编 委 会

主 编　叶祥明　周　亮

副主编　毛德旺　叶　青　李厥宝
　　　　南晓峰　黄亚增　程瑞动

编　委（按姓名笔画排序）
　　　　王礼轩　王佳齐　王浩初　毛德旺　叶　青
　　　　叶祥明　田　亮　冯法博　朱　迪　刘　爽
　　　　李厥宝　杨　婷　吴雨伦　沈一吉　张　骏
　　　　陈　琪　陈昭名　周　亮　南晓峰　黄亚增
　　　　章　玮　梁成盼　葛秋华　程瑞动　舒真谛
　　　　曾雅琴　廖　锋　廖峥娈　戴允兰

制　图　马　恪　金振华

主编简介

叶祥明　二级教授、主任医师，博士后流动站导师、博士生导师。现任浙江省康复中心主任，杭州医学院康复学院院长，浙江省康复与运动研究所常务副所长，杭州医学院康复研究所所长，数智化康复装备浙江省工程研究中心常务副主任。兼任中国康复医学会副秘书长兼常务理事、康复治疗专业委员会副主任委员、神经康复专业委员会副主任委员、颅脑创伤康复专业委员会副主任委员，浙江省康复医学会常务副会长兼秘书长，浙江省卒中学会副会长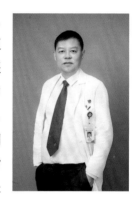兼康复分会会长，浙江省康复辅助器具协会副会长，浙江省康复医学质量控制中心常务主任。国家区域医疗中心浙江省重点培育专科带头人，浙江省重点学科神经康复学带头人，浙江省临床重点专科带头人，浙江省重点学科中西医结合神经康复学带头人。中国康复医学会"最美康复科技工作者"、中国康复医学会"优秀康复医师"获得者。主编专著8部，副主编5部。主持国家级课题3项，省部级重大专项1项，省部级一般课题5项。发表学术论文175篇，其中SCI收录38篇。

周亮　浙江省人民医院康复医学科，副主任医师。主要从事脑卒中、颅脑外伤、脊髓损伤等疾病的临床康复工作，擅长脑损伤后认知、语言、情感、精神障碍等的评估与治疗。兼任中国康复医学会脑功能检测与调控康复专业委员会委员、颅脑创伤康复专业委员会青年学组常务委员，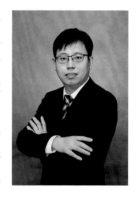浙江省康复医学会副秘书长兼常务理事、神经调控康复专业委员会主任委员、社区康复专业委员会副主任委员，浙江省医学会物理医学与康复学分会委员，浙江省医师协会康复医师分会委员。主要研究方向：汉语失语症的评定与康复治疗。主持省部级课题1项、厅局级课题3项，参与国家级、省厅级课题多项。主编专著1部，副主编2部，参编多部。

脊柱侧弯作为一种常见的脊柱畸形，可对患者的身体健康和生活质量造成严重影响，其是继肥胖、近视之后，危害我国儿童和青少年健康的第三大疾病。这种病症可能在儿童和青少年的生长发育过程中悄然发生，如果不及早发现和治疗，就会发展成非常严重的畸形，损伤神经、压迫肺部影响呼吸，甚至影响心肺功能、运动功能及心理健康，严重者可导致瘫痪。而正确的预防措施和治疗手段可以使许多患者避免或减轻上述不良后果。

《脊柱侧弯：预防与治疗》撰写团队长期致力于儿童和青少年脊柱侧弯的早期识别与干预治疗，已累计为上万名脊柱侧弯患者提供筛查、诊疗服务。本书不仅涵盖有关脊柱侧弯的基础医学知识，还详细介绍了脊柱侧弯的预防策略、诊断方法、非手术治疗以及手术治疗等多方面内容，旨在为医疗专业人员、患者及其家庭提供一本防治脊柱侧弯的较全面的专业参考图书。

本书分为 10 章，内容包括脊柱侧弯对人体的危害性，脊柱侧弯的生理和病理基础，对脊柱侧弯的诊断与康复评定，脊柱侧弯的物理治疗、支具治疗、手术治疗、中医治疗、心理治疗以及合并症处理措施等，并结合典型案例介绍了不同类型脊柱侧弯治疗的成功经验；此外，本书还收集了脊柱侧弯基础和临床研究方面最近 10 多年来的新理论与新技术，用于指导脊柱侧弯早期预防、徒手姿势矫正、矫形器矫正、手术矫正、呼吸训练、运动训练、心理辅导及中医康复手段等，并配有相应的图文说明和视频演示。

本书语言通俗易懂，文字简明扼要，图文并茂，实用性强，适合康复医学科医生、物理治疗师、脊柱外科医生、运动医学科医生以及对脊柱健康有兴趣的读者，期待能为脊柱侧弯的预防、诊疗和康复管理作出些许贡献。无论您是医疗专业人员还是患者或家属，我们都希望本书能够为您提供宝贵的信息和正确的指导。在阅读本书的过程中，如果有任何疑问或需要进一步讨论的问题，可以随时与我们沟通与交流，期待您的宝贵意见。

本书由浙江省康复医学会出版基金资助出版，在此表示衷心感谢。

本书编写组

2024 年 8 月

CONTENTS 目 录

第一章 脊柱侧弯概述

第一节 历史由来

脊柱畸形是最古老的疾病之一。最早记录脊柱后凸畸形及治疗的是古印度史诗 *Srimad Bhagwat Mahapuranam*，书中描述克利须那神（Krishna）通过按脚、抬下巴拉伸他的一名皈依者的脊柱，矫正了她的驼背。古希腊（公元前 1600 年）的一幅壁画显示了一名拳击少年腰椎滑脱导致的脊柱畸形。希波克拉底（Hippocrates，公元前 460—前 370 年）被称为"脊柱畸形矫正之父"，他最早描述了脊柱解剖、病理及治疗原则，设计了用于脊柱脱位和畸形的"复位床"（Hippocratic board）和"复位梯"（Hippocratic ladder），在后凸部位进行牵引和局部加压，以达到矫正畸形的目的。另一位古罗马著名的医师克劳迪亚斯·盖伦（Claudius Galenus，公元 129—199 年）最早使用"kyphosis""scoliosis"描述脊柱后凸、侧弯畸形，现代"scoliosis"（脊柱侧弯）一词就源自希腊语"scolios"。它的词源是希腊语中的"σκολιός"（skolios），意思是"扭曲"或"弯曲"，这个词被用来描述脊柱侧弯这种医学病症。希波克拉底和盖伦的有关脊柱畸形的一些治疗方法，直到 15 世纪在欧洲、印度和中东等仍在使用。从零星的历史资料来看，古代和中古时期的医师已经对脊柱畸形有了初步的认识，通常认为是由不良姿势导致的脊柱畸形，其发病机制尚不清楚，只能进行体外矫正，且当时的治疗也没有显著进展。

文艺复兴时期，莱昂纳多·达·芬奇（Leonardo da Vinci）首次从解剖学角度详细描述了脊柱生理弯曲、关节组成及椎体数目。1544 年，意大利著名的外科医生圭多·圭迪（Guido Guidi）建议通过使用牵引床技术治疗脊柱畸形。1579 年，法国医生安布鲁瓦兹·帕雷（Ambroise Pare）设计了第一套用来矫正脊柱侧弯的金属支具，将脊柱侧弯的治疗模式从单纯短暂的体外牵引技术转向长时间可穿戴的支具。1650 年，英国解剖学家弗朗西斯·格里森（Francis Glisson）在《鼠毛炎的解剖结构》中率先详细描述了鼠毛炎，当时是一种因维生素 D 缺乏导致的骨骼疾病。不正常的骨骼代谢会造成骨骼变形，特别是脊柱侧弯的畸形。他开发了一种针对这种疾病的延伸疗法，使用固定在下巴和颅骨后部的带衬垫皮革悬带在脊柱上施加拉力，以拉直脊柱弯曲。1760 年，弗朗索瓦·勒瓦赫（Francois LeVacher）描述了"jury-mast"支架，该支架可在患者直立时进行轴向牵引。18 世纪后半叶，弗朗索瓦·勒瓦赫和吉恩·安德烈·维内尔（Jean Andre Venel）对这种支具穿戴技术进行了改进。刘易斯·阿尔伯特·塞尔（Lewis Albert Sayre）首次描述了巴黎石膏外套，但在穿戴前需要在立式脚架悬挂起重机下实现冠状面畸形的矫正。1835 年，吉·霍萨德（J Hossard）制造了第一个可以机械调整紧身胸衣以矫正脊柱弯曲度的支架。直至 20 世纪后半叶，各种支具得以开发，其中最著名的是密尔沃基支具和波士顿支具。在牵引方面，从 1968 年尼克（Nick）首次报道哈林顿杆牵引（Harrington rods traction）技术开始，达尔迪奇（Dardic）和布林克曼（Blinkman）先后报道了哈罗股骨牵引和哈罗重力牵引，使哈罗牵引技术发生了革命性的变革。目前，应用较多的是三种牵引方式：哈罗骨盆、哈罗股骨和哈罗重力牵引。

在手术治疗方面，其历史可以追溯到古代。在古希腊和古罗马时期，有一些关于脊柱侧弯治疗的早期文献，但当时的治疗方法相对原始，并没有现代手术的科学基础。现代脊柱侧弯手术治疗的历史可以追溯到 20 世纪。其中有一些关键时刻和重要发展，首先是哈林顿杆牵引技术。20 世纪 60 年代，保罗·哈林顿（Paul Harrington）开发了哈林顿杆牵引技术，它是脊柱侧弯手术的一个重要里程碑。该技术使用一根特殊的金属棒来矫正侧弯，并将脊柱固定在正确的位置。该技术的出现显著改善了患者的生活质量。其次是科特瑞尔－迪布塞（Cotrel-Dubousset，CD）技术。20 世纪 80 年代，法国的科特瑞尔（Cotrel）和迪布塞（Dubousset）开发了一种名为 CD 技术的后路手术方法，它在世界范围内得到了广泛应用。该技术使用螺钉和杆来矫正脊柱侧弯，手术创伤更小，外科效果更好。近年来，随着医学技术的不断发展，脊柱侧弯手术治疗变得更加精确和个性化。现代手术通常使用计算机辅助导航系统，以确保手术的准确性和安全性。此外，植入的螺钉和支架也得到了改进，以提供更好的支持和固定。

近代，人们对脊柱侧弯的认识较以前更加深入，各种评估方式的引入更加有助于判断脊柱侧弯的严重程度。其中，影像学的方法主要包括应用脊柱正侧位片、脊柱左右弯曲位 X 线片来判断柔韧度、决定融合节段，有时需要增加牵引位片、脊柱全长 CT 三维重建或 MR 来明确是否有骨性异常和神经异常。另外，Cobb 角、C_7 铅垂线、骶骨中垂线、顶椎、上端椎、下端椎、中立椎、稳定椎、顶椎偏距等概念进一步完善了影像测量的全面性。新近面世的 EOS 成像采集系统可同时拍摄正面及侧面 3D 全身影像，大幅减少射线辐射量。脊柱侧弯的治疗方法包括定期复诊、物理治疗、支具治疗、手术治疗及中医治疗等。

第二节 流行病学

一、定 义

脊柱侧弯是指由于某种原因，使冠状面上的一个或多个脊柱节段出现持久性偏离中线，形成带有弧度的脊柱向左（见图1-1）或向右（见图1-2）偏离，通常伴有脊柱的旋转畸形或矢状面上生理弯曲的变化。国际脊柱侧弯研究学会（Scoliosis Research Society，SRS）将脊柱侧弯定义为：使用 Cobb 法测量，患者在全长站立正侧位 X 线片上的脊柱弯曲角度大于 10°。

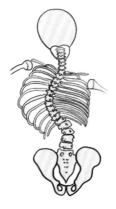
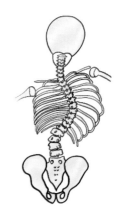

图 1-1 脊柱向左侧弯　　　　图 1-2 脊柱向右侧弯

二、流行病学

脊柱侧弯早期没有明显的临床症状。普查是目前较有效的早期诊断脊柱侧弯的方法之一。文献报道的脊柱侧弯发病率也不一致，与普查采取的手段和人群不同有关。国外报道，脊柱侧弯的患病率多在 2% ~ 3%。也有不同调查数据的报道：在 Nissinen 等的研究中，整体脊柱侧弯发病率（Cobb 角 ≥ 10°）为 9.2%，女孩明显高于男孩；Weinstein 等的研究发现，男性和女性脊柱侧弯的发病率相同，但女性曲线发展的风险要比男性高出 10 倍；Aebi 等的研究则指出，女性特发性脊柱侧弯的患病率比男性高出约 4 倍；男性和女性在脊柱侧弯 10° 以下时的患病率相同；但在弯曲幅度较大时，女性患病的比例更高。

国内报道的脊柱侧弯人群发病率也有较大差异，为 1.1% ~ 15.5%，多发生于 8 ~ 14 岁的青少年，占患者总数的 80%，以女性居多，男女比例为 1：（2 ~ 4）。李卫平等在 1994—1997 年对广东广州、韶关、中山、珠海等地城乡青少年脊柱侧弯患病率的调查中发现，87546 名接受检查的学生中，男性患病率为 1.0%，女性患病率为 9.9%；10 岁以后的患病率明显高于 10 岁以前。余升华等在 2012 年 3 月—2014 年 6 月对广州市 29532 名中小学生进行了脊柱侧弯特征性普查，结果发现 240 例特征性脊柱侧弯病例（患病率 0.81%），其中男性 104 例，女性 136 例，男性明显少于女性。张振山等在 2015—2016 年对广东省中山市城区 42 所中学的 43258 名中学生进行了脊柱侧弯的专项普查，发现 1238 例脊柱侧弯（患病率为 3.0%）。综上可见，国内外的文献报道均显示，与男性相比，女性患病率偏高，女性侧弯进展的风险也明显偏高。

在病死率方面，希波克拉底观察到首发表现为脊柱畸形的患者，早亡的可能性更大。后来研究发现，早发型脊柱侧弯的患者病死率较高（约 60%），以儿童和青少年或中年期合并呼吸衰竭和心血管疾病者居多。死亡的儿童和青少年多为先天性心脏病患者；中年脊柱侧弯患者中，用力肺活量（forced vital capacity，FVC）< 50% 的人群更易发生呼吸衰竭，甚至死亡。青少年晚发型脊柱侧弯，如特发性脊柱侧弯，很少发生伤残，病死率与正常人差不多，一般只有背部疼痛和外观受到影响。

第三节　对人体的危害性

脊柱是人体的中轴，连接着头部和四肢，同时又是胸腔和腹腔的组成部分。轻度脊柱侧弯，躯体外观畸形不明显，对人体危害较小，通常躯体无明显不适；严重的脊柱侧弯会影响机体的生长发育，使机体发生畸形，从而引起心理问题，严重的甚至会影响心肺、消化系统，累及脊髓而引起瘫痪等，使多器官功能受到影响。

一、影响脊柱外形和脊髓功能

成年人的脊柱，男性的长约70厘米，女性的长约65厘米，贯穿于人体背部中央。脊柱发育和生长的第一个高峰期是在出生后的头5年，脊柱的生长在出生后的2年内就已经达到成人脊柱长度的一半，之后的3年间每年都会有2厘米左右的增长，5～10岁时就会出现生长减缓的现象。第二次生长高峰出现在10岁以后。如果不及时治疗，患儿脊柱侧弯在这段时间内会进展为严重的畸形。脊柱作为身体的中轴，支撑全身，使身体保持健美的曲线，使体形呈左右对称的状态。人的脊柱一旦因为某种原因与人体的中轴发生偏离，就会形成侧弯，从而出现变形。脊柱侧弯一旦形成，就会因为两边受力不对称而不断加重，且不加处理不会停止。脊柱侧弯使人体的形态遭受破坏，造成胸廓一侧塌陷、一侧隆起、双肩倾斜的畸形体态。腰段较重的侧弯还可导致骨盆倾斜，造成两侧臀部不对称、下肢不等长而跛行等功能性损害。在一些先天性半椎体，特别是侧方后方半椎体脊髓纵裂等病例，常可造成脊髓或神经不同程度受压，甚而发生截瘫，或到了中老年由于脊椎退变、发生退行性滑脱、椎管狭窄而出现下肢神经系统受损的现象。脊柱侧弯对脊柱的影响在很大程度上是因为椎旁肌肉发生了变化，同时力学条件也发生了改变。

（一）对脊旁肌的影响

虽然有许多关于肌肉的研究，认为由侧弯导致的肌肉失衡是加重脊柱畸形的最主要因素之一，但肌肉疾病是否是导致侧弯的一大因素尚有争论。可以肯定的是，中轴的转动、偏移以及胸腔曲度的减少和肌肉不平衡有确切的关系。

Ⅰ型慢肌纤维在脊柱侧弯患者凹侧肌肉组织中所占的比例比一般人要小。这些肌肉分布不对称，可能使肌肉的姿势因保持时间过长而受到削弱。脊柱侧弯患者站立时，凹侧肌肉组织肌电幅度应小于向外凸起的一侧。

（二）对脊椎的力学影响

在脊柱侧弯的形成过程中，重力起着推动作用。脊椎旁肌肉受重力因素影响畸形拉长，导致两侧肌肉不再对称。同时，受不对称的力牵引，左右侧弯的脊柱通常还伴随着旋转。脊柱弯曲的力量在侧向的偏移和（或）旋转，以及不对称的背侧弹性组织的短缩，使脊柱弯曲的力量转化为向相反方向（脊柱前弯）伸展。脊柱背侧弹性组织反射性地不对称向心收缩，由于反射机制的作用，屈肌动作被激发，使偏斜度增大，旋转增大，导致脊柱前凸。脊柱侧弯与脊柱前部过度生长有密切关系，前脊过度生长引起生长扭转，而由生长扭转所致脊柱前弯，从而使脊柱受力异常、生长异常、椎体及椎间盘变形。

二、影响呼吸功能

脊柱侧弯多发生于胸腰部位，弯曲严重者可导致胸廓旋转畸形，胸廓容积减小，甚至影响心肺发育，出现活动耐力下降、心慌气促等症状。

（一）影响肺生长发育

人在幼年时，肺体积增大，肺泡增多。肺泡的数量在出生后的第一年增长最快，之后增速减慢，8～9岁后就不再增长。因此，早发型脊柱侧弯对通气功能的影响最大。早发型脊柱侧弯患者的尸检结果表明，其肺泡数量少于正常人，肺泡过度充气或萎缩，累及肺叶或整个肺部，肺动脉直径比同龄人小。

（二）影响胸廓容积和气体交换

脊柱侧弯对胸廓的影响除胸廓畸形外，还表现为胸廓容积缩小，吸气相和呼气相胸廓容积均低于正常对照。与正常对照相比，脊柱侧弯对通气功能的影响包括潮气量减少，呼吸次数增多，每分通气量减少。在运动中，脊柱侧弯患者由于受潮气量减少的限制，每分通气量需要增加呼吸频率才能得以提高，换气效率低，最大摄氧量低于正常对照。研究显示，脊柱侧弯患者在正常低限状态下对低氧和二氧化碳的反应提示可能存在通气调节异常，包括局部通气、血液流动、通气血流比、肺泡弥散等。脊柱侧弯使胸腔变为凸侧和凹侧两部分，其对局部通气的影响主要表现在凸侧和凹侧的区别上。研究显示，凹侧的通气与脊柱侧弯的严重程度有关，侧弯程度越明显，凹侧的通气分布越不均匀。脊柱侧弯 Cobb 角＜30°，几乎不影响凹侧的通气；Cobb 角＞40°，凹侧通气明显减退，其原理尚不明确。血流灌注与通气的比值，在肺尖和肺底，以及凸侧和凹侧均不同。随着脊柱侧弯角度的增大，肺脏垂直高度降低，出现上叶血流灌注增加而下叶下降的反常现象。另外，随着脊柱侧弯角度的增大，双肺血流灌注减少。通气血流比可受局部通气、血流灌注异常的影响。研究显示，脊柱侧弯位于上胸段，Cobb 角＞60°，通气血流比发生异常的可能性较大。脊柱侧弯患者随着年龄的增长，通气血流比的异常更为明显，如年龄＞40 岁的患者比年轻患者的通气血流比异常更为明显，可能是年长者换气功能较差所致的。在单位肺泡容积弥散正常或升高的情况下，脊柱侧弯患者由于肺泡数量减少，弥散膜面积减小，弥散总量也减少。脊柱侧弯对呼吸功能的影响取决于侧弯的严重程度，包括胸段脊柱侧弯度数、累及椎体数和前凸度数。轻度脊柱侧弯（Cobb 角＜35°）患者的 FVC 和肺总量一般在正常范围内。随着脊柱侧弯度数增加，FVC 和用力呼气一秒量（forced expiratory volume in one second，FEV_1）成比例下降。脊柱侧弯 Cobb 角＞70°，肺总量降低，出现典型的限制性通气功能障碍。值得注意的是，由于气道阻力增高，脊柱侧弯患者也可能出现阻塞性通气功能障碍。研究发现，有相当数量的脊柱侧弯患者出现气滞。此外，由于气管扭曲，严重的脊柱侧弯患者还可能有大气道梗阻的表现。

三、影响胃肠功能

脊柱侧弯患者会出现食欲不振、消化不良等消化系统表现，主要原因包括两个方面：①脊柱侧弯导致腹腔容积减小（物理容积性因素）；②脊神经调节内脏功能紊乱，交感、副交感神经出现异常，导致胃肠蠕动减慢、神经源性肠道（神经源性因素）。

四、影响心理健康

拥有正常体型和健康的身体是人们的内在愿望。当身材受脊柱曲线影响时，脊柱侧弯患者可能出现以下一些影响心理健康的问题。

（1）自尊心问题：脊柱侧弯可能导致身体外观的变化，如肩膀不平衡、腰部扭曲等，这可能影响患者的自尊心。特别在青少年时期，患者可能因为与同龄人不同而感到自卑，从而影响他们的心理健康。

（2）社交障碍：一些脊柱侧弯患者可能因为体形上的差异而感到不安，从而避免社交活动，担心被嘲笑或排斥，这可能导致他们产生孤立感和社交障碍。

（3）抑郁及焦虑问题：脊柱侧弯可能引发患者对身体形象的担忧，使患者更难接受自己的身体。患者可能因身体形象问题和对自己的身体感到不满意而产生抑郁及焦虑情绪。还有一些脊柱侧弯患者可能经历背部或颈部的疼痛和不适，长期的疼痛也会引发抑郁和焦虑等心理健康问题。

此外，一些脊柱侧弯患者还可能需要应对手术或矫正治疗导致的情绪压力。同时，他们可能需要对治疗期间的康复和生活方式进行调整，这也可能对他们的心理健康产生一些负面影响。因此，心理健康专业人士、康复治疗师和心理支持组织都需要为患者提供支持，帮助他们应对身体和心理上的挑战。

（叶　青　李厥宝）

参考文献

郝冉，吴志宏，韩江娜. 脊柱侧弯对呼吸功能的影响. 中国医学科学院学报，2011，33(1): 102-106.

郝冉. 脊柱侧弯患者的肺功能. 北京：北京协和医学院，2011.

李卫平，王志勇，黄建荣，等. 广州市青少年脊柱侧弯患病率的不同时期调查 // 中华医学会第八届骨科学术会议暨第一届国际 COA 学术大会论文摘要集，2006.

叶启彬. 脊柱侧弯外科学. 北京：中国协和医科大学出版社，2003.

余升华，曾勉东，尹德龙，等 . 对广州青少年脊柱侧弯现状的探讨 . 广州医科大学学报，2014(6): 67-70.

张振山，黄福立，吴俊哲，等 . 中山市初级中学生特发性脊柱侧弯患病率调查 . 内蒙古医学杂志，2017，49(5): 541-543.

Aebi M. The adult scoliosis. Eur Spine J, 2005, 14(10): 925-948.

Nissinen M, Heliövaara M, Ylikoski M, et al. Trunk asymmetry and screening for scoliosis: a longitudinal cohort study of pubertal school children. Acta Paediatr, 1993, 82(1): 77-82.

Shakil H, Iqbal ZA, Al-Ghadir AH. Scoliosis: review of types of curves, etiological theories and conservative treatment. J Back Musculoskelet Rehabil, 2014, 27(2): 111-115.

Trobisch P, Suess O, Schwab F. Idiopathic scoliosis. Dtsch Arztebl Int, 2010, 107(49): 875-883.

Weinstein SL, Dolan LA, Cheng JC, et al. Adolescent idiopathic scoliosis. Lancet, 2008, 371(9623): 1527-1537.

第二章 脊柱生理及功能解剖学

第一节 生长发育

一、脊柱的发育

脊柱是由中胚层的生骨节细胞围绕脊髓和脊索发育形成的。胚胎早期，每侧体节腹内侧面分出一团间充质细胞，为生骨节。生骨节逐渐移向中线脊索周围。起初，生骨节组织的节段包绕脊索与体节对应；当进一步发展时，每个生骨节的尾端部分变致密，并与下位生骨节的头端连接起来，形成新的节段，称为椎骨原基，即后来的椎体。椎体形成后不久，在其背面伸出密集的间充质，形成神经弓，包围脊髓。腹面形成肋突，肋突在胸椎形成肋骨，在颈椎、腰椎与横突相合。椎骨原基形成软骨，后骨化为椎体。椎体中的脊索完全退化，而在椎间隙中央的脊索保留下来，增长并经过黏液样变性，形成髓核。髓核周围的纤维组织分化成纤维软骨环，与髓核共同构成椎间盘。

脊柱的分节是一个复杂的演化发育过程。在发育过程中，脊柱的发育缺陷可形成半椎、楔椎、裂椎（蝴蝶椎）、融合椎、移行椎等，其中最常见的发育缺陷是两侧椎弓对合障碍形成的脊柱裂。

在胚胎期间，脊柱的生长速度：胸段＞腰段＞颈段。而在同一孕周阶段内，脊柱体积：胸段＞腰段＞颈段；椎体单体积增长速度及增长倍数：腰椎＞胸椎＞颈椎。

相比于颈段及胸段脊柱体积，腰段脊柱体积更能反映脊柱发育的规律。脊柱骨化特点是下部分胸椎和上部分腰椎首先骨化，并依次向头尾两侧逐渐骨化。

胎儿腰椎椎体体积随着孕周的增加而增加，相互之间呈密切的正相关关系。经相关分析，据此可用胎龄精确推算各段体积；反之，已知体积可估计胎龄。其增长方式也表明脊柱的生长发育是遵循特定规律的一个过程，椎体的胎龄相关参考值有助于对先天脊柱发育畸形（如融合椎、裂椎、脊柱裂等）进行检测和产前诊断。

出生时的椎骨在椎体和两侧椎弓各有一个骨化中心。出生后1年，胸椎、腰椎两侧椎弓完全融合。颈椎在第2年初融合。骶骨较晚，在7～10岁融合，且常融合不良，形成脊柱裂。颈椎椎弓与椎体的融合在3岁，胸椎在4～5岁，腰椎在6岁，骶椎在7岁或更晚。次发骨化中心在青春期才出现。

二、脊髓的发育

在胚胎3个月前，脊髓和脊柱的长度一致，脊髓下端可达脊柱的尾骨。在之后的发育过程中，脊柱的生长速度超过脊髓，脊柱逐渐超越脊髓并向尾端延伸，致脊髓末端在椎管内上升。在出生时，脊髓末端位于腰3（第3腰椎）水平；至成人时，脊髓末端在腰1（第1腰椎）下缘。腰2（第2腰椎）以下的脊膜称为终丝，仍与尾骨相连。这种生长速度不相称的结果就是，脊神经从脊髓的发出处斜行到相应节段的椎间孔后穿出，脊髓颈段以下的脊神经根便越来越斜向尾侧。至腰、骶和尾段的脊神经根则在椎管内垂直下行，神经呈马尾状，称为马尾神经。腰椎穿刺在此水平以下进行，以免刺伤脊髓。

在出生时，脊髓已具备功能。脊髓的增长与运动功能的发育是平行的，随着年龄的增长而加长、增重。在胎儿期，脊髓下端位于第2腰椎下缘，4岁时上移至第1腰椎。脊髓的髓鞘由上而下逐渐形成，约3岁时完成髓鞘化。

三、脊柱的四个生理性弯曲形成

脊柱有四个生理性弯曲，分别是颈曲、胸曲、腰曲、骶曲。但在胚胎时期，脊柱只有向后凸出的曲度。

在胚胎时期就存在的曲线，称为原始曲线；新生儿在生长发育的过程中慢慢形成的曲线，称为次生曲线。例如，出生后的新生儿从俯卧位慢慢学会抬头，就形成向前的颈曲；在此后慢慢学会站立的过程中，又形成了向前凸出的腰曲。颈曲和腰曲都属于次生曲线，而胸曲和骶曲则属于原始曲线。原始曲线主要依靠骨骼本身的结构形状来维持曲度，原始曲线（胸曲和骶曲）活动度比较小。而次生曲线则依赖于肌筋膜的平衡来维持曲度，所以次生曲线（颈曲和腰曲）活动度比较大。

第1个弯曲：颈曲

从颈椎功能解剖学角度来分析，颈椎分为两个部分：上颈椎和下颈椎。上颈椎起于枕骨、止于第2颈椎，向后凸出；下颈椎从第2颈椎到第7颈椎，向前凸出。而颈部的继发前凸主要是由椎间盘的前宽后窄构成的，其椎体则前后等高或前方稍矮。这样的生理构造是为了更好地支撑头部。而不良的姿势常常使颈椎的生理曲度消失，导致颈椎变直，变直的颈椎不仅支撑能力变差，而且会使头颈部受损的风险增加（因力量传导过多）。

1岁以前是新生儿脊柱发展最迅速的时期。新生儿的脊柱非常柔软，几乎完全是直的。出生后第3个月左右，新生儿开始出现抬头等动作，从而使肌肉得到强化，脊柱也开始形成第1个弯曲——颈椎前凸。

因此，抱3个月大新生儿时，在弯曲尚未完全形成前，一定要为新生儿做好完整的支撑，以免发生意外。

第2个弯曲：胸曲

胸曲是凸向后方的原始曲线，分为上胸椎（第1～4胸椎）、中胸椎（第5～8胸椎）、下胸椎（第9～12胸椎）。胸椎的后凸是胸椎椎体前窄后宽的结果，其作用是最大限度地扩大胸腔对脏器的容量。在生长发育的过程中，许多人的上胸椎区域会出现轻度侧弯，这与平时的姿势习惯、肌肉筋膜的异常发育有关，这种侧弯属于生理性代偿。

新生儿6个月时，脊柱将形成，胸椎将得到强化。此时，新生儿可以不用任何支撑就能单独坐着。

6个月以前的新生儿，如果没有良好的支撑，不要让他单独坐。因为这时新生儿的胸椎可能还没有完全强化，强迫新生儿提前形成弯曲，易使其养成前倾的习惯，日后还会造成驼背，影响其仪态。

第3个弯曲：腰曲

腰曲凸向前方，腰椎的前凸除椎间盘的前高后矮外，腰4（第4腰椎）及腰 5（第 5 腰椎）椎体亦变得前高后矮；腰 3（第 3 腰椎）椎体不定，仍多为方形，而腰 1（第 1 腰椎）、腰 2（第 2 腰椎）椎体仍适应胸腰段的后凸而呈后高前矮的形态。它与骨盆构成一种联动关系：骨盆前倾，腰椎就会过度前凸；骨盆后倾，腰椎曲度就会变直；骨盆侧倾，腰椎则会侧弯。其实，大多数人的骨盆会稍微前倾，只是前倾的角度不同，如果前倾角度过大，就会给腰椎造成压力。

1 岁前后，新生儿学习走路时，脊柱形成第 3 个弯曲——腰椎前凸。

生长发育阶段，在出生后几天，腰椎是向后凸的；出生后 5 个月时，腰椎仍稍微向后凸；直到出生后 1 岁，腰椎才变得笔直；3 岁时，腰椎前凸开始形成；8 岁时，腰椎前凸已非常明显；到 10 岁时，才趋于成人阶段。

第 4 个弯曲：骶曲

骶曲是凸向后方的原始曲线，从腰骶关节延伸至尾骨。骶骨和尾骨都是骨性融合而成的，骶骨由 4～5 块骶椎融合而成，尾骨由 3～4 块尾椎融合而成。骶曲的作用是最大限度地扩大盆腔对脏器的容量。骶骨外侧部相当于肋骨头部分单独发育。2～5 岁时，肋部与后方的椎弓融合；8 岁左右，向前与椎体融合形成侧块，同时两侧椎弓闭合。人出生时，髂骨、坐骨和耻骨是分开的，并由透明软骨连接；至青春期末，这几块骨自然融合；通常到 20～25 岁才完全骨化。

（沈一吉）

第二节　解剖结构

一、概　述

新生儿刚出生时，椎骨有 32～33 块。成人脊柱由 26 块椎骨组成，包括颈椎 7 块、胸椎 12 块、腰椎 5 块、骶骨 1 块（由 5 块骶椎融合构成）、尾骨 1 块（由 3～4 块尾椎融合构成），借助韧带、关节及椎间盘连接而成。脊柱上端承托颅骨，下联髋骨，中附肋骨，并作为胸廓、腹腔和盆腔的后壁。脊柱内部自上而下形成一条纵行的脊管，内有脊髓。脊柱的主要功能包括支持人体、传导负荷、维持稳定、保护脊髓。

前面观：椎体自上而下渐加宽，第2骶椎最宽，与椎体的负重有关。自骶骨耳状面以下，重力传至下肢骨，体积渐缩小。

后面观：椎骨棘突连贯成纵嵴，位于背部正中线；颈椎棘突短而分叉，近水平位；胸椎棘突细长，斜向后下方，呈叠瓦状排列；腰椎棘突呈板状水平向后。

侧面观：可见颈曲、胸曲、腰曲、骶曲四个生理性弯曲，颈曲和腰曲凸向前，胸曲和骶曲凸向后。

二、椎骨的基本形态及构造

生理性弯曲：颈椎前凸20°～40°，胸椎后凸20°～40°，腰椎前凸30°～50°，骶骨后凸倾斜。

（一）骨组织类型

1. 密质骨

密质骨由于致密性好，所以其抗压、抗弯曲强度都很高。一些长骨的骨干和其他类型骨的骨骺部分含有很大部分的密质骨成分。

2. 松质骨

松质骨呈海绵状，弹性较大，结构疏松多孔，孔内含有骨髓。

（二）椎骨的一般形态

椎骨的一般形态有棘突、椎孔、椎弓、椎弓峡部、上关节突、下关节突、环状骺板。

（三）椎骨的构造

椎体内有大量松质骨，外有一层薄的密质骨。椎弓根、关节突和横突主要是密质骨。棘突内有大量松质骨，外有一层薄的密质骨。

三、各段椎骨的特征

（一）颈　椎

根据解剖形态的差异，可将颈椎（C）分为上颈椎（$C_0 \sim C_2$）和下颈椎（$C_3 \sim C_7$）。

1. 上颈椎（$C_0 \sim C_2$）

寰枕关节：无间盘；寰椎（C_1）：与颅骨（C_0）和枢椎（C_2）形成关节；寰

枢关节：无间盘；枢椎（C_2）：与 C_1 和 C_3 形成关节。

寰枢关节：在寰枕连接部，大部分运动功能为前屈—后伸和侧屈。近50%的头部旋转运动发生于寰枢关节（见图2-1）。

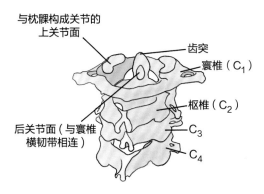

图 2-1　上位颈椎的连接（后上观）

寰枢关节稳固性结构：关节囊、寰枢前膜、寰枢后膜、覆膜、寰椎十字韧带、齿突尖韧带、翼状韧带等。

2. 下颈椎（$C_3 \sim C_7$）

下颈椎一般前凸20°～40°，所有节段都有间盘。$C_3 \sim C_7$ 椎体上面外侧缘的椎体钩与相邻椎体形成钩椎关节，增加颈椎稳定性，防止上一颈椎及椎间盘移位。椎骨突起（C_7）：大而长的棘突，为解剖标志。

（二）胸　椎

上位胸椎（T）近似颈椎，下位胸椎则近似腰椎。胸椎棘突较长，伸向后下方，彼此叠掩，呈覆瓦状，上下部胸椎的棘突较平，中部最斜。

第1胸椎（T_1）椎体的横径较矢状径大2倍。第2胸椎（T_2）以下椎体横径变小，矢状径增长。横突自上而下逐渐变短。第5～8胸椎（$T_5 \sim T_8$）棘突最长。

第1胸椎椎体侧有一个圆形上肋凹和半圆形下肋凹；第9、10胸椎（T_9、T_{10}）椎体常只有一个上肋凹；第11、12胸椎（T_{11}、T_{12}）椎体只有一个圆形的肋凹，横突短而无横突肋凹。

（三）腰　椎

腰椎（L）有5个，椎体高大，前高后低，呈肾形；椎孔大，呈三角形，

大于胸椎，小于颈椎。关节突呈矢状位，上关节突的关节面凹，向后内侧；下
关节突的关节面凸，向前外侧。上关节的外侧有一乳突，棘突为四方形的骨
板，横突短而薄。第1～3腰椎（L_1～L_3）的横突逐渐增长，以第3腰椎最
长；第4、5腰椎（L_4、L_5）的横突则逐渐变短；第5腰椎椎体特别大，椎体前
面特别高，当第5腰椎与骶骨相接时，构成向前凸的岬（见图2-2）。

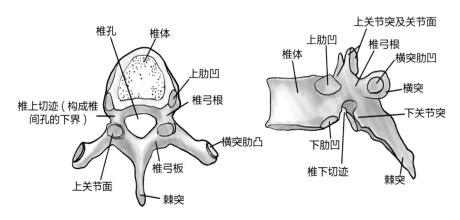

图2-2 腰椎示意

（四）骶 椎

骶椎（S）有骶骨角、骶翼、背孔、骶骨裂孔、椎弓根（见图2-3）。

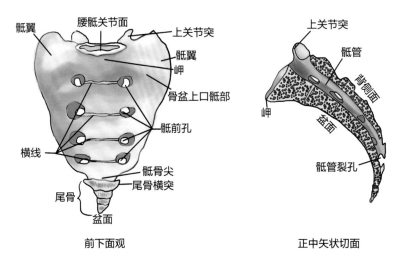

前下面观 　　　　　　 正中矢状切面

图2-3 骶椎示意

（五）骶尾椎

骶尾椎有骶骨岬、骶管、尾骨。

四、椎骨间连接

（一）韧　带

韧带是一种坚韧的纤维组织，与骨、软骨或其他结构连接，当应力增大到移动的最大范围后起作用，高弹性保护关节。

在相邻椎骨的椎弓之间的韧带称为椎弓间韧带，其由弹性结缔组织构成，呈黄色，故又称黄韧带。在各棘突之间、各横突之间，分别着生有棘间韧带和横突间韧带。

在椎骨前面的是前纵韧带，上连枕骨大孔前缘，下达骶骨（S_1 或 S_2）前面，紧贴椎体和椎间盘前面，厚实而坚韧。椎体后面的后纵韧带长度与前纵韧带相当，与椎体相贴部分比较狭细。

在棘突尖上还有一条上下连续的棘上韧带，在胸、腰、骶部紧贴棘突末端，至颈部侧呈板片状，为项韧带。

❖ **前纵韧带**：人体中最长的韧带，位于脊柱前面。上起枕骨大孔前缘的枕骨咽结节，下至第 1 或第 2 骶椎前面，其纤维束与椎体前缘和椎间盘相连，有限制脊柱过伸的作用。

❖ **棘间韧带**：连接于相邻棘突间的薄层纤维，附着于棘突根部到棘突尖。向前与黄韧带、向后与棘上韧带相移行。此韧带较薄，沿棘突根部至尖部，连接于相邻的两个棘突之间，前方与黄韧带愈合，后方移行于棘上韧带。

❖ **棘上韧带**：起自第 7 颈椎棘突，向下附至第 3 或 5 腰椎。纤维成束，被近乎横行的胸腰筋膜的纤维分割包围。其分层附着情况与前、后纵韧带相似。束内的胶原纤维呈波浪状弯曲，当脊柱前屈时纤维被拉直，后伸时复原，故棘上韧带具有一定的弹性，但过屈可受损。棘上韧带无弹力纤维。

❖ **黄韧带**：参与构成椎管后壁，连接相邻的上、下位椎弓板，起于第 2 颈椎，止于第 1 骶椎，分节存在，进行性加厚。

❖ **髂腰韧带**：从第 5 腰椎横突和第 5 腰椎到髂嵴，主要起稳定躯干与骨盆之间的作用，防止关节错动。髂腰韧带部位很深，在体表摸不到，可以通过磁共振检查看到（见图2-4）。

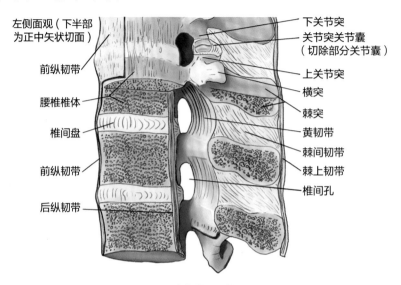

左侧面观（下半部
为正中矢状切面）

前纵韧带

腰椎椎体

椎间盘

前纵韧带

后纵韧带

下关节突

关节突关节囊
（切除部分关节囊）

上关节突

横突

棘突

黄韧带

棘间韧带

棘上韧带

椎间孔

图 2-4　脊柱模型矢状面示意

（二）椎骨及内容物

1. 椎　管

椎管是由椎骨的椎孔、骶骨的骶管与椎骨之间的骨连接共同构成的骨纤维管，其上接枕骨大孔与颅腔相通，下达骶管裂孔而终。其内容有脊髓、脊髓被膜、脊神经根、血管及少量结缔组织等。

2. 椎管壁的构成

前壁：椎体、椎间盘、后纵韧带。

侧壁：椎弓根、椎间孔。

后壁：椎板、黄韧带。

3. 椎管形态

椎管各段在横断面上的形态及大小存在差异。

颈段：呈三角形。

胸段：呈圆形，以第4～6胸椎处最为狭窄。

腰段：形态不一，第1、2腰椎处多呈圆形或卵圆形，第3、4腰椎处多呈三角形，第5腰椎处多呈三叶形（见图2-5）。

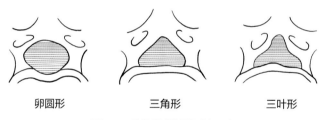

卵圆形　　　　　　三角形　　　　　　三叶形

图 2-5　椎管腔横断面形态示意

4. 椎管分区

一般将椎管分为两部分，即中央椎管和神经根管。

中央椎管：脊髓及其被膜所占位置。

神经根管：椎管外侧部脊神经根所占部位，临床上又称侧隐窝。其前壁为椎体和椎间盘后外侧，后壁为上关节突、黄韧带，外侧壁为椎弓根和椎间孔。

5. 脊　髓

脊髓位于硬脊膜囊内，为前后稍扁的圆柱形，其各段大小和外形不同。脊髓节段与椎骨对应关系：上段颈髓（C_1—C_4）与同序数椎骨同高，下段颈髓（C_5—C_8）和上段胸髓（T_1—T_4）较同序数椎骨高 1 个椎体，中段胸髓（T_5—T_8）较同序数椎骨高 2 个椎体，下段胸髓（T_9—T_{12}）较同序数椎骨高 3 个椎体，腰髓（L_1—L_5）平对第 10、11 胸椎，骶髓、尾髓（S_1—S_5）平对第 12 胸椎和第 1 腰椎。

6. 椎间盘

椎间盘由髓核、纤维环和软骨板三部分构成。其中，髓核为中央部分，纤维环为周围部分，包绕髓核，软骨板为上、下部分，直接与椎体骨组织相连。脊柱的长度，3/4 由椎体构成，1/4 由椎间盘构成。寰椎与枢椎之间，骶椎与尾椎之间，不存在椎间盘，所以全身的椎间盘只有 23 个，它们均位于两个椎体之间。胸椎间盘最薄；腰部的椎间盘最厚，约为 9mm（见图 2-6）。

（三）关节突关节

颈段关节突关节面近似水平位，胸段关节突关节面近似冠状位，腰段关节突关节面近似矢状位（见图 2-7）。

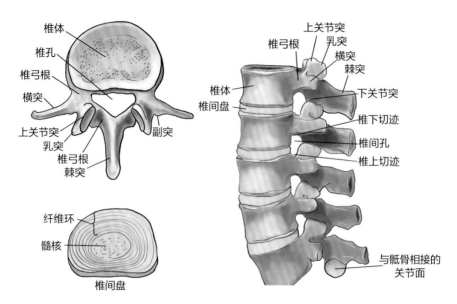

图 2-6　椎间盘模型示意

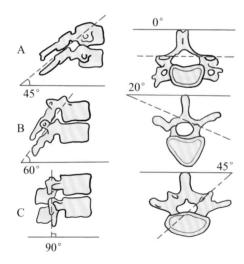

图 2-7　小面关节成角示意

椎间关节面的朝向（近似值）：A. 下颈段；B. 胸椎；C. 腰椎

五、肌肉的影响

　　没有肌肉的脊柱是一个极不稳定的结构，肌力是保持体位的必需条件，神经与肌肉的协同作用产生脊柱的活动。主动肌引发和进行活动，而拮抗肌控制和调节活动。放松站立时，椎体后方肌肉的活动性很低，特别是颈、腰段。据报道，这时腹肌有轻度的活动，但不与背肌活动同时进行，腰大肌也有某些活动。这些发现可以用生物力学知识进行解释。支持躯体重量的脊柱在中立位具有内在的不稳定性，躯体重心在水平面的移动，要求对侧有一有效的肌肉活动来维持平衡。因此，躯体重心在前、后、侧方的移动分别需要有背肌、腹肌和腰大肌的活动来保持平衡。

前屈包括脊柱和骨盆两部分运动，开始60°由腰椎运动节段完成，此后25°屈曲由髋关节提供。躯干由屈曲位伸展时，其顺序恰与上述相反，是骨盆后倾后伸直脊柱。腹肌和腰肌可使脊柱的屈曲启动，然后躯干上部的重量使屈曲进一步增加，随着屈曲亦即力矩的增加，骶棘肌的活动逐渐增强，以控制这种屈曲活动，而髋部肌肉可有效地控制骨盆前倾。脊柱完全屈曲时，骶棘肌不再发挥作用，脊柱韧带会拉住椎体，防止椎体过度屈曲。在后伸开始和结束时，背肌显示有较强活动；而在中间阶段，背肌的活动很弱，腹肌的活动随着后伸运动逐渐增加，以控制和调节后伸动作；但在做极度或强制性后伸动作时，需要伸肌活动。

脊柱侧屈时，骶棘肌及腹肌都产生动力，并由对侧肌肉加以调节。也就是说，侧屈时两侧背部肌肉的活动均增加，但开始时以侧弯侧（凹侧）为主，之后上部躯干因重力继续弯曲时，则主要由凸侧肌肉加以控制和调节。脊柱旋转动作由两侧背肌协同产生，腰肌仅有轻微活动，而臀中肌和阔筋膜张肌有强烈活动。

（刘　爽）

第三节　脊柱关节运动学

一、脊柱整体运动学

运动学是力学的一个分支，脊柱运动学是指脊柱在没有承担外部载荷的情况下，其各关节之间的运动。脊柱是一个柔性柱体，它能做多种曲线运动变化，这对吸收运动中的能量极为重要。它是由运动环节组成的动态系统，具有四个方面的主要功能——支持、运动、支架和控制。脊柱支持身体重量，承担外部作用力，同时它还有一定程度的活动性和足够的柔韧性，从而可以吸收运动中的能量，在撞击时起到保护作用。作用于单个椎骨上的躯干肌肉和韧带具有控制姿势和加固脊柱的功效。损伤、功能性障碍、疼痛或者手术后遗症都会影响脊柱的正常功能。健康人的脊柱功能发挥取决于脊柱结构、稳定性、柔韧性之间的相互作用和影响，以及肌肉力量、耐力和运动协调性等。

运动节段是脊柱的基本功能单位：两个相邻的椎体、椎间盘和纵韧带形成运动节段前部，相应的椎弓、椎间关节、横突、棘突及韧带组成运动节段后部。

运动节段前部主要为了承担压缩负荷，上部身体重量加大时，椎体相应变得越大，因此腰椎椎体比胸椎和颈椎椎体高，其横截面积也大一些。腰椎椎体的尺寸增大，使其能承受这部分脊柱所需的较大负荷。运动节段后部主要控制运动节段的运动，运动方向取决于椎间小关节突的朝向。例如：第1、2颈椎的小关节突朝向横断面，其余颈椎的小关节突均与横断面呈45°夹角，而与额状面平行，从而能够屈曲、伸直、侧弯和旋转。胸椎小关节突的朝向与横断面呈60°夹角，与额状面呈20°夹角，使其能侧弯、旋转和少许屈伸。腰部小关节突的朝向与横断面呈直角，与额状面呈45°夹角，使其能屈伸和侧弯，但不能旋转。腰骶小关节突的朝向和形状使之能有某些旋转活动。

脊柱的运动学特征取决于关节表面的几何形状和关节间软组织的性能，脊柱的运动方式分为两种——旋转运动（角度运动）和平移运动（线性运动）。两种运动都可用Cartesian三维坐标系来表示。一个运动节段有6个运动自由度（3个平移自由度和3个转动自由度），即：沿X轴的前后平移，沿Y轴的左右平移，沿Z轴的上下平移，绕X轴的旋转（侧屈），绕Y轴的旋转（屈伸），绕Z轴的旋转。由于每个运动环节包括两块有6个关节面的骨件以及加固环节的多种韧带结缔组织，因而其运动是复合性的（见图2-8）。

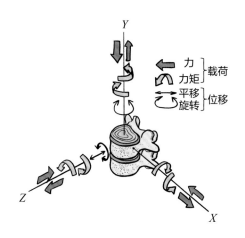

图 2-8　脊柱运动自由度示意

顺着前后轴向、横轴向或者自转轴向作用，或者绕上述轴转动方向作用于脊柱功能单位的负荷和力矩，不仅能引起单纯轴上的运动，而且会伴随出现多轴上的平移和转动。节段的任何环节异常都会导致整个运动链的活动障碍，在某一运动节段被固定后，有关负荷便会转移到相邻的运动节段。这种行为存在于大多数功能性运动中，即：脊柱运动一般是几个节段的联合动作，为偶联运动，称为共轭特征。受年龄和病理性退化水平等因素影响，共轭特征在个体之间差异较大。影响共轭特征的骨性结构有胸廓和骨盆，胸廓限制胸椎运动，骨盆的位置可以影响躯干的运动。脊柱运动的正常范围变异很大，受年龄的影响较明显。脊柱整体屈曲和伸展活动起始于腰椎，骨盆和髋部的活动能增加脊柱的屈伸范围，胸椎在前屈后伸中的作用则有限。虽然胸椎关节的形状有利于侧弯，但肋骨限制了其活动。脊柱旋转主要发生于胸椎和腰骶部，腰椎的旋转十分有限。脊柱运动幅度大小主要由椎骨关节突关节面的定向和椎间盘决定。

二、颈椎的运动学特征

有多种因素有利于颈椎活动，如无肋骨、椎间盘相对较厚、椎板不互相重叠等。因此，颈椎是脊柱活动度最大的部分。颈椎的正常运动范围包括：前屈约 80°，后伸约 70°，侧屈约 45°，旋转约 70°（各节段活动度见表 2-1）。

表 2-1　颈椎各节段活动度　　　　　　　　　　（单位：°）

椎体节段	伸屈	侧屈	旋转
C_0—C_1	13	8	0
C_1—C_2	10	5	47
C_2—C_3	8	10	9
C_3—C_4	13	11	11
C_4—C_5	12	11	12
C_5—C_6	17	8	10
C_6—C_7	16	7	9
C_7—T_1	9	4	8

　　头的运动姿势几乎没有任何限制，其每种运动姿势都是由颈部肌群的不同组合来完成的。棘突在 C_3—T_2 区间增长，这是一种形态学适应的变化，该区段的椎骨要抵抗逐渐增大的头部固定负荷力矩。棘突越长，附着肌的力臂越长。

　　在 C_1—C_2 椎骨，关节面的方位几乎是水平横向的；在 C_2—C_4 段，关节面与纵轴之间的夹角大约为 45°，一直到 C_7、T_1。在 C_3—C_4 以下，关节突关节盘几乎与矢状面垂直；但在 C_2—C_3，关节面却有 10°～20° 向下倾斜的侧面。寰枢枢关节复合体是一个特殊的关节结构，由于头与躯干之间没有椎间盘，所以能够有大范围的相对运动。C_3—C_7 则主要完成屈伸运动，该区段的椎骨也有最大范围的侧屈活动。而轴向转动主要在 C_1—C_2 区段。整个颈椎和头枕部 60% 的轴向转动是由上部区域（枕部到 C_1，C_2）完成的，其余 40% 的转动是由下部颈椎（C_3—C_7）完成的。头枕部和 C_1 区域的轴向转动要求一个枕骨髁在 C_1 关节面上向前滑动，对侧的关节髁向后滑动。由于枕骨髁深深地陷在关节窝中，所以这样的运动较难。反之，轴向转动是 C_1—C_2 的主要功能。

　　在下颈椎，侧屈时棘突转向凸侧，例如做头向左的侧屈活动时，棘突必然同时转向右侧。这种共轭特性对了解颈椎小关节脱位有重要意义，对整复单侧小关节脱位也很有帮助。当外伤暴力导致关节超越正常活动范围时，即生理性侧屈与轴性旋转的活动幅度被超越时，将使一侧小关节突过分移向尾侧，另一侧小关节突过分移向头侧并致单侧小关节脱位。不同平面侧屈时所伴随的轴性旋转角度如下：C_5 每侧屈 30°，伴有 20° 轴性旋转；C_6 每侧屈 7.5°，伴 1° 轴性旋转。从 C_5 到 C_7，伴随侧屈的轴性旋转度越来越小，这可能与小关节面的倾斜度自上而下逐渐增加有关（见图 2-9）。

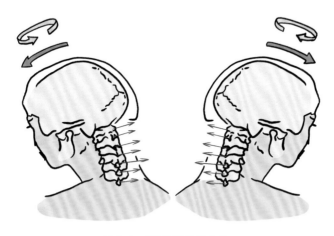

图 2-9　侧屈时的轴性旋转

三、胸椎的运动学特征

胸椎是颈椎与腰椎之间的过渡，活动度较大，因此上部胸椎的某些运动特点与颈椎相似，而中下部胸椎的某些运动特点又与腰椎相似。胸椎的刚度较大，对肺和胸廓的力学运动有利。低位胸椎的椎体和椎间盘都较大。椎间关节面的空间方位定向是由上到下逐渐变化的。在个体身上，胸椎关节面的方位可能在 $T_7 \sim T_{12}$ 突然发生改变，与腰椎关节面方位一致。在脊柱屈伸运动时，上位胸椎部（$T_1 \sim T_5$）的运动幅度大约为 4°；中位胸椎部（$T_6 \sim T_{10}$）的运动幅度大约为 6°；而下位胸椎部（$T_{11} \sim T_{12}$）的运动幅度大约为 12°。脊柱侧弯运动时，整体的侧弯幅度为每侧 2° ~ 30°：上位胸椎部的运动幅度大约为 6°，而最低位的两个胸椎的运动幅度为 8° ~ 9°。轴向转动时，胸椎在水平面上的旋转幅度为每侧 35° ~ 50°：胸椎上半段的总转动幅度约为 8°，而最低位的 3 个胸椎之间各有 2° 的运动幅度。

胸椎有多种形式的共轭运动，其中侧屈与旋转之间的共轭运动具有临床意义。在颈椎和上胸椎，侧屈与轴性旋转之间存在明显且一致的共轭运动，即侧屈时棘突同时转向凸侧。中下部胸椎的共轭运动较不明显，且共轭的轴性旋转方向与上部胸椎相反，即侧屈时棘突转向凹侧。有人认为中下部胸椎的这种共轭运动形式与脊柱侧弯的发生有关。

四、腰椎的运动学特征

腰椎的正常运动范围：前屈约 $60°$，后伸约 $35°$，侧屈约 $20°$，旋转约 $18°$。

腰椎与髋相连，承担着躯干运动的主体部分。腰椎段的屈伸运动范围较大，这是因为腰椎的椎间盘较大，椎间关节对运动没有约束限制作用。腰椎在矢状面上的平移运动常被用来评定腰椎的稳定性。在无任何病症的受试者，正常的腰椎在矢状面的前向平移量可以有 $2 \sim 3mm$，甚至更大。一些研究报道指出，L_3 与 L_4 之间和 L_4 与 L_5 之间的平移量可达到 5mm，L_5 与 S_1 之间的平移量可达到 4mm，这都属于正常现象。

腰椎有数种共轭运动形式，如轴向转动与 Y 轴正向平移之间的共轭运动；轴向转动与三自由度平移之间的共轭运动，以及轴向转动、侧弯与屈伸运动之间的共轭运动等。侧屈与屈伸运动之间的共轭是最明显的共轭运动之一。轴性旋转与脊柱侧屈之间的共轭特征，与下颈椎和上胸椎相反，棘突转向凹侧。由于脊柱是以矢状面对称的，所以不可能发生脊柱轴向运动与矢状面上的共轭运动。实际中偶尔出现的这种共轭运动完全是椎间关节面不对称、椎间盘变性或肌肉的非最佳控制所致的。

在腰骶关节处，同样也存在轴向转动与侧弯的共轭特征。它与腰椎的共轭方向相反，与颈椎和上位胸椎（C_2 以下）方向相同。在尸体解剖中可以发现，共轭特征受脊柱预置负荷大小和姿势的影响。

（朱　迪）

第四节　脊柱正常影像学

不同成像条件可以提供不同的脊柱影像学信息，这些成像条件包括成像设备、成像参数、成像模态、扫描序列等。了解 X 线、CT、MR 成像原理是理解脊柱结构正常与否的基础，需要我们在日常临床工作中不断加深认识和理解。而熟悉和掌握脊柱正常影像学表现是诊断脊柱侧弯、分析脊柱侧弯形成的具体原因、测量脊柱侧弯的精确影像数据、制定脊柱侧弯治疗方案及评估治疗效果的前提。

一、正常脊柱 X 线表现

正常脊柱的影像学表现在脊柱的三个发展阶段是不同的。出生前，脊柱已依序按膜发育期、软骨化期和骨化期发生内在和外在变化。出生后到成年期间，脊柱无论在骨化中心数目、椎体、附件及关节形态还是生理曲度上，都一直在变化。

（一）脊柱骨化中心消长

从出生至成年期，在 X 线片中观察到的脊柱骨化中心数目会有变化，形态也会有所差别。寰椎前弓在 1 岁以前为独立骨化中心，在 7 岁以前与两侧椎弓融合。而寰椎和枢椎双侧椎弓后部在 3 岁前融合。枢椎在出生时的骨化中心分别为椎弓 2 个、椎体 1 个和齿突 1 个；枢椎体与齿突于 3～6 岁融合；3～6 岁可见到齿突顶端的二次骨化中心，并于 12 岁前融合。C_3—C_7 每个脊椎有 1 个椎体、2 个椎弓，共 3 个骨化中心，并在 3～6 岁时融合，双侧椎弓在 2～3 岁时在后方融合。骺板与椎体融合于成年早期。在 20 多岁时，前棘突、横突顶端、关节突二次骨化中心闭合。胸腰椎均有 2 个椎体、2 个附件，共 4 个骨化中心，这些骨化中心在中线区由前至后融合。下胸椎和上腰椎中线区环形骨突在 6 岁左右出现，18 岁后与椎体融合。骶椎有 1 个椎体、2 个椎弓，共 3 个骨化中心。

（二）脊柱椎体、椎弓及附件形态与变化

正常成人脊柱正侧位片主要椎体均呈长方形，从头侧向尾侧（颈椎、胸椎到腰椎）依次增大，椎体密度较高而均匀，轮廓光滑，上下缘与后缘呈直角。除第 1 颈椎外，每节脊柱分为椎体与椎弓两部分，而椎弓又由椎弓根、椎弓板、棘突、横突和关节突组成。正常新生儿正侧位片胸椎椎体为卵圆形，且易见椎体与椎弓间软骨结合。软骨结合首先发生于颈椎，6 岁时到达腰椎。椎弓融合于 1 岁内首先发生于腰椎，后逐渐向头侧发展。颈椎椎板在 2 岁内全部融合。椎体前后血管沟在婴儿期非常明显，侧前血管沟常消失，后血管

沟至成年仍可见到。骶骨由 5 个部分或全部融合的骶椎构成。尾骨由 3 ～ 5 个残留的脊椎融合或部分融合。

松质骨为正常成人椎体的主要构成部分，其纵行骨小梁较横行骨小梁显著，而周围一层密质骨皮质密度均匀、轮廓光滑；椎体上下缘为终板，正常成年椎体终板亦表现为致密线影。正常儿童椎体上下骺板表现为分离的致密线，在侧位平片上前角可较好显示。椎体外上方成对突起的结构为钩突，仅见于颈椎。钩突与上一颈椎下外侧钩突面形成钩突关节，亦称为 Luschka 关节。骶椎横突彼此融合在两侧，与髂骨形成骶髂关节。侧位片可较清晰显示上关节突与下关节突形成的关节突关节，而关节软骨及关节囊难以显影。

（三）脊柱间隙与孔道

正位片上椎管显示欠清，隐约呈纵行稍低密度区，与前后椎体、附件及软组织影重叠。侧位片上椎管位于椎体后方，显示为纵行半透亮区，两侧神经孔在侧位及斜位上显示相对清晰。椎管内的脊髓、神经根、血管及邻近脂肪组织难以显影。上下两个椎体之间的间隙称为椎间隙。椎间隙内的椎间盘在正位、侧位片上均表现为低密度透亮带。从胸椎下段开始，椎间隙逐渐增宽，上段胸椎椎间隙最窄，腰段椎间隙最宽。颈椎中位侧位片上寰齿间距约为 2 ～ 3mm，在过屈位上可增加 2mm，但不超过 5mm。儿童期颈椎屈曲位于 C_1 与 C_2 棘突顶点，间距增加视为正常。

（四）脊柱的正常变异

脊柱 X 线片较常见的正常变异有以下几种。①假性半脱位：儿童期 C_2—C_3 和 C_3—C_4 间可见生理性移位，半脱位亦可见于 C_4—C_5 椎间隙。②椎体楔形变：婴幼儿期椎体前部楔形变多发于 C_3 椎体，偶见于 C_4 椎体，随着年龄增长，楔形变逐渐消失。③二分齿状突：表现为 2 块并排的齿状突。④骨中骨：常见于正常新生儿 X 线片。⑤隐性脊柱裂：X 线前后位片表现为狭窄的垂直透亮线影，透亮线一般在 3 ～ 5 岁时消失。S_1、L_5、C_1、C_7 和 T_1 可见椎弓裂隙不闭合，以 S_1 较常见。⑥移行椎：第 1 骶椎腰椎化发生在脊柱向头侧移行时，第 5 腰椎骶椎化出现在脊柱向尾侧移行时。不同节段和方式发生的移行椎大约占 30%。⑦其他：在颈、胸、腰及骶椎水平还可见颈肋、腰肋（额外肋骨）等正常变异。

（五）脊柱的生理性弯曲

正常情况下，在全脊柱正位片中，如果从每个颈椎到胸椎、腰椎中心画一条线，脊椎呈一条直线，则所有椎体都应排列在这条直线上，因此 X 线片的准确度就显得尤为重要。正常情况下，脊柱侧位有四个生理性弯曲，腰椎、颈椎的生理性弯曲为前凸的弯曲，胸椎的生理性弯曲为后凸，骶骨和尾骨组成一个固定的向后弯曲。潜在的生理性弯曲，如颈椎前凸、腰椎前凸与胸椎后凸在新生儿期影像学表现并不明显，而后逐渐发育，直立行走后其正常的生理性弯曲在脊柱 X 线侧位片中的表现越来越明显，但在 16 岁以前，中立位颈段生理性前凸仍可不明显。正常颈椎前凸呈圆弧形，C_1—T_1 段颈曲前凸为 $30°\sim 70°$。T_5—T_{12} 段胸曲后凸平均为 $30°\sim 35°$。T_{12}—S_1 段腰曲前凸平均为 $50°\sim 60°$。

二、正常脊柱 CT 表现

❖ **骨性结构：**在 CT 横断位及各重建图像上，骨皮质为薄层致密度影，包绕脊柱各椎体、椎弓根、椎弓板及关节突，局部层面中断处为血管滋养孔，椎体后缘骨皮质向前凹。骨皮质包围下的松质骨呈海绵状，椎体中部有时可见松质骨低密度线条影，多呈"Y"形，为静脉血管走行区。

❖ **椎管：**在 CT 横断位及各重建图像上，椎管为一骨环，由椎体后缘、椎弓根、椎弓板围绕而成。其内硬膜囊、硬膜囊下脂肪等均呈低密度影。后纵韧带、双侧黄韧带较薄，贴于椎管边缘。侧隐窝呈漏斗状，其前缘为椎体后外面，后方为上关节突，侧方为椎弓根内壁，前后径小于 3mm，其间有神经根穿出神经根孔。

❖ **椎间盘：**由髓核、纤维环和软骨构成，密度均小于椎体，呈均匀的软组织密度影。因扫描层较厚或扫描切面方向，有时在边缘区可见带弧状高密度影，其实是邻近椎体及终板影，并不是椎间盘病变。

三、正常脊柱 MR 表现

❖ **骨性结构：**正常成人各节脊椎骨性结构的骨皮质在 T_1WI、T_2WI 序列上均为低信号：骨髓在 T_1WI 上呈稍高信号，在 T_2WI 上呈中等或稍高信号，信号高低与黄骨髓、红骨髓占比有关。脂肪压制序列上，脂质成分多的骨髓信号会更低（见图 2-10）。

❖ **椎间盘**：T_1WI 上，正常成人椎间盘整体信号较低，不易区分髓核与纤维环；T_2WI 上，椎间盘髓核呈高信号，纤维环呈低信号。随着年龄的增长，髓核在 T_2WI 上信号逐渐减低（见图 2-10）。

❖ **椎管**：椎管内脑脊液在 T_1WI 上呈低信号，在 T_2WI 上呈高信号；脊髓在 T_1WI 上呈高于脑脊液的中等信号，在 T_2WI 上则呈低于脑脊液的信号。马尾、终丝呈纵行条状，双侧神经根呈细丝状，在椎管及侧隐窝穿行，在 T_1WI 上呈等信号或显示不清，在 T_2WI 上在脑脊液衬托下呈低信号（见图 2-10）。

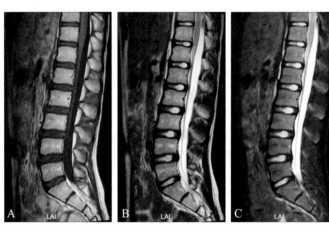

图 2-10　MR 影像

❖ **肌肉和韧带**：前后纵韧带、黄韧带、棘上韧带及棘间韧带在 T_1WI、T_2WI 上均呈低信号；邻近腰大肌、腰方肌、肾脊肌等肌群在 T_1WI、T_2WI 上呈中等或偏低信号。

（毛德旺　王浩初）

参考文献

傅涛，厉彦虎，李步洲 . 青少年轻度特发性脊柱侧弯的生物力学与康复体疗的研究 . 第十三届亚洲运动医学大会，2014.

和雨洁，李志军，高尚，等 . 胎儿脊柱脊髓形态发育的影像学检测方法及表现 . 中国组织工程研究，2017，21（23）：3747-3752.

黄晓川，史亚民，李利 . 青少年特发性脊柱侧弯的治疗进展 . 中国骨肿瘤病，2008（4）：120-122.

李培莹 . 脊柱颈段生理曲度的年龄变化及临床意义 . 青岛：青岛大学，2008.

石海梅 . 三维超声在胎儿脊髓和脊柱发育状况评估中的应用价值 . 临床医学研究与实践，2021，6（5）：136-138.

田纪伟，邬学群 . 青少年脊柱侧弯的非手术治疗 . 中国中医骨伤科，1995，3（4）：6.

王晓玉 . 磁共振成像在胎儿脊柱脊髓发育异常中的诊断价值 . 合肥：安徽医科大学，2022.

韦以宗，王秀光 . 青少年特发性脊柱侧弯症诊疗指南编写报告 . 全国第七次中国整脊学学术交流大会论文集·《脊柱常见病整脊诊疗指南》研究编写报告 . 中华中医药学会整脊分会 . 2011.

张帅，肖连祥，渐楠，等 . 正常胎儿标本颈、胸、腰段脊柱发育的 MRI 研究 . 中华放射学杂志，2020（3）：221-224.

张薇 . 青少年脊柱侧弯的治疗与干预方法进展研究 . 当代体育科技，2020，10（14）：2.

Dilip K, Sengupta DK. Clinical biomechanics of the spine. Spine, 2017, 42(Suppl 7): S3.

Dowdell J, Kim J, Overley S, et al. Biomechanics and common mechanisms of injury of the cervical spine. Handbook of Clinical Neurology, 2018: 337-344.

Lomelí-Rivas A , Larrinúa-Betancourt JE. Biomechanics of the lumbar spine: a clinical approach. Acta Ortopedica Mexicana, 2019, 33(3): 185-191.

Ogurkowska MB, Lewandowski J. Kinesiological analysis of movement of the human lumbar spine. Gait & Posture, 2013, 38(Suppl 1): S105-S106.

Rahm MD, Brooks DM, Harris JA, et al. Stabilizing effect of the rib cage on adjacent segment motion following thoracolumbar posterior fixation of the human thoracic cadaveric spine: a biomechanical study. Clinical Biomechanics (Bristol, Avon), 2019, 70: 217-222.

第三章 脊柱侧弯病因、临床表现及全面评估

第一节　病因及分类

脊柱侧弯可以按照功能性或器质性进行分类，或称非结构性者和结构性者。非结构性者指某些因素导致的暂时性侧弯，一旦这些因素被除去，即可恢复正常。如果这些因素不能被消除，则侧弯会长期存在。发育过程中，非结构性脊柱侧弯也可变成器质性脊柱侧弯。

一、非结构性或功能性脊柱侧弯

（一）姿势性侧弯

姿势性侧弯是由身体姿势不正（如坐姿不正），长期偏向一方，习惯于长期用一侧肩负重等造成的。如果及时矫正姿势，这种侧弯可以很快恢复正常。不合适的桌椅会严重影响儿童正确坐姿的养成，成为儿童脊柱侧弯的另一重要影响因素。国内外诸多研究也表明，长期伏案、坐姿不良会导致脊柱侧弯。经常性参加以单侧手臂为主的运动项目（乒乓球、羽毛球等）也成为青少年儿童脊柱侧弯的重要原因，长期的单侧运动发力会造成脊柱两侧肌肉力量发展不平衡，初期形成功能性脊柱侧弯，久而久之可能导致结构性脊柱侧弯。

（二）椎旁肌痉挛

椎旁肌痉挛是指身体一侧神经根受刺激，造成脊柱倒向一边，如胸椎间盘突出症、马尾肿瘤所引起的侧弯。这种侧弯严格命名应为脊柱倾斜，椎体并无旋转畸形，如把压迫在神经根上的椎间盘或肿瘤切除，脊柱倾斜即可消除。

（三）代偿性侧弯

下肢不等长，如小儿麻痹后遗症或骨骺发育不等，造成肢体不等长，引起骨盆倾斜，继而发生腰椎侧弯，这实际上是一种代偿性侧弯。嘱患者坐下或垫平患肢后，侧弯随之消失。

（四）癔症性侧弯

癔症性侧弯是一种症状，癔症如能治疗，侧弯也会随之消失。

非结构性脊柱侧弯患者在平卧时，侧弯常可自行消失。如行 X 线摄片，脊柱骨均为正常状态。

二、结构性或器质性脊柱侧弯

（一）特发性脊柱侧弯

特发性脊柱侧弯（adolescent idiopathic scoliosis，AIS）又称原发性脊柱侧弯，是 10 ~ 16 岁青少年最常见的脊柱畸形，占脊柱侧弯总数的 75% ~ 85%，发病原因尚不清楚。其可能有以下几个方面的原因。

1. 遗传因素

遗传因素被认为是最有可能相关的易感因素，脊柱侧弯可能存在一种以上的遗传模式，为 X 染色体显性遗传和常染色体显性遗传，有 20 个与特发性脊柱侧弯相关的基因位点。

2. 生化因素

（1）生长激素：在青少年生长高峰期，脊柱侧弯的进展速度是最快的，但生长激素与特发性脊柱侧弯的发生进展之间的关系至今尚不清楚。

（2）雌激素：女性特发性脊柱侧弯的发病率明显高于男性，表明雌激素可能对脊柱侧弯的发生有一定的影响。人体雌激素对特发性脊柱侧弯患者的发病机制可能表现在以下几个方面。①直接异常地整体调节骨骼生长发育。雌激素在骨形成中促进碱性磷酸酶（ALP）活性增加、胶原合成和钙沉积，因此雌激素可通过异常地调节骨形成、骨成熟及成骨细胞与破骨细胞的转换，导致脊柱侧弯发生和发展。②雌激素受体 B 基因外显子 K 多态性位点可能与特发性脊柱侧弯易感性有关。③通过延迟月经初潮年龄，延长脊柱生长易损期。

（3）钙调节蛋白：是与钙结合的受体蛋白。研究发现，特发性脊柱侧弯组患者椎旁肌的钙调节蛋白分布不对称，凸侧较高，凹侧较低，可见钙调节蛋白可以作为预测脊柱侧弯进展的一个指标。

3. 神经系统因素

关于特发性脊柱侧弯、脊髓空洞症、Chiari I 畸形或扁桃体异位症的报道越来越多。然而，特发性脊柱侧弯的结构与功能紊乱之间的实际联系尚不清楚。在特发性脊柱侧弯伴有严重脊柱弯曲的患者中，扁桃体异位与体感功能异常的显著相关性指向神经起源，提示躯体感觉功能紊乱可能是扁桃体异位症与特发性脊柱侧弯的关联之一，体感诱发电位和磁共振成像可能具有重要的诊断和预测价值，有助于青少年特发性脊柱侧弯的诊断和治疗。

4. 骨骼系统

特发性脊柱侧弯与广泛性骨质减少存在明显的相关性。女孩在青春期的脊柱生长比同龄男孩有优势，骨量异常可导致脊柱细长，更易导致侧弯畸形的发生。

对于椎间盘异常是否是导致脊柱侧弯发生的启动因素，目前尚存在争议。椎板和椎间盘的改变可能是脊柱侧弯进展的关键因素。

与正常人相比，在特发性脊柱侧弯患者的两侧椎旁肌中均可见肌肉萎缩、坏死、变性，线粒体增生，肌梭密度减低等病理改变，有些患者伴有肌丝断裂，肌膜下糖原、脂质及线粒体聚集等超微结构异常。同时，比较特发性脊柱侧弯患者凸凹两侧椎旁肌后发现，凸侧的肌肉体积和横截面积大于凹侧，而凹侧的纤维化和脂肪浸润率显著高于凸侧，这种差异在侧弯不同节段有所不同，顶椎处最明显，并且与 Cobb 角呈正相关。

（二）先天性脊柱侧弯

先天性脊柱侧弯（congenital scoliosis，CS）是指在妊娠 4～6 周，由椎体形成障碍、分节不良或两者混合所引起的一种先天性脊柱畸形，其在新生儿中的发病率为 0.5%～1%。相比于后天获得性脊柱侧弯，先天性脊柱侧弯患者的病情十分严重，治疗更为困难。一旦诊断为先天性脊柱侧弯，患儿及其家庭常面临严重的心理与经济负担。目前，先天性脊柱侧弯已经成为一个重大的公共卫生问题。然而，先天性脊柱侧弯病因极其复杂，目前对其研究尚未取得突破性进展。现阶段其病因学研究主要包括遗传、环境、细胞因子、生物力学等多种因素，但大多研究者认为遗传与环境是其主要致病因素。

1. 遗传因素

Notch 信号通路及相关基因：1917 年，Morgan 在突变的果蝇中发现 *Notch* 基因，因为在该基因功能部分丢失时，果蝇的翅膀边缘会出现缺刻（Notch），故被命名为 *Notch* 基因。此后进一步的研究发现，Notch 信号通路在骨相关疾病中起重要的作用。在胚胎发育过程中进行体节分割时，Notch 信号可将椎骨与肋骨分开，该信号通路的破坏会导致异常椎体而出现脊柱侧弯。研究发现，HES7 基因与椎体形成密切相关，当其丢失或者突变时，会导致椎体畸形，进而引发先天性脊柱侧弯。

研究发现，Sox 基因家族的成员 *Sox9* 基因的错义突变体（p.M469V）在先天性脊柱畸形中起着重要作用，而先天性脊柱侧弯是最常见的先天性脊柱畸形类型之一。另外，目前在人类中鉴定出的与先天性脊柱侧弯相关的基因还有 *PAX1*、*SLC35A3*、*DYNC1H1*、*LMX1A* 等。

2. 环境因素

（1）低氧环境：氧是胚胎发育过程中一种重要的代谢调节剂。研究表明，妊娠期缺氧会影响胚胎发育，从而导致多系统畸形。在器官形成的早期，随着胚胎血液循环的发生，胚胎由无氧呼吸转变为有氧呼吸，此时神经管和中胚层的代谢活动更为活跃，若出现缺氧，则可能出现体节发育异常而导致先天性脊柱侧弯的发生。

（2）维生素缺乏：维生素 A 及其衍生物在整个生命周期中的重要性已经得到了充分证实。生命体对维生素 A 的需求始于胚胎期，妊娠期妇女在妊娠期维生素 A 不足，可能导致胎儿畸形。胚胎发育需要活性形式的维生素 A 和视黄酸，以在神经形成过程中激活类维生素 A 受体。在这个特定的发展时期，维生素 A 缺乏会导致视黄酸受体（retinoic acid receptor，RAR）和视黄醛脱氢酶的表达水平显著降低，从而导致先天性脊柱侧弯的发生。

与先天性脊柱侧弯发生有关的危险因素除以上两种外，还有吸烟、酗酒、妊娠期长时间接触一些化学物质（如丙戊酸、硼酸等）、口服抗癫痫药物以及高热等。

3. 细胞因子

椎体骺板作为脊柱生长、发育的关键部位，其活性是先天性脊柱侧弯发病及恶化最重要的生物力学基础。研究表明，软骨细胞、成骨细胞、间充质细胞能分泌多种生长因子，通过自分泌或旁分泌方式调节骺板的生长、发育和代谢。其中，TGF-β 是年长动物软骨分化的关键抑制剂。体外实验发现，TGF-β 可抑制软骨细胞的肥大、X 型胶原的表达及碱性磷酸酶的活性；bFGF 可抑制骺软骨增殖、细胞肥大，高浓度时可减少软骨基质的分泌；当骺板生长活性受到抑制时，BMP-2 等生长因子分泌减少，TGF-β、bFGF 等抑制性生长因子分泌也减少，对骺板的抑制作用降低。研究还发现，bFGF、TGF-β、BMP-2 等在顶椎骺板凸侧的表达水平明显高于凹侧。

4. 动态力学

先天性脊柱侧弯是一个动态过程，其发生和进展遵循 Hueter-Volkmann 定律，即骨骺所受压力增加，生长就会受到抑制；骨骺所受压力减小，生长就会加速。随着脊柱侧弯弧度的形成，椎体骺板凹侧受到的压力明显大于凸侧，凹凸两侧生长速度不同，使病情呈恶性循环进展。儿童脊柱的生长、发育有两个高峰，第一个高峰是出生后的前 4 年，第二个高峰是青春发育期。在这两个时期，脊柱生长发育快，脊柱侧弯进展也较其他时期更为明显。

（三）神经纤维瘤病合并脊柱侧弯

1 型神经纤维瘤病（neuro-fibromatosis type1，NF1）是一种常见的常染色体显性遗传病，其发病与 *NF1* 基因变异密切相关。该病临床表现多样，包括多发性皮肤软纤维瘤、皮肤牛奶咖啡斑，也可累及全身多个器官和系统，可伴发先天性发育不良、恶性肿瘤等。脊柱畸形是 NF1 常见的临床表现之一。据统计，10% ～ 77% 的 NF1 成年患者有脊柱畸形。目前，与 NF1 相关的脊柱畸形的发病机制尚未明确，可能包括神经纤维瘤直接侵蚀、椎管内硬脊膜扩张、骨量减少及骨质疏松等方面。

1. 神经纤维瘤直接侵蚀

研究表明，椎体周围和椎体内的神经纤维瘤会压迫椎体，导致椎体在压力作用下被破坏和吸收，从而造成脊柱畸形。也有学者认为，神经纤维瘤分泌的生物化学物质破坏了局部骨代谢平衡，进而使椎体被破坏和吸收，出现脊柱畸形。*NF1* 基因和修饰基因 *ANRIL* 的缺陷导致一系列连锁反应，如局部生长因子和血管生长因子蓄积、部分 mircoRNA 高表达、血液纤维蛋白原含量增加等，促使局部型、丛状型、弥漫型神经纤维瘤产生，而神经纤维瘤的产生又会侵蚀椎体，破坏骨质，从而形成脊柱侧弯。

2. 椎管内硬脊膜扩张

NF1 患者硬脊膜扩张与 *NF1* 基因突变有关。*NF1* 基因突变导致的中胚层发育不良可能是硬脊膜扩张的原因之一，扩张部位的硬脊膜纤薄、脆弱，在脑脊液压力的作用下不断扩张，并且压迫和侵蚀周围的骨性结构，导致脊柱失稳和严重的脊柱畸形。

3. 褪黑素导致脊柱旁肌肉收缩力下降

褪黑素通过拮抗 Ca^{2+}，阻止其激活钙调节蛋白来参与脊柱畸形的发展。钙调节蛋白能够控制 Ca^{2+} 从肌浆网中流出，并且可以作用于肌动蛋白和肌球蛋白，进而调节肌肉的收缩能力。因此，褪黑素可以通过钙调节蛋白来影响脊柱旁肌肉群的收缩功能，从而参与脊柱畸形的进展。脊柱侧弯可能发生于 NF1 的其他症状之后，特别是皮肤色素沉着，提示正是由于 NF1 患者皮肤色素沉着，导致对光照更敏感，褪黑素生成减少，最终导致脊柱畸形。

4. 骨量减少与骨质疏松

在 NF1 患者中，骨量减少或者骨质疏松的发生率在 30% 以上。成骨细胞功能降低、破骨细胞数量和功能增加是导致 NF1 患者骨代谢紊乱的主要因素，从而导致患者骨密度降低，甚至发展至骨质疏松。骨密度降低和骨质疏松是导致脊柱畸形的因素，也给 NF1 患者的手术矫形带来了挑战。

（四）神经肌肉型脊柱侧弯

神经肌肉型脊柱侧弯是由已知的神经肌肉本身的病变导致的，如上运动神经元损伤病变、脑瘫、佛勒德勒克共济失调（Friedeich's ataxia）、儿童期高位脊髓损伤后发生脊柱畸形；还有下运动神经元损伤可致脊柱侧弯，最常见的有小儿麻痹后脊柱侧弯、脊膜膨出；肌肉本身病变也可致脊柱侧弯，如进行性肌营养不良症等。

麻痹性脊柱侧弯

多种因素导致的两侧躯干肌不平衡萎缩或失去功能，可引发麻痹性脊柱侧弯。在我国，最常见的是小儿麻痹症所引起的麻痹性脊柱侧弯，约占15%；此外，还可见到肌营养不良和高位截瘫导致的麻痹性脊柱侧弯。

小儿麻痹性脊柱侧弯的特点：可发生于任何年龄层，由于脊柱肌肉软弱，其结构和体位不平衡而造成多种形式的脊柱侧弯，在急性期数月内发生，发展很快，也有数年后缓慢发展加重的。麻痹性脊柱侧弯的曲度取决于肌力大小、肌肉麻痹引起不平衡的范围及继发挛缩。典型的麻痹性脊柱侧弯是一个长的胸段弯曲，由胸椎至骶椎呈一大"C"形的畸形，影响较轻的仅在胸腰段形成一般性"C"形弯曲，卧位时，侧弯明显改善；情况严重时，腰腹部的肌张力可完全消失，使腰椎形成广泛可活动性弯曲，常发生腰椎塌陷，患者无法起坐，失去工作和生活自理能力。

（五）脊髓空洞症型脊柱侧弯

脊髓空洞症开始常形成于颈下部及胸上部脊髓中央管附近，引起某些节段痛觉、温觉消失，肢体瘫及营养障碍等症状，空洞可逐渐向周围扩大，可连续也可多节段形成，常引起一侧或两侧长肢及躯干上部痛温觉障碍，触觉、压觉及深感觉正常（感觉分离现象）。由于存在脊髓空洞症，所以脊柱凸侧的椎旁肌肉、皮肤的神经支配及营养发生障碍，致凸侧肌力减弱，脊柱两侧的肌力不平衡牵拉，造成脊柱侧弯。脊柱侧弯常见于胸段，可向左侧或右侧，许多患者还伴有同侧肢体肌肉萎缩改变。

（六）脑瘫合并脊柱侧弯

患儿的颅脑组织由于妊娠期或出生后受到侵害，引起肌肉运动功能障碍，而形成脑性瘫痪（简称脑瘫）。其常见病因有妊娠初始3个月母体发生风疹或其他病毒感染，早产、难产引起颅内出血或窒息缺氧，出生后脑炎、脑外伤等。患者常有肌痉挛，即当一组肌肉收缩时，对抗组的肌肉并不引起应有交互松弛反而收缩，当一组肌肉受牵拉时，即发生肌痉挛。皮肤感觉正常，但腱反射常亢进，并有踝阵挛及巴宾斯基征（Babinski sign）阳性。脊柱畸形，如脊柱侧弯及脊柱后凸较为常见，脊柱侧弯常使患者活动更加困难，由于肌肉的强力痉挛，可引起躯干不正常活动。

（七）合并脊柱侧弯的畸形综合征

许多综合征可能合并脊柱侧弯，如 Klippel-Feil 综合征（短颈畸形，是由于颈椎先天性分节）、Sprengel 综合征（又名先天性肩部抬高综合征）、颅骨锁骨发育不全综合征、Sotos 综合征、Dubowitz 综合征、Rett 综合征等。

（八）间质病变合并脊柱侧弯

间质病变合并脊柱侧弯（mesenchymal disorders with scoliosis）可分成先天性和后天获得性。先天性的间质病变合并脊柱侧弯中，较常见的有马方综合征（Marfan's syndrome）、莫尔基奥综合征（Morquios's syndrome）等；后天获得性的间质病变合并脊柱侧弯中，常见的有类风湿所致的脊柱侧弯。

（九）后天获得性脊柱侧弯

我们把由手术、创伤、炎症引起的或继发于其他疾病的脊柱侧弯归为一类，称为后天获得性脊柱侧弯。

1. 外科手术所致的脊柱侧弯

青少年因脓胸行多处肋骨切除，导致胸廓内肌肉受损，使脊柱两侧力量失去平衡，同时由于肺和胸膜广泛粘连，抑制患侧的自然生长，故较常发生脊柱侧弯。因肋骨肿物而单纯行多处肋骨切除也可引起脊柱侧弯。脑外科的椎板切除减压术较常见引起脊柱后凸畸形，偶见引起脊柱侧弯。

2. 创伤所致的脊柱侧弯

脊柱间韧带的损伤常会引起永久性的脊柱不稳定及进行性脊柱侧弯；韧带损伤合并椎间盘撕裂和脱位，可引起脊柱侧弯；青少年的脊椎软骨损伤可导致软骨永久性损害，所以青少年较轻微的脊柱损伤可致后期明显侧弯；脊柱损伤后，脊柱两侧肌肉张力恢复不对称，引起两侧力量失衡而导致脊柱侧弯。

由于 X 线检查不能早期发现韧带、椎间盘及肌肉力量的改变，所以创伤导致的脊柱侧弯得不到及时预防，常在创伤恢复后期才被发现。

3. 放射治疗所致的脊柱侧弯

对儿童恶性肿瘤单独行放射治疗（简称放疗）后，可能发生脊柱侧弯。常见的放疗后脊柱侧弯的肿瘤有神经母细胞瘤、肾母细胞瘤以及脊索肿瘤。脊柱侧弯在放疗后早期不明显，到青春期后期发展较为明显。

4. 结核和非特异性炎症所致的脊柱侧弯

结核病引起脊柱侧弯的因素可能是：脓胸、胸膜粘连引起胸段脊柱侧弯；腰大肌脓肿引起腰肌痉挛而导致胸腰段侧弯；或者由于椎体或椎间盘的病理变化而压迫神经根，引起神经肌肉性变化，导致脊柱侧弯。

各种非特异性急慢性炎症均有可能引起脊椎体、软骨面、韧带发生病理变化，从而引起脊柱侧弯。

5. 其他能引起脊柱侧弯的疾病

其他能引起脊柱侧弯的疾病包括：代谢和内分泌疾病，如佝偻病、骨软化病、甲状旁腺功能亢进、骨质疏松症、甲状腺功能低下、垂体功能亢进和肾上腺皮质功能亢进症等；全身性疾病，如类风湿关节炎、强直性脊柱炎等。

大多数后天获得性脊柱侧弯患者，在原发病得到控制，如腰大肌脓肿得到引流、受压神经根得到松解、病变椎间盘切除后，可自行恢复。仅有少数后天获得性脊柱侧弯畸形严重，如严重创伤所致畸形愈合、脓胸粘连严重，多处肋骨切除术后需行矫形手术，这种类型的脊柱侧弯比较僵硬且受软组织挛缩影响，矫正效果较差。

（李厥宝）

第二节　临床特征

由于脊柱侧弯分类与侧弯的节段、程度不同，所以患者的临床表现也各不相同，但大多具有以下特点。

一、体表形变和姿势异常

脊柱在冠状面、矢状面和横断面三个平面上的扭转是脊柱侧弯的特征性病理过程和结果，是各类型脊柱侧弯患者的统一表现。在此基础上形成的躯体不对称，可造成患者姿势异常（见图 3-1）、运动能力受损。然而，虽然身体发生扭曲，但因机体代偿能力的影响，故患者的头肩带能够始终保持在骨盆上方的位置。躯干的最终形状是变形过程和补偿反应的结果。

先天性脊柱侧弯发病较早，出生后即可存在，临床表现有：脊柱角度弯曲明显、偏离中线，两肩不等高；背部皮肤特别是脊柱表面皮肤可能有色素沉着、异常毛发或包块，较常见于神经纤维瘤继发的脊柱侧弯患者；一侧腰部皱褶，皮纹不对称；两侧骨盆有高低；上半身较短，与身体长度不成比例；下肢不等长，大腿褶皱不对称等。躯体严重不对称患儿甚至不能独立坐和站。

特发性脊柱侧弯大多发生于青春期前后，受先天、神经肌肉、内分泌等多种因素影响，发生率为 2%～3%。患者可能存在剃刀背、驼背、骨盆倾斜、胸廓不对称、一侧胸部有

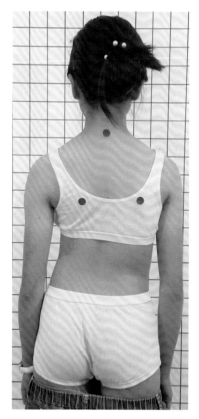

图 3-1　姿势异常，存在高低肩、骨盆不对称、脊柱侧弯等体表特征

皱褶皮纹、高低肩、双下肢不等长等常见的外观畸形（见图 3-1）。女孩还可能出现双乳发育不均，乳房位置、形状、大小不对称等。患者家属往往主诉患者存在坐、站、行走姿势不良。在发育年龄，20% 的特发性脊柱侧弯可自发矫正，侧弯角度可逐年减小；70% 的脊柱侧弯角度保持稳定；10% 的脊柱侧弯角度会逐渐进展。特发性脊柱侧弯的 Cobb 角在 10° 以上，且每年进展 5° 或更多，被认为是进行性脊柱侧弯。青春期是青少年生长发育高峰，躯体不对称症状随着脊柱生长而迅速加重，既影响患者的纵向身高，又会使脊柱两侧肌肉、骨骼呈非对称性生长，严重者可继发胸廓严重畸形而影响内脏器官的发育，损害心肺功能。特发性脊柱侧弯多见于青春期女生，女性患者侧弯曲度进展可能更快，预后可能更差，发生双侧侧弯的可能性也大于单侧侧弯。

后天性脊柱侧弯根据病因可分为姿态性脊柱侧弯、神经病理性脊柱侧弯、

胸部病理性脊柱侧弯和营养不良性脊柱侧弯等。随着疾病的变化和转归，脊柱侧弯的角度、躯体不对称的程度、姿势的异常也会发生变化。值得注意的是，当脊柱侧弯达到一定角度，在姿势控制系统的稳定范围之外时，脊柱自身的形变、脊柱两侧不对称应力作用会成为侧弯进展的独立机械因素，即使致病因素消失，脊柱侧弯也会进一步发展。

很多研究显示，脊柱侧弯患者前后方向静态平衡以及静态和动态稳定性极限下降，跌倒风险增加。

二、疼 痛

脊柱侧弯的疼痛性质和程度，除与侧弯部位、侧弯角度、神经压迫程度相关外，还与个体耐受性、痛阈高低、性别及年龄等多种因素有关。

引起疼痛的可能因素是脊柱侧弯导致脊柱自身和脊柱两侧受力不均，肌肉和骨骼长期处于不对称拉伸状态，椎旁肌产生疲劳，出现压痛，脊柱的压痛点早期多分布于侧弯侧的腰背部。随着侧弯角度逐渐增大，脊柱节段力学不稳，脊柱所承受的压力增加，纤维环退变，椎间盘突出压迫神经根或脊髓，引起放射痛或感觉异常；如凹侧有骨刺产生，可致凹侧椎间孔狭窄，压迫凹侧神经根，而凸侧神经根受牵拉则出现根性疼痛，包括下肢放射性疼痛、下肢麻木感及异常感觉。神经根疼痛可在脊柱活动、咳嗽、打喷嚏或深吸气后在屏气状态下激发和加重，严重者需手术治疗。有时，侧弯部位脊柱小关节发育异常，偏离正常位置，关节对合不良，也会引发脊柱表面慢性疼痛。

椎体及附件与椎旁肌筋膜病变还可引起其他部位牵涉痛。如脊柱侧弯继发的关节突综合征，可引起下腰痛及肢体牵涉痛。多数患者可能表现为在某一体位时疼痛减轻，而在另一体位时疼痛加重，久坐或运动后疼痛加重，卧床休息后好转。但也有部分患者表现相反，休息和卧床反而加重，常见于伴肌纤维织炎、严重椎间盘突出、椎管内占位性病变等。

自主神经的低级中枢位于脊髓侧角，脊柱侧弯导致脊髓损伤，造成自主神经受损，也会引起疼痛，一般为酸痛、胀痛、烧灼痛或寒性痛。

三、心肺功能及内脏器官功能改变

脊柱侧弯可造成胸廓和肋骨畸形，特别是脊柱侧弯合并胸后凸减少或胸前凸的患者，以及先天性的脊柱侧弯（包括漏斗胸、鸡胸、肋骨融合、肋骨缺如等）的患者，可继发胸廓功能不全综合征（thoracic insufficiency syndrome，TIS），即由于脊柱和肋骨结构改变，导致肺容量减少、胸壁僵硬和呼吸肌强度降低的一种病理状态。同时，心脏功能也受影响，进而使心肺功能障碍或衰竭加重。胸廓功能不全综合征的主要临床症状有心悸、气短、胸闷憋气、食欲降低等，影响患者的日常生活活动能力、职业能力等。脊柱侧弯还影响自主神经功能，如心脏搏动、呼吸、消化、血压、新陈代谢等，对相应内脏器官功能造成影响。

某些先天性疾病导致的脊柱侧弯还可能伴有肛门闭锁、心脏缺陷、气管食管瘘、肾脏异常等。

四、神经症状

神经损害的症状与先天性脊神经发育情况、脊柱侧弯程度、椎管内是否存在占位、神经根和脊髓的压迫程度有关。

脊柱侧弯伴发先天性脊柱椎体和脊髓的发育异常、骨质增生、椎间盘突出、椎管狭窄等都可压迫脊神经根造成病理改变，特征性表现为疼痛与节段性的神经障碍。前根（运动根）病变可引起该神经根支配的肌肉出现无力与肌肉萎缩；后根（感觉根）病变可引起相应皮区内感觉障碍，与神经根节段相应的腱反射减弱或消失。

在颈、胸、腰水平较大弯曲造成椎管狭窄的病例中，脊神经根和脊髓可同时受到压迫，出现脊髓病变症状，损害早期表现以肢体远端无力为主；若压迫脊髓供血血管，则表现为肢体近端肌无力、肌萎缩。脊髓前角病变的共同特征有以下几个方面。①多节段性、弛缓性瘫痪。②仅影响前角时，感觉正常。③肌肉萎缩。④腱反射减弱，如合并侧索受损，则病变以下肌张力增高，甚至肢体不自主运动，反射亢进和出现病理反射；如病变波及侧角，则可出现节段性血管运动障碍、皮肤营养障碍和发汗障碍。⑤髓内病变，如出现脊髓空洞症等，可有分离性感觉障碍。

除自主神经受损引发的疼痛外，心率、血压也可出现异常，有的表现为心动过缓，有的表现为心动过速，且常有传导性障碍。胃肠道功能失调也较常见。

五、认知和心理改变

脊柱侧弯所致的畸形可使患者产生异常的心理，表现为抑郁、焦虑、暴躁、易激惹、性格孤僻、不愿意参与体育活动、不愿意着紧身衣，严重者甚至会有自残、自杀的倾向。特别是正值青春期的青少年，处于心理由幼稚向成熟发展的关键时期，脊柱侧弯可严重影响他们的心理健康发育，对本人和家庭造成极大影响。同时，脊柱侧弯患者的心理状态和趋向也会影响其治疗。如患者不能正视疾病，抵触或不规范佩戴侧弯矫形支具，则可能影响治疗效果。

六、其他伴随症状

许多畸形综合征可能合并脊柱侧弯，有特殊的伴随症状。

（一）克利佩尔－费尔综合征

克利佩尔－费尔综合征（Klippel-Feil syndrome），又称先天性短颈综合征，是一种具有遗传性的先天性畸形，表现为两个或两个以上的颈椎分节障碍或融合性畸形。其典型临床表现：颈项缩短，枕部发际降低，头颈部运动受限，并常伴有其他部位畸形，少数患者可伴有神经系统障碍，70%的患者可合并脊柱侧弯，伴脊椎裂、半椎体。神经根压迫使患者出现臂痛、腰痛和坐骨神经痛。如合并心脏畸形、肾脏畸形，也会出现相应的临床症状。此外，短颈畸形可合并脊柱侧弯、高位肩胛骨和并指（趾）畸形。

（二）施普伦格综合征

施普伦格综合征（Sprengel syndrome），又称先天性肩部抬高综合征（congenital shoulder elevated syndrome）、先天性翼状肩胛畸形、肩胛骨下降不全等，目前病因不明，可能是妊娠早期肩胛骨形成于颈部后逐渐下降至上胸段后侧的过程受阻导致的。有时在肩胛骨与肋骨间或肩胛骨与脊柱间，有结缔组织的索状物或骨性组织相互形成连合，斜方肌或前锯肌可被结缔组织所取代，且由于肩胛骨内侧被向下向内方向牵扯，临床表现主要是肩胛骨外侧向上向外抬升，所以多数病例仅累及一侧。患侧的肩胛骨脊柱缘相对接近中线。该病常合并其他先天性畸形，如颈肋、肋骨缺如或融合、先天性脊柱侧弯、脊柱裂等。

（三）成骨不全症

成骨不全症（osteogenesis imperfecta），亦称脆骨病，患者有家族遗传史，这是一种先天性遗传性疾病。其主要病理变化为胶原纤维不足，结构不正常，及全身性结缔组织疾病。其病变不仅限于骨骼，还常累及其他结缔组织，如眼、耳、皮肤、牙齿等。典型表现：蓝巩膜，多发性骨折，畸形（身体短小，前额宽且前凸，颈部向外，脊柱侧弯等），进行性耳聋，牙齿发育不良、灰黄，切齿变薄，关节松弛、不稳定，肌肉薄弱，皮肤瘢痕加宽；但智力、生殖能力无障碍。

（四）先天性脊髓空洞症

先天性脊髓空洞症（syringomyelia）是脊髓的一种慢性、进行性病变。多数患者有家族遗传史，病因不明，常好发于颈部脊髓，可能为先天性脊髓神经管闭锁不全。病变特点是脊髓（主要是灰质）内形成管状空腔以及胶质（非神经细胞）增生；当病变累及延髓时，则称为延髓空洞症。症状包括运动障碍、感觉障碍、自主神经功能损害等。其严重程度与空洞发展早晚有关，早期出现的症状多呈节段性分布，最先影响上肢；当空洞进一步扩大时，髓内的灰质和其外的白质传导束也被累及，于空洞腔以下出现传导束功能障碍，常伴有脊柱裂、颈肋、脊柱侧弯、环枕部畸形等其他先天性畸形。脊柱侧弯常见于胸段，许多患者还伴同侧肢体肌肉萎缩。

（五）其 他

其他脊柱侧弯，如大脑瘫合并脊柱侧弯，患者常有肌痉挛、腱反射亢进、踝阵挛及巴宾斯基征阳性，脊柱侧弯及脊柱后凸常见。杜博维兹综合征（Dubowitz syndrome）是一种常染色体隐性遗传疾病，患者在出生前后生长发育迟缓，身材矮小，轻度智力低下，说话晚，伴行为异常（胆小、固执、注意力不集中、多动症）；有特征性面容（轻度小头、额斜、眉弓发育不良，眉毛稀疏、眼距宽、内眦赘皮、上睑下垂，鼻根低平、鼻尖宽，小下颌）；骨骼成熟迟缓，肌张力低下；腭弓高尖或腭裂；湿疹；扁平足；男性可能存在隐睾、尿道下裂；女性可能存在阴唇发育不良等。

（章　玮）

第三节　筛查与评定

早在 20 世纪 60 年代，美国特拉华州就开展特发性脊柱侧弯的学校筛查。随后，特发性脊柱侧弯筛查被推广到美国、加拿大、欧洲等国家和地区。我国早在 1995 年就有一个筛查标准——《儿童青少年脊柱弯曲异常的初筛》。我国香港卫生署于 1995 年将脊柱侧弯筛查纳入常规卫生服务。2014 年，国家卫生计生委发布了《儿童青少年脊柱弯曲异常的筛查》（GB/T 16133—2014），进一步规定了儿童青少年脊柱弯曲异常筛查的原则、方法和结果评定，为社会工作和临床诊疗提供了规范。

正确认识疾病，早发现、早诊断、早治疗是防治脊柱侧弯、避免残疾发生的基础。早期发现主要靠父母、老师及体检人员，因此应对这些人员进行脊柱侧弯常识的科普。筛查机构包括疾病预防控制中心、医院及各级卫生服务中心。筛查场所应明亮、干净、整洁，保持安静，男女分开，设等候区及检查区，配备诊察床、窗帘，及躯干测量仪等专业仪器设备。

初步评估内容包括病史采集、体格检查等。筛查人员应为经过专业培训并考核合格的专业技术人员。筛查人员将筛查结果记录于《脊柱弯曲异常筛查结果记录表》中，存于受检者健康档案，并及时将结果反馈给受检者或其家长，提出建议，将需要临床干预者转诊至综合医院，再由骨科和康复医学科人员进行专科康复评定及辅助检查。

一、病史采集

对于首次就诊患者，应询问病史，包括出生史、家族史、营养发育情况、是否存在相关疾病、发现脊柱形变或姿势异常的年龄、疾病发展速度、主要症状（包括有无肌肉骨骼疼痛、是否存在躯体麻痹或活动受限、是否存在心理状况改变，及大小便情况）、是否就医、辅助检查结果和既往治疗方案等。

对于疑似或诊断为先天性脊柱侧弯的患者，病史采集还应包括产前和出生期在内的全面病史；根据患者年龄、身高和体重绘制生长曲线；对于青春期少年儿童，还应询问第二性征发育时间、月经初潮时间和月经情况，以预测骨骼生长和疾病进展。

二、体格检查

根据《儿童青少年脊柱弯曲异常的筛查》（GB/T 16133—2014），对脊柱侧弯患者的体格检查需包含脊柱侧弯异常的检查、脊柱前后弯曲异常的检查；还包括脊柱活动度测量、腰背肌肌力检查等；脊柱侧弯患者可能出现神经系统症状，应对患者进行神经系统检查；前庭功能检查也是体格检查的一个重要项目。

（一）脊柱侧弯异常的检查

1. 一般检查

受检者裸露上身，取立正姿势，正对检查者。检查者观察：①胸廓有无畸形，畸形程度，活动度是否对称，左右胸廓是否对称；②左右髂前上棘、股骨大转子是否等高；③皮肤褶皱是否对称。

然后，受检者背对检查者。检查者观察（见图 3-2）：①双肩是否等高；②左右肩胛骨在脊柱两侧是否对称，其下角是否等高；③两侧腰凹是否对称；④棘突联线是否偏离正中线；⑤皮肤褶皱是否对称。

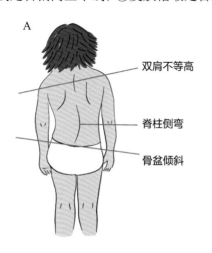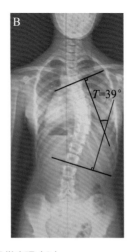

图 3-2　侧弯的体表特征（A）和影像学表现（B）

检查者用示指、中指或拇指沿脊椎棘突，以适当压力自上向下划压或用马克笔标记，观察脊柱有无侧弯。检查腰椎和椎旁肌肉是否存在压痛、叩击痛，是否存在小关节突紊乱、横突结节、椎旁肌肉紧张，有关的韧带、肌肉及附着点是否可触及硬结、条索等阳性反应。上背部的压痛点检查除棘突间及其两侧外，还可包括肩胛骨内上角的提肩胛肌止点处，肩胛骨腋缘的大圆肌、小圆肌起点处，冈下肌起点处。压痛点的检查除用拇指由轻到重逐渐对这些点加压外，还可在加压的同时将拇指做与肌纤维方向垂直的来往滑动，使压痛更为明显。

让受检者坐下，观察其坐姿是否端正，两侧坐骨结节能否均衡负重。下肢畸形（如双下肢不等长等）均可使受检者的骨盆在站立位时发生不同程度和不同方向的倾斜，继发脊柱侧弯和前后各弧度改变，这些畸形如果还没有形成结构性改变，在坐位双侧坐骨结节负重时，能自动得到部分或完全矫正。

对于存在明显脊柱侧弯、胸廓畸形的患者，还需对心、肺、肾等脏器进行详细的体格检查。

2. 前屈试验

受检者暴露脊背，直膝合足立正，双臂伸直，掌心相对，缓慢向前弯曲至90°左右，双手掌心相对逐渐置于双膝间（避免受检者躯干和肩假性偏移）。检查者目光平行，随受检者弯腰扫视，从胸部至腰部，观察脊柱两侧是否存在高低不平，是否存在单侧肋骨隆凸或单侧肌肉萎缩（见图3-3）。背部任何部位不对称均可视为前屈试验阳性，可疑脊柱侧弯。

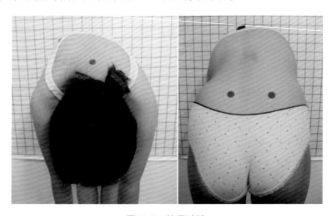

图3-3　前屈试验

在进行前屈试验过程中，可使用美国学者Bunnell设计的脊柱侧弯测量仪检查（见图3-4）。在受检者达到最大前屈度数后，将测量仪的中点贴近脊柱中点，自颈部向骶尾部移动，分别记录受检者背部各段（胸段、胸腰段、腰段）的偏移数据。记录最大偏斜角及部位，若不对称最严重处的偏斜角超过5°，需高度怀疑脊柱侧弯。脊柱侧弯测量仪所测的躯干旋转角度的大小与脊柱侧弯的严重程度往往呈正相关。

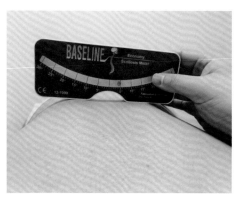

图3-4 用脊柱侧弯测量仪检查偏斜角

3. 脊柱运动试验

对于一般检查疑有脊柱侧弯而前屈试验无异常体征的受检者，可让其缓慢做脊柱前屈、背伸、左侧弯、右侧弯、左右扭转运动各两次，然后再次取立正姿势，检查脊柱是否仍有侧弯。若反向侧曲时侧弯消失，则可考虑为继发性脊柱侧弯；若侧弯不变或稍减小，则为原发性脊柱侧弯。

4. 俯卧试验

对于一般检查、前屈试验及脊柱运动试验疑为阳性的受检者，嘱其在诊察床上俯卧、放松、伸直躯体，观察脊柱棘突联线是否在正中线，先前观察到的侧弯是否完全消失。非结构性脊柱侧弯患者，如姿势性侧弯、身体一侧腰神经受刺激引起椎旁肌痉挛、下肢不等长、癔症性侧弯等，平卧时侧弯常可自行消失。

5. 其他体表标志测量

将坐标纸贴于墙面或其他平整固定物，受检者赤足立于坐标纸前，变换前后、左右位置，拍照记录并测量两侧肩峰的高度差、躯干偏移（头和骨盆在冠状面和矢状面上的位置关系）、骨盆倾斜程度和双下肢长度差等。

6. 筛查结果判读

记录脊柱侧弯的部位、方向和程度：部位分为上胸、胸、胸腰及腰；方向分为左凸和右凸，偶有双向凸起表现。按照表3-1的方法进行程度评定，如脊柱胸腰段右凸Ⅱ度，也可简单记录为"胸腰右凸Ⅱ度"。

表3-1　脊柱侧弯程度的评定

脊柱侧弯类型	结果判定
无侧弯	一般检查和前屈试验均无异常体征；或一般检查有阳性体征，前屈试验无异常，且脊柱运动试验无侧弯；或一般检查和前屈试验无异常，且脊柱侧弯测量仪测量偏斜角＜5°
侧弯Ⅰ度	一般检查和前屈试验有阳性体征，但俯卧试验侧弯消失；或一般检查有阳性体征，前屈试验为阴性，但脊柱运动试验仍有侧弯，而俯卧试验侧弯完全消失；或一般检查和前屈试验有阳性体征，且5°≤脊柱侧弯测量仪测量偏斜角＜7°
侧弯Ⅱ度	一般检查和前屈试验有阳性体征，俯卧试验侧弯未完全消失；或一般检查有阳性体征，前屈试验明显异常，且7°≤脊柱侧弯测量仪测量偏斜角＜10°
侧弯Ⅲ度	一般检查有阳性体征，前屈试验显著异常合并胸廓畸形，劳动能力有所丧失，且脊柱侧弯测量仪测量偏斜角≥10°

（二）脊柱前后弯曲异常的检查

生理性胸椎前后弯曲的损失和检测时的曲率角变化越大，脊柱侧弯角度也可能越大。同时，脊柱前后弯曲的位置、方向和数量也是预测脊柱侧弯进展的典型指标。

1. 一般检查

受检者上身裸露，自然站立，侧向检查者。正常时，外耳道、肩峰、大转子在同一垂直线上。

若外耳道在肩峰、大转子垂直面之后，脊柱过度前弯曲，以腰段脊柱多发，脊柱的腰曲增大，表现为站立时腹部明显前凸、腰后部凹陷曲线加深、臀部明显后凸，则为脊柱前弯曲体征，可能为脊柱前弯曲异常。

若外耳道在肩峰、大转子垂直面之前，脊柱的胸曲增大，表现为前胸部塌陷、头颈部前移、腹部向后凹陷，则为脊柱后弯曲体征，可能为脊柱后弯曲异常。

2. 俯卧试验

疑有脊柱前后弯曲异常者，嘱其在诊疗床上平直俯卧，放松，观察脊柱异常后弯曲是否消失；如果脊柱异常后弯曲消失，提示可能有姿势性脊柱后弯曲异常。

3. 胸椎后凸角测量

将坐标纸贴于墙面或其他平整固定物，受检者侧立于前，检查者定位 C_7 棘突和 T_{12} 棘突，将塑形尺沿脊柱胸段紧密贴合，在尺上用马克笔标记 C_7 棘突和 T_{12} 棘突的相应位置。将塑形尺放在纸上，沿其内侧将胸椎曲线转录于纸上，标记 C_7 棘突和 T_{12} 棘突的位置。测量 C_7 棘突与 T_{12} 棘突连线的直线距离 L，以及胸椎曲线最高点到 $C_7 \sim T_{12}$ 连线的垂直距离 H，运用公式 $\theta=4\times[\arctan(2H/L)]$ 计算胸椎后凸角（见图 3-5）。

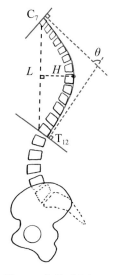

图 3-5　胸椎后凸角 θ

4. 脊柱前后弯曲异常结果评定

记录脊柱侧弯的部位、方向和程度：部位分为上胸、胸、胸腰及腰；方向分为前弯曲和后弯曲，如有前后弯曲可按表 3-2 方法评定程度。如脊柱胸段后弯曲Ⅱ度，也可简单记录为"胸后弯曲Ⅱ度"。

表 3-2　脊柱前后弯曲程度的评定

前后弯曲类型	结果判定
无脊柱前后弯曲异常	一般检查和俯卧试验无异常体征，幼儿及小学低年级儿童的直背应视为正常
脊柱前弯曲异常	一般检查为脊柱前弯曲异常
脊柱后弯曲异常	一般检查为脊柱后弯曲异常。俯卧试验时脊柱后弯曲完全消失，为脊柱后弯曲Ⅰ度；未完全消失，为脊柱后弯曲Ⅱ度；脊柱后弯曲合并胸廓畸形，且劳动能力有所丧失，为脊柱后弯曲Ⅲ度

（三）脊柱活动度测量

脊柱的关节活动度（range of motion，ROM）测量是指导脊柱训练、判断预后和手术疗效的重要指标之一，包括胸椎活动度及腰椎活动度测量（见表 3-3）。

表 3-3　胸腰椎 ROM 测量法

运动	测量体位	测角计放置方法			正常活动范围
		轴心	固定臂	移动臂	
前屈	立位	第5腰椎棘突侧面投影	与通过第5腰椎棘突的垂线一致	与第7颈椎到第5腰椎棘突的连线一致	0°～80°
后伸	同上	同上	同上	同上	0°～30°
左旋、右旋	坐位，胸、腰椎无侧屈和后伸	头部上面中点	与椅背的平行线一致	与两侧肩缝连线一致	0°～45°
左侧屈、右侧屈	坐位或立位	第5腰椎棘突	与通过第5腰椎棘突的垂直线一致	与第7颈椎到第5腰椎棘突的连线一致	0°～35°

（四）腰背肌肌力检测

腰背肌肌力测定有助于诊断神经根或脊髓是否受到损害。

1. 徒手肌力测试

徒手肌力测试可用于检查躯干肌肉（如斜方肌、菱形肌、小圆肌及肩胛下肌、背阔肌、骶棘肌、髂腰肌等）肌力。

肌肉的力量从正常到完全麻痹共分6级（见表3-4），检查时嘱患者用力做肌肉收缩，进行徒手肌力测试（manual muscle test，MMT）。

表 3-4　徒手肌力测试（MMT）分级标准

级别	名称	标准	相当于正常肌力的百分比
0	零（zero，O）	无可测知的肌肉收缩	0
I	微缩（trace，T）	有轻微收缩，但不能引起关节活动	10%
II	差（poor，P）	在减重状态下能做关节全范围运动	25%
III	尚可（fair，F）	能抗重力做关节全范围运动，但不能抗阻力	50%
IV	良好（good，G）	能抗重力、抗轻度阻力完成关节全范围运动	75%
V	正常（normal，N）	能抗重力、最大阻力完成关节全范围运动	100%

2. 等长肌力测试

当肌力在 3 级以上时，可使用专门的器械进行等长肌力检查，以取得较为精确的定量数据。如行背拉力测定：测试时两膝伸直，把手调至膝关节高度，做伸腰动作，用力向上拉把手。背肌力大小可用拉力指数评定 [拉力指数＝拉力（kg）/ 体重（kg）×100%]。拉力指数在男性一般为 150%～200%，女性为 100%～150%。此方法会增大幅度，增加腰椎应力，但不适用于腰痛明显的患者。

3. 等速肌力测试

等速运动是在整个运动过程中运动速度（角速度）保持不变的一种肌肉收缩方式。等速肌力测试需要借助特定仪器，记录等速运动中肌肉收缩的过程，经计算机处理得到力矩曲线，及双侧肌肉的力量差值、肌力 / 体重百分比等多项反映肌肉功能的参数，这些参数可作为评定肌肉运动功能的指标。其测试参数全面、精确、客观，是肌肉功能评价和肌肉力学特性研究的较佳方法。

（五）神经系统检查

神经系统检查包括脊神经支配的运动、感觉及自主神经功能检查等。

1. ASIA 量表

美国脊髓损伤协会（American Spinal Injury Association, ASIA）制定了国际脊髓损伤神经分类评估标准（ASIA 量表）（见图 3-6），包括感觉功能评定（身体左右侧各 28 个皮节的关键点，C_2—S_{4-5}、肛门深部压觉）、运动功能评定（10 对肌节 C_5—T_1 及 L_2—S_1 对应的肌肉功能、肛门自主收缩），以确定神经节段和损伤程度。

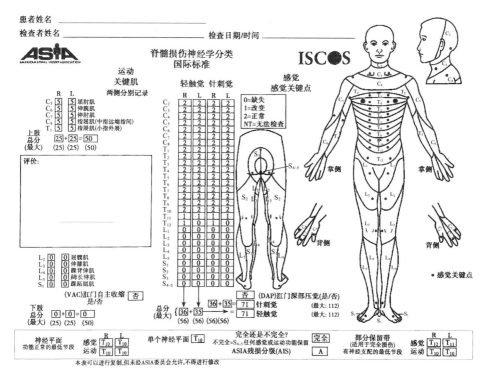

图 3-6　国际脊髓损伤神经分类标准（ASIA 量表）

2. 痉挛评定

临床上多使用改良 Ashworth 量表（modified Ashworth scale, MAS）来评定肌肉痉挛（见表 3-5）。评定时，检查者徒手牵伸痉挛肌肉进行全关节活动范围内的被动活动，根据感受到的阻力及变化，把痉挛分为 0 ~ 4 级。

表 3-5　改良 Ashworth 量表（MAS）标准

等级	肌张力	标准
0	肌张力不增加	被动活动患侧肢体在整个运动范围（ROM）内均无阻力
1	肌张力稍增加	被动活动患侧肢体到终末端时有轻微的阻力
1+	肌张力稍增加	被动活动患侧肢体时，在前 1/2 的 ROM 中有轻微的"卡住"感觉，后 1/2 的 ROM 中有轻微的阻力
2	肌张力轻度增加	被动活动患侧肢体在大部分 ROM 内有阻力，但仍可以活动
3	肌张力中度增加	被动活动患侧肢体在整个 ROM 内有阻力，活动比较困难
4	肌张力高度增加	患侧肢体僵硬，阻力很大，被动活动十分困难

3. 神经反射检查

神经反射检查包括检查正常反射及病理反射，包括提睾肌反射、膝腱反射、跟腱反射、球海绵体肌反射、肛门反射及各种病理反射（霍夫曼征和巴宾斯基征）等。

4. 自主神经功能检查

检查是否存在指（趾）甲干脆、变薄、沟纹、失去光泽，是否存在毛发干粗易脱落、皮肤变薄萎缩等情况；眼心反射检查迷走神经兴奋状态；皮肤划纹试验检查是否存在交感神经兴奋性增强。

（六）前庭功能检查和平衡仪测试

前庭系统损伤可能是导致脊柱畸形的重要因素之一，但在临床诊治中常被忽视。前庭功能检查是借助一定技术方法，通过特定的自发或诱发试验，对前庭系统的生理功能进行的定性或定量评估，旨在明确病变侧别和部位，了解前庭神经系统功能受损程度。

基本前庭功能检查：一般在安静的暗室环境下进行，照度不大于 $0.25candela/m^2$（不具备条件者可采用半暗室，要确保受检者佩戴眼罩，勿产生漏光，以免视觉因素影响检查结果）。设备有视标、眼震电图（electronystagmography，ENG）和视频眼震电图（video nystagmography，VNG）等。检查内容包括自发眼震试验和凝视试验、扫视、平稳跟踪、动态（变位）试验、静态（位置）试验、温度试验、旋转试验、正弦谐波试验、阶梯模式、视动性眼震、视前庭相互作用等。

一般应用平衡测试系统（平衡仪）定量评价平衡功能障碍患者的平衡功能状态和姿势控制能力，以及了解前庭觉、本体觉和视觉在维持平衡中的作用，临床常见的有 Pro-Kin 平衡测试系统等。受检者脱鞋立于平衡仪上指定位置，在一定时间内完成不同视觉条件（睁眼和闭眼）、不同本体觉条件（站立坚硬平板、海绵泡沫垫、随动平板等）下的站立。此外，动态平衡仪还可根据需要进行运动控制试验（站立平板突然前倾或后倾时的姿势能力）、适应试验（站立平板突然快速前移或后移时的姿势控制能力）、稳定极限试验（控制重心到身体各方向上维持稳定时最远目标的能力）、摇头感觉整合试验（摇头时进行感觉整合试验）、步态分析（长平台上行走时重心控制能力）等检查。

三、康复评定

（一）疼痛评定

疼痛评定首先应让患者指出疼痛部位及有无放射痛。如有，需说明放射部位及相关因素。这与对病变及神经损伤的判断密切相关，如脊柱侧弯继发 L_4—L_5 神经根压迫多表现为坐骨神经痛，自腰骶部沿大腿后外侧及小腿、足外侧放射。

疼痛评分：采用简式 McGill 疼痛问卷（short-form McGill pain questionnaire，SF-MPQ），分别进行视觉疼痛评分（visual analog scale for pain，VAS）、现实疼痛强度评分（present pain intensity，PPI）、情感项总分（affective present rate indice，A-PRI）、感觉项总分（sensory present rate indice，S-PRI）评价（见表 3-6）。

（二）心肺功能评定

心肺功能评定不仅评估受试者当前心肺状态和储备功能，还能帮助制定适当康复处方，这也是脊柱侧弯手术术前评估的重要部分。

体格检查：心血管方面体格检查包括检查颈部血管怒张情况、气管位置、呼吸频率及节律等变化，以及胸廓活动度、肺部叩诊、心肺听诊、心脏边界叩诊等。康复评定包括体力活动的主观用力程度分级（rating of perceived exertion，RPE）、美国纽约心脏病学会（New York Heart Association，NYHA）心功能分级、主观呼吸功能障碍分级（南京医科大学）、气短气急分级及呼吸功能半定量评分（Borg 量表改进，南京医科大学）等。

辅助检查：①超声心动图，检查心脏和大血管结构，心脏收缩及舒张功能，包括左室每搏排血量（stroke volume，SV）、心排血量（cardiac output，CO）、射血分数（ejection fraction，EF）等。②心电图，反映心脏兴奋的电生理活动过程，以及心脏的基本功能和病理改变，但需与临床症状、体征结合分析。③心脏导管检查，如左心室造影、放射性核素扫描测定左心功能等。

表 3-6 简式 McGill 疼痛问卷

Ⅰ. 疼痛评级指数（PRI）评估法				
疼痛的性质	疼痛的程度			
	无	轻	中	重
A. 感觉项				
跳痛	0	1	2	3
刺痛	0	1	2	3
刀割痛	0	1	2	3
锐痛	0	1	2	3
痉挛牵扯痛	0	1	2	3
绞痛	0	1	2	3
热灼痛	0	1	2	3
持续固定痛	0	1	2	3
胀痛	0	1	2	3
触痛	0	1	2	3
撕裂痛	0	1	2	3
感觉项总分				
B. 情感项				
软弱无力	0	1	2	3
厌烦				
害怕				
受罪、惩罚感				
情感项总分				
Ⅱ. 视觉模糊评分法（VAS）				

```
 0  1  2  3  4  5  6  7  8  9  10
 |--|--|--|--|--|--|--|--|--|--|
 无痛                 剧痛
```

0：无痛；1～3：轻度疼痛；4～6：中度疼痛；7～10：重度疼痛

Ⅲ. 现时疼痛强度（PPI）评估法
0：无痛；1：轻度疼痛；2：中度疼痛；3：重度疼痛；4：剧烈疼痛；5：难以忍受的疼痛

心脏负荷试验，如心电运动试验（ECG exercise test）、超声心动图运动试验（ultrasound cardiogram exercise test）、放射性核素运动负荷试验（radionuclide exercise load test）、6分钟步行试验（six minutes walk test）等，观察受检者运动时的临床症状、呼吸、血压、心率、心电图、超声心动图、气体代谢等，判断其心、肺、血管、骨骼肌等的储备功能和机体对运动的实际耐受能力。肺功能测定（lung function test）指标包括肺容量（包括潮气量、肺活量、补呼气量、补吸气量、残气量、功能残气量等）、肺通气功能（包括每分通气量、肺泡通气量、最大通气量、时间肺活量等）、小气道通气功能（包括最大呼气流量－容积曲线、闭合容积与闭合容量、频率依赖性肺顺应性等）、气体代谢测定（包括动脉血气分析、摄氧量、无氧阈、无氧能力等）。此外，还进行超声膈肌运动检查。

（三）步态分析

定性分析：观察患者自然状况下步行，包括前面、侧面及后面，重点包括步行周期、步行节律、稳定性、对称性、中心偏移、各关节活动、足和足接触面、疼痛等。必要时可让患者增加步速或佩戴矫形设备进行检查。

定量分析：简单的可采用足印法；目前精确定量分析可采用步态分析系统、足底压力系统、动态肌电图、超声定位步态分析仪等。三维步态分析系统：主要利用摄像机、红外光、超声波等方式摄取人体在步行过程中各个关节点的运动轨迹，通过计算机系统进行三维图像重建，获得人体运动时的各种运动学参数。可测得的主要参数：时间－距离参数，包括步长、步幅、步宽、步向角、步速、步频、步行周期、支撑相时间、摆动相时间等；运动学参数，包括步行中髋、膝、踝等关节的角度、位移、速度、加速度等，骨盆倾斜和旋转、身体重心位置的变化规律等；动力学参数，指引起运动的力学参数，包括地板反力、功与功率等；肌电活动参数，指步行过程中下肢主要肌肉的电生理活动指标；能量代谢参数，指人体运动过程中的能量代谢情况。

（四）日常生活活动能力和社会功能的评定

可采用改良的SF-36健康调查量表（short form-36 health survey）、世界卫生组织生存质量测定量表（World Health Organization quality of life，WHOQOL-100）、Barthel 指数（Barthel index，BI）、功能独立性评测（functional independence measure，FIM）等进行评估。

1. SF-36 健康调查量表

SF-36 健康调查量表是一种生存质量普适性测定量表，也是目前使用最多的生存质量量表之一，其可较为客观地反映患者的生命质量状况。SF-36 健康调查量表简体中文版包括 8 个测评域，即生理功能（physical functioning，PF）、生理职能（role-physical，RP）、躯体疼痛（bodily pain，BP）、总体健康（general health，GH）、活力（vitality，VT）、社会功能（social functioning，SF）、情感职能（role emotional，RE）及精神健康（mental health，MH），共 36 个条目，其中问题 9 中的第 2、3、4、6、8 项是针对心理健康的调查。将各个条目得分相加为实际得分，再按公式计算最终心理健康得分，得分越高，心理健康状况就越好。

2. 世界卫生组织生存质量测定量表（WHOQOL-100）

WHOQOL-100 共 25 个因子，100 个条目，每 4 个条目构成 1 个因子。除总体生活质量因子外，其他 24 个因子组成 6 个维度，包括身体功能、心理状态、独立能力、社会关系、生活环境和宗教信仰及精神寄托。所有条目采用 1～5 分评分，累加来计算因子分和维度分。绝大多数维度及因子为正向计分，与生活质量呈正相关；只有三个因子（疼痛、负性情感、医疗依赖）为反向计分，得分越高，生活质量越差。同时还有便于操作的 26 个条目的简表（QOL-BREF）。

（五）认知和心理评定

认知和心理评定可采用问卷调查形式进行。常用的有 SRS-22 问卷、Oswestry 腰痛调查表、汉密尔顿焦虑量表、汉密尔顿抑郁量表等。

1. SRS-22 问卷

SRS-22 问卷由国际脊柱侧弯研究学会（SRS）的美国学者 Asher 等编制，包括 22 个条目，从 5 个维度 —— 功能 / 活动度（function/activity）、疼痛（pain）、自我形象 / 外观（self-image/appearance）、精神健康（mental health）、治疗满意度（satisfaction of management），来评价主观感觉。每个问题最高得分 5 分，最低得分 1 分。计算心理健康维度的平均得分与总得分。分数越高，心理健康状态就越好。中文版简体 SRS-22 问卷也具有合格的信度和良好的效度，适用于评价中国儿童和青少年脊柱侧弯患者健康相关的生活质量。

2. 汉密尔顿焦虑量表

汉密尔顿焦虑量表（Hamilton anxiety scale, HAMA）由汉密尔顿于1959 年编制，最早是精神科临床中常用的量表之一，包括焦虑心境、紧张、恐惧、睡眠障碍、认知障碍等 14 个项目。其被《CCMD-3 中国精神疾病诊断标准》列为焦虑症的重要诊断工具之一，在临床上常用于焦虑症的诊断及作为程度划分的依据。

3. 汉密尔顿抑郁量表

汉密尔顿抑郁量表（Hamilton depression scale, HAMD）由汉密尔顿于1960 年编制，是临床上评定抑郁状态时常用的量表，包含抑郁心境、罪恶感、自杀、睡眠障碍、工作和活动、迟钝、焦虑等 24 项。通过该量表，有的评为三级（0～2），也有评为五级（0～4），由两名医师采用交谈与观察的方式进行检查，结束后分别独立评分。由观察者根据观察，圈出每个项目中最符合患者情况的描述，总分最高可达 74 分。

（章　玮）

第四节　神经电生理检查

神经电生理检查是应用电生理仪器、微电极等电生理学技术，记录或测定整体或离体器官组织、神经和细胞离子通道等的膜电位改变、传导速度和离子通道的活动的方法。脊柱侧弯所致小关节错位、椎间孔受压、椎管狭窄、椎体移位等病变，可能压迫脊神经根、血管、脊髓，造成神经根缺血、水肿变性，脊髓血供减少，引起脊髓前角软化、变性，造成肌肉无力和萎缩，可以出现相应部位的肌电图（electromyogram, EMG）、神经传导速度、诱发电位（evoked potential）改变。同时，脊柱疾病会影响相应水平的棘旁肌，尤其是多裂肌、肋间肌，引起肌电改变。检查这些改变可帮助确定病变的节段、范围和程度，还可以判断预后。神经外科或骨科在进行脊柱畸形手术时也需要肌电图监测，以指示定位，使手术更加精确，尽可能减少损伤。

由于脊柱侧弯所涉及的神经肌肉众多，而患者的临床表现各异，所以神经电生理检查需要个体化，在检查前充分收集病史和进行神经系统专科检查，取得初步诊断和鉴别诊断，制订合理的检查计划。

一、肌电图检查技术

人体内各种信息传递是通过动作电位传导实现的。刺激运动神经纤维，冲动通过神经肌肉接头到达肌肉，产生运动神经动作电位；刺激感觉神经纤维，冲动沿神经干传导产生感觉神经动作电位。肌电图可以记录骨骼肌各种状态下的电生理活动，并利用特制的电极，以一定电刺激引出肌肉或神经的动作电位，记录和分析动作电位的时限、波幅、波形、频率等，结合受检者主动放松、小力收缩、最大力收缩等各个时相表现，推测周围神经、神经元、神经肌肉接头、肌肉本身的功能状态，以及病变的性质、位置和程度。

（一）根性损伤肌电图表现

脊柱侧弯时，骨质增生、椎间盘突出、椎管狭窄等都可压迫脊神经根造成病理改变。神经根受损，其支配的躯干、肢体肌肉和相应的脊旁肌、骶棘肌的肌电图出现与病变神经根支配范围一致的异常表现，呈根性分布。所有的肌肉都被多个肌节支配，但一些肌肉以某个肌节支配为主，如 L_2 神经根受损时髂腰肌最易出现异常，这些肌肉在诊断神经根病变时尤为重要。肌电图有特殊的定位价值，其可用于排除神经丛病变和周围神经病。

1. 神经根损伤可能出现的肌电图变化

（1）肌肉放松时，病变神经根支配的躯干、肢体、棘旁肌可出现纤颤、正锐波和束颤电位。

（2）最大用力收缩时，病变神经根前后支支配的肌肉放电减少，呈混合型或单个型放电，运动单位电位振幅降低，时限延长，多相电位增多。神经根后支支配的棘旁肌和骶棘肌多相电位增多，对轻度根性病变具有重要的诊断意义。

（3）电刺激时，因为周围神经是由两个以上的神经根组成的，电刺激患者的周围神经干，诱发肌电和神经传导速度一般是正常的。

2. 神经根病变的鉴别

周围神经病变时，所诱发的肌电和传导速度不正常，且肌电的异常分布和损伤的周围神经支配区域相一致，不呈根性分布；椎旁肌和骶棘肌的肌电都是正常的。

神经丛病变时，不影响神经根后支，棘旁肌、骶棘肌的肌电都是正常的。

脊髓病变时，神经根前支和后支支配的肌肉都受累及，如该脊髓节段支配的椎旁肌、骶棘肌，以及躯干、肢体肌肉的肌电图都异常。脊髓病变可合并上运动神经元病变的肌肉异常表现和临床症状，肌电可以出现巨大电位、同步试验阳性和群发电位，均与神经根病变时不同。

3. 可疑神经根病变肌电检查注意事项

（1）对于新出现的可疑神经根病变，不必急于行针电极肌电图检查，因在损害急性期，肌电图检查可能正常，可在3周后再检查。

（2）若神经根损害以髓鞘脱失为主，则肌电图检查可正常。

（3）若仅影响感觉根，则肌电图检查也可以正常，此时患者可能仅有疼痛或麻木，反射也正常。

（4）神经根中可能只有部分纤维受压，导致某些肌肉正常。如 L_4 神经根病变，股直肌可能异常，而踇长伸肌可能正常。

（5）神经根病变，椎旁肌检查正常，可能是检查时间的问题或因为后支神经纤维中某些纤维未受影响。检查时，患者应屈髋屈膝，取侧卧位，尽量放松。

（6）椎旁肌神经支配有重叠现象，只能说明损害接近相应的神经根，确切定位需结合病史和躯体肌肉损害。

（7）可疑 S_1 神经根病变或腰椎管狭窄，要做 H 反射，且与对侧比较，是否存在 H 反射潜伏期延长。

（8）当怀疑某个神经根病变时，针电极肌电图检查需检查此神经根所支配的所有肌肉。

（9）慢性神经根病变，椎旁肌可以正常。慢性运动单位电位改变可能仅出现在远端肌肉，因为近端肌肉、椎旁肌可能因神经再生而出现再支配，此可与神经丛性神经病和远端周围神经病相鉴别。

（10）椎旁肌失神经电位可能与糖尿病多发性神经病和运动神经元病有关。

（11）脊柱手术治疗前后，纤颤电位可一直存在，这可能与椎旁肌瘢痕相关。

（二）脊髓损伤肌电图表现

脊柱侧弯可压迫脊髓，可通过直接机械压迫或影响脊髓的血管导致缺血性脊髓病。

1. 脊髓前角细胞受累在临床上可表现为不同程度的不完全性瘫痪，且呈节段性分布；故而肌肉放松时纤颤电位和正锐波呈节段性分布，即病变节前支支配的躯干、肢体肌，及节后支支配的脊旁肌和骶棘肌，都有失神经电位分布。在一块肌肉内，失神经电位可呈斑点状分布，并可见到束颤电位。随意收缩用力时为单个型或混合型电位。

2. 脊髓神经细胞坏死后一般不能再生，但邻近仍然健存的细胞可发出侧支重新支配已失去神经支配的肌纤维，造成该脊髓前角细胞支配的肌纤维远比正常者多，所支配的区域扩大，形成巨大运动电位。故而慢性前角病变肌电图的特征是巨大运动电位。当发生前角细胞变性时，可见到巨大同步电位。但在急性期病程较短时，由于前角健存的细胞还来不及形成侧支建立巨大运动单位，所以患者无巨大电位，仅表现为放电频率减小、电压偏低或群放电位。

3. 电刺激患者的周围神经干，诱发肌电正常，感觉、运动传导速度均正常，H 反射也正常。

4. 脊柱病所致的脊髓损伤为髓外性，若只影响椎体束，则不出现失神经电位，而表现为 H 反射变化，H 波潜伏期缩短，波幅增大。

5. 特殊类型的脊髓损伤，如脊髓空洞症，早期即可出现前角细胞受损症状及肌电图改变，其特征表现为出现自发或诱发性纤颤电位和正锐波，并呈节段性、斑点状分布。

（三）表面肌电图

表面肌电图（surface electromyography，sEMG）是通过在皮肤表面放置电极，从而记录邻近神经肌肉系统活动时的生物电信号的测定方法，这是一种灵敏度高、特异性高的无创性肌肉活动水平及功能检测技术。脊柱侧弯可能涉及背部深部肌肉系统生长和生物力学因素的改变。竖脊肌表面肌电平均频率可能与其疲劳程度相关，与脊柱侧弯的位置、方向和数量也有一定联系。Jacek Wilczyński 等对轻度脊柱侧弯幼儿竖脊肌 sEMG 频率的研究发现，sEMG 能记录微弱肌肉收缩及频率，可能帮助识别脊柱侧弯的初始症状，并在发生不可逆的骨骼变化之前开始进行预防性康复训练。sEMG 频率测试也可以用于测试功能性运动和治疗期间的神经肌肉活动。

二、体感诱发电位

体感诱发电位（somatosensory evoked potential，SEP）是给皮肤或末梢神经以适当刺激，使中枢神经系统在感受内部或外部刺激过程中产生的电位变化，其可反映神经的功能状态，被广泛用于周围神经及脊髓损伤的诊断和预后判定。刺激阈值一般在感觉阈以上，运动阈以下。对于脊柱侧弯患者，刺激胫后神经，若出现腰椎节段性体感诱发电位异常（波形消失或地平，各波潜伏时和峰间期延长，两侧潜伏时差增大等），可能反映腰椎管狭窄、腰骶神经根受压；另外，根据电位异常程度，还可评判神经根损伤的严重程度及功能状态。体感诱发电位中的短潜伏时体感诱发电位（short latency somatosensory evoked potentials，SSEP）波形稳定、无适应性，并且不受睡眠和麻醉剂的影响，也广泛应用于脊柱手术术中监护。

三、其 他

其他辅助检查方法，如：①热断层扫描成像（thermal texture maps，TTM）技术，可获得人体全身各个部位组织器官的代谢热信息，从而对人体全身状况进行全面评估，对疾病进行定位、定性和定量；②脊柱测量仪，可以电子扫描患者全身关键点，检查脊柱各个节段在不同姿势下的运动能力，并加以分析和评估；③脊柱侧弯三维扫描仪，采用红外线三维成像和仿真技术，精确捕捉人体躯干的三维图像，自动识别脊柱形态，完成脊柱侧弯快速测量和筛查等。

（章 玮）

第五节 影像学检查与评测

X 线、CT 及 MR 常规用于监测生长发育中可能发生的畸形及其变化，明确脊柱侧弯的潜在病因，以及脊柱侧弯术前术后的监测对比。

一、普通 X 线检查与评测

脊柱侧弯诊断首选影像学检查，通过脊柱 X 线检查，可以确定脊柱侧弯的各种因素，如弯度、部位、性质、旋转、代偿性、柔韧性等。

（一）常规的 X 线检查

常规的 X 线检查包括站立位的脊柱全长正位和侧位摄片（见图 3-7A 和图 3-7B），上端包括下颈椎，下端包括双侧腰骶关节和髂骨翼。其他特殊的 X 线检查包括仰卧位、俯卧位侧弯位摄片等，可以评估脊柱侧弯的柔韧性。

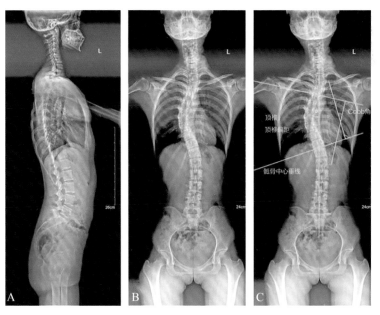

图 3-7 全脊柱 X 线片。A：侧位；B：正位；C：Cobb 角测量

1. 直立位全脊柱正、侧位摄片

直立位全脊柱正、侧位摄片是诊断的最基本手段，需包括整个脊柱。X 线

摄片时必须保持直立位，不能取卧位；若患者不能直立，则宜取坐位，这样才能反映脊柱侧弯的真实情况。

2. 脊柱侧弯位摄片

脊柱侧弯位摄片包括仰卧位、俯卧位和侧弯位摄片等，目前以仰卧位侧弯位摄片应用最多。主要用于：①评价侧弯的椎间隙的活动度；②确定下固定椎；③预测脊柱的柔韧度。但是，仰卧位侧弯位摄片对脊柱柔韧度的预测效果较差。

（二）X线检查评测

对于骨未发育成熟的患者，每6个月或1年需要进行一次X线检查；对于骨发育成熟的患者，每1～2年需要进行一次X线检查。正常情况下，全脊柱正位脊椎呈一条直线，若有某些椎节向一侧弯曲且达到一定角度，则可以诊断为脊柱侧弯。全脊柱正位X线检查主要用于评估脊柱冠状面的侧弯严重程度，确定主弧、次弧、结构弯、非结构弯等；还可进一步测定脊柱侧弯角度、椎体旋转程度，确定脊柱弯曲类型，以及判断是否存在躯干失衡等。全脊柱侧位X线检查主要用于评估脊柱矢状面上是否存在脊柱后凸、是否平背、是否存在矢状面的躯干偏移等。全脊柱左右屈位像用于评价弯曲的椎间隙的活动度、确定下固定椎、预测脊柱的柔韧性，有后凸的要加摄前后支点弯曲（Bending）像。Fulcrum像（支点像）易于操作且重复性好，可以较真实反映侧弯的僵硬程度、预测侧弯的矫正度数，对僵硬的侧弯患者更为有效。Traction像（牵引像）可提供脊柱侧弯牵引复位的全貌，适用于神经肌肉功能有损害的患者；适用于评价躯干偏移和上胸弯，可估计下固定椎水平。根据脊柱侧弯角度不同，可将脊柱侧弯分为轻度、中度和重度。通过脊柱正位片较易判断僵硬型的脊柱侧弯。

关键部位术语及缩写主要包括以下几种。①端椎（end vertebrae，EV）：弧度头侧和尾侧倾斜最大的椎体。②顶椎：弯曲中畸形最严重、偏离垂线最远的椎体。特点：可以是椎体，也可以是椎间盘；偏离中心垂线最远的椎体，旋转度最大。③中立椎（neutral vertebrae，NV）：主弧顶部以下最头端的椎体，其椎弓根在椎体X线影像中是对称的。④稳定椎（stable vertebrae，SV）：是最先被骶骨中垂线（CSVL）平分的椎体，与椎体距心相差不超过5mm。

⑤C_7铅垂线（C_7 plumbline，C_7VL）：指通过C_7椎体的垂直平分线。⑥骶骨中垂线（center sacral vertical line，CSVL）：指通过S_1椎体的垂直平分线。⑦顶椎旋转度（apical vertebral rotation，AVR）。⑧顶椎偏移（apical vertebral translation，AVT）。⑨躯干偏移（truck shift，TS）：即C_7VL与CSVL之间的距离。⑩上胸弯（proximal thoracic，PT）。⑪主胸弯（main thoracic，MT）。⑫胸腰弯和（或）腰弯（thoracolumbar/lumbar，TL/L）。

（1）X线片上脊柱侧弯Cobb角的测量：站立正位全脊柱X线片，头侧端椎上缘的延长线垂线与尾侧端椎下缘的延长线垂线的夹角即为Cobb角（见图3-7C）。Cobb角小于10°为阴性；10°～20°为阳性；大于20°为明显阳性。

（2）X线片上全脊柱平衡程度评测：正常情况下，全脊柱冠状面上C_7CL和CSVL应该重叠，用A—B值衡量其失平衡程度；正常情况下，全脊柱矢状面上C_7铅垂线应当通过S_1的后上角，用B—A值衡量其失平衡程度。

（3）X线片上椎体旋转度（Nash-Moe法）：分为如下5个级别。①0度：椎弓根对称。②Ⅰ度：凸侧椎弓根移向中线，但未超过第1格，凹侧椎弓根变小。③Ⅱ度：凸侧椎弓根已移至第2格，凹侧椎弓根消失。④Ⅲ度：凸侧椎弓根移至中央，凹侧椎弓根消失。⑤Ⅳ度：凸侧椎弓根越过中线，靠近凹侧。

（4）X线片上的美国Risser征和法国Risser征：对照如下。①美国Risser征0级，法国Risser征0级：髂骨未见明显次发骨骺形成。②美国Risser征1级，法国Risser征1级：髂骨次发骨骺形成，覆盖髂骨翼少于1/4。③美国Risser征2级，法国Risser征2级：髂骨次发骨骺覆盖髂骨翼超过1/3，少于1/2。④美国Risser征3级，法国Risser征2级：髂骨次发骨骺覆盖髂骨翼超过1/2，少于2/3。⑤美国Risser征4级，法国Risser征3级：髂骨次发骨骺全部覆盖髂骨翼，但次发骨骺与髂骨未开始融合。⑥美国Risser征5级，法国Risser征4级：髂骨次发骨骺与髂骨开始融合。

二、CT检查与评测

常规X线正位和侧位片在评估脊柱侧弯时也存在局限，主要是因为脊柱侧弯空间构型在局部和整体上都表现为多种形式，不仅自身结构易相互重叠，而且常常与周围的结构影像相重叠。对于普通X线平片显示不清的部位

（枕颈、颈胸段等）、复杂脊柱畸形，需要 CT 检查来进一步明确定性、定位和评估。

CT 扫描的最大优势是通过横断位采集高密度分辨率图像数据，比普通 X 线密度分辨率高 20 倍。CT 平扫能较清晰地显示椎骨、脊髓、椎管、神经根病变、椎旁组织的细微结构。通过 CT 增强扫描可观察病变的血供，帮助病变定性。有些特别检查，如 CT 椎管造影扫描，可帮助进一步了解病变区椎管内脊髓、神经出入通道结构层次。

CT 图像后处理技术也突显优越性，可通过二维重组技术生成薄层或厚层 MPR、薄层或厚层 CPR 图像，也可通过三维重建技术生成各种 VR 图像（见图 3-8），对脊柱局部或整体进行按需虚拟影像解剖；利用人工智能技术对 CT 图像自动进行多平面重组（MPR）、曲面重组（CPR）后处理、椎体计数和排序（见图 3-9），从而大大扩展和延伸对脊柱侧弯本身空间构型的评估维度，也大大扩展和延伸对脊柱侧弯直接或间接病因的评估维度，可作为脊柱侧弯诊断定性、定位与测量、规划治疗方案、跟踪对比疗效等系统评测措施的重要组成部分。

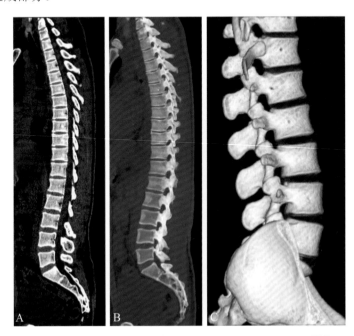

图 3-8　CT 图像后处理。A：薄层 MPR；B：厚层 MPR；C：VR 图像

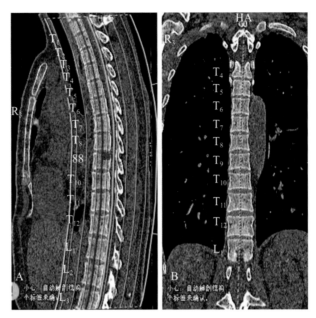

图 3-9　利用人工智能对 CT 图像 MPR（图 A）、CPR（图 B）后处理进行椎体自动计数、排序

三、磁共振成像（MRI）与评测

MRI 的最大优势是多维度、多参数成像，其不仅可以提供高组织分辨率图像，而且有利于脊柱侧弯病变的定位、定性，同样大大扩展和延伸对脊柱侧弯本身空间构型的评估维度，也大大扩展和延伸对脊柱侧弯直接或间接病因的评估维度，在脊柱侧弯病变确定、治疗方案规划、疗效跟踪对比等系统评测中发挥不可或缺的作用。

MRI 可以提供 T_1WI 平扫或增强、T_2WI、DWI、MRM 等多序列图像，对水肿、血肿、压迫、脊髓变性等病变的识别能力比 CT 有优势。MRI 可任意方位扫描，对于脊柱多节段大角度的扭曲，可以做到分段定位，不同倾斜角度分别扫描，分段扫描的矢、冠状面图像可通过后处理软件融合拼接显示整体脊柱全貌（见图 3-10），整体的全方位不间断横轴位扫描更不会遗漏椎管内病变。

但是，MRI 亦存在一些较显著的缺点，如扫描速度慢、易受呼吸和（或）脑脊液搏动伪影影响、易受术后患者内置金属物伪影影响，导致成像质量较差。常规 MRI 扫描很难于单一平面完整显示畸形脊柱及脊髓的形态和结构，必须结合冠状面、矢状面、横断面进行观察。对于重度脊柱侧弯患者，即使行多节段、多方位扫描也难以准确显示脊柱与脊髓情况，而且椎管内脊髓显示易受脑脊液搏动影响而产生伪影。然而，MRI 虽然有这些缺陷，但仍是明确脊柱侧弯畸形脊髓状况不可缺少的检查手段。

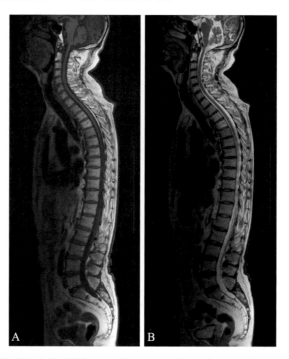

图 3-10　分段扫描的矢状面图像 A 和图像 B 通过后处理软件融合拼接显示整体脊柱全貌

（毛德旺　王浩初）

参考文献

党静霞.肌电图诊断与临床应用.2 版.北京：人民卫生出版社，2013.

格特姆，奥韦，帕里泽尔，等.脊柱与脊髓影像诊断学.孟悛非，译.北京：人民卫生出版社，2009.

黄晓琳，燕铁斌，王宁华，等.康复医学.6 版.北京：人民卫生出版社，2018.

贾宏博，刘波，杜一，等.前庭功能检查专家共识（二）（2019）.中华耳科学杂志，2019，17（2）：144-149.

贾宏博，吴子明，刘博，等.前庭功能检查专家共识（一）（2019）.中华耳科学杂志，2019，17（1）：117-123.

李君禹，张蕊，郑丹枫．不同类型脊柱侧弯的椎旁肌病理改变研究进展．中国矫形外科杂志，2021, 29(19): 1774-1778.

李省华，王连成，申慧圆．青少年特发性脊柱侧弯 48 例患者的静态平衡能力研究．医学综述，2019, 25(14): 2897-2902.

牟鹏飞，齐克飞，王克来．先天性脊柱侧弯病因与治疗方式研究进展．山东医药，2016, 56(20): 97-99.

邱勇．成人脊柱畸形．济南：山东科学技术出版社，2017.

叶启彬．脊柱侧弯外科．北京：中国协和医科大学出版社，2003.

Addai D, Zarkos J, Bowey AJ. Current concepts in the diagnosis and management of adolescent idiopathic scoliosis. Childs Nerv Syst, 2020, 36(6): 1111-1119.

Aebi M. The adult scoliosis. Eur Spine J, 2005(14): 925-948.

Caṭan L, Cerbu S, Amaricai E, et al. Assessment of static plantar pressure, stabilometry, vitamin D and bone mineral density in female adolescents with moderate idiopathic scoliosis. Int J Environ Res Public Health, 2020, 17(6): 2167.

Dayer R, Ceroni D, Lascombes P. Treatment of congenital thoracic scoliosis with associated rib fusions using VEPTR expansion thoracostomy: a surgical technique. Eur Spine J, 2014, 23(Suppl 4): 424-431.

Dickson RA, Lawton JD, Archer IA, et al. The pathogenesis of idiopathic scoliosis. J Bont Joint Surg, 1984, 668(1): 8.

Feeley I, Hughes A, Cassidy N, et al. Use of a novel corrective device for correction of deformities in adolescent idiopathic scoliosis. Ir J Med Sci, 2019, 189(1): 18.

Filimonova GN, Migalkin NS. Morphological characteristic of paravertebral muscles in patients with scoliosis caused by primary progressive muscular dystrophies. Arkh Patol, 2019, 81(3): 45-50.

Filipe A, Chernorudskiy A, Arbogast S, et al. Defective endoplasmic reticulum-mitochondria contacts and bioenergetics in SEPN1-related myopathy. Cell Death Differ, 2021(28): 123-138.

Kuznia AL, Hernandez AK, Lee LU. Adolescent idiopathic scoliosis: common questions and answers. Am Fam Physician, 2020, 101(1): 19-23.

Kwok G, Yip J, Cheung MC, et al. Evaluation of myoelectric activity of paraspinal muscles in adolescents with idiopathic scoliosis during habitual standing and sitting. Biomed Res Int, 2015(2015): 958450.

Li XH, Wang LC, Shen HY. A study on static balance ability in 48 patients with adolescent idiopathic scoliosis. Med Recapitulate, 2019, 25(14): 2897–2902.

Mackel CE, Jada A, Samdani AF, et al. A comprehensive review of the diagnosis and management of congenital scoliosis.Childs Nerv Syst, 2018, 34(11): 2155–2171.

Mohanty SP, Pai Kanhangad M, Narayana Kurup JK, et al. Vertebral, intraspinal and other organ anomalies in congenital scoliosis. Eur Spine J, 2020, 29(10): 2449–2456.

Passias PG, Poorman GW, Jalai CM, et al. Incidence of congenital spinal abnormalities among pediatric patients and their association with scoliosis and systemic anomalies. J Pediatric Orthopaedics, 2017: 1.

Peng Y, Wang SR, Qiu GX, et al. Research progress on the etiology and pathogenesis of adolescent idiopathic scoliosis. Chin Med J (Engl), 2020,133(4): 483–493.

Redding GJ. Clinical issues for pediatric pulmonologists managing children with thoracic insufficiency syndrome. Front Pediatr, 2020(8): 392.

Şahin F, Urak Ö, Akkaya N. Evaluation of balance in young adults with idiopathic scoliosis. Turk J Phys Med Rehabil, 2019, 65(3): 236–243.

Sheehan DD, Grayhack J. Pediatric scoliosis and kyphosis: an overview of diagnosis, management, and surgical treatment. Pediatr Ann, 2017, 46(12): e472–e480.

Shen J, Lin Y, Luo J, et al. Cardiopulmonary exercise testing in patients with idiopathic scoliosis. J Bone Joint Surg Am, 2016, 98(19): 1614–1622.

Tsirikos AI, McMaster MJ. Congenital anomalies of the ribs and chest wall associated with congenital deformities of the spine. J Bone Joint Surg Am, 2005, 87(11): 2523–2536.

Zhu Z, Tang NL, Xu L, et al. Genome-wide association study identifies new susceptibility loci for adolescent idiopathic scoliosis in Chinese girls. Nat Commun, 2015, 6: 8355.

第一节 脊柱特定性动作训练

2011年，国际脊柱侧弯矫形和康复治疗学会（Society on Scoliosis Orthopaedic and Rehabilitation Treatment，SOSORT）推荐，对脊柱侧弯患者的临床干预措施有随访观察、物理治疗脊柱侧弯特定性训练（physiotherapeutic scoliosis-specific exercises，PSSE）和在生长发育期间让特发性脊柱侧弯患者佩戴支具。对这些干预措施的标准特征包括：①3D自我矫正；②日常生活活动训练；③矫正姿势的稳定。物理治疗脊柱侧弯特定训练是脊柱侧弯临床治疗和护理模式的重要组成部分，包括脊柱侧弯特定教育、脊柱侧弯特定的物理治疗练习、随访观察、心理支持和干预、矫形支具和外科手术。对非进行性脊柱侧弯患者，物理治疗脊柱侧弯特定训练可以显著降低脊柱侧弯Cobb角。此外，物理治疗脊柱侧弯特定训练还可以对脊柱侧弯患者产生其他益处，例如基于3D自我矫正和稳定的3D矫正姿势，以及改善继发性肌肉失衡和相关疼痛引起的背部不对称等。对于较严重的胸椎侧弯患者，物理治疗脊柱侧弯特定训练还可以改善其呼吸功能。本章内容编写的主要目的是让读者了解国际上不同的物理治疗方法，以便将每种方法的精髓融入日常临床实践中，进一步探索和改进特发性脊柱侧弯患者的保守治疗策略。本章内容按照这些治疗方法发展的历史顺序呈现，包括德国的施罗斯疗法、西班牙的巴塞罗那脊柱侧弯体操、波兰的脊柱侧弯功能性个体治疗方法、意大利的脊柱侧弯科学训练法、法国的里昂方法、波兰的Dobomed方法、英国的侧移法等。

一、施罗斯疗法（德国）

（一）治疗方法介绍

施罗斯疗法（Schroth method）由德国著名的理疗康复专家凯瑟琳娜·施罗斯（Katharina Schroth）女士创立，又名 Schroth 疗法。其通过一系列支持矫正姿势并改变脊柱侧弯患者姿势感知的矫正练习，实现 3D 姿势矫正。主动 3D 姿势矫正、矫正呼吸和姿势感知矫正的原理构成了施罗斯疗法治疗脊柱侧弯的基础。

（二）治疗适应证、目标

施罗斯疗法的治疗指征基于国际脊柱侧弯矫形和康复治疗学会（SOSORT）指南，个人治疗和团体治疗有共同的目标：①主动脊柱矫正以避免手术；②姿势训练以避免或减缓进展；③支持决策过程的信息；④家庭锻炼计划；⑤支持自助；⑥疼痛的预防和应对策略。

施罗斯疗法主要用于特发性脊柱侧弯，包括青少年特发性脊柱侧弯（adolescent idiopathic scoliosis，AIS）和晚期青少年特发性脊柱侧弯（late-stage adolescent idiopathic scoliosis）。对早发性脊柱侧弯（early onset scoliosis，EOS）和成人脊柱侧弯患者，采用改良施罗斯疗法。对矢状面上畸形（如脊柱过度后凸和前凸），也可以采用施罗斯疗法来治疗。对晚期青少年特发性脊柱侧弯的治疗也包括强度较低的改良的施罗斯疗法。应用严格的施罗斯原则治疗青少年特发性脊柱侧弯，旨在防止生长结束前的曲线进展。对成人脊柱侧弯，可根据疼痛的严重程度以及脊柱畸形的程度和僵硬程度实施改良施罗斯疗法。

（三）分类系统

施罗斯分类系统源于将身体划分为"身体模块"的施罗斯原理，这种描述有助于向患者解释脊柱侧弯所导致的补偿性适应的身体改变。"身体模块"将躯干变形描述为几何形状从矩形到梯形的变化，清晰可见侧移和旋转以及凹侧的压缩和凸侧的膨胀。在站立静态位置，"身体模块"应与其重心垂直对齐，整合在中央骶骨线（central sacral line，CSL）中。脊柱侧弯不对称是对称性的丧失，并显示"身体模块"倾斜和偏离中心。施罗斯分类系统给出了主要

"身体模块"的侧偏和旋转方向,以及为标准化治疗计划明确方向,包括治疗图、家庭锻炼计划和必要的动员技术。根据施罗斯分类系统,不同类型的脊柱侧弯都以主弯开始,然后是相关的副弯。施罗斯分类概述见图4-1。

1. 胸椎侧弯

主弯位于胸椎,弯曲可向右或向左。

(1)仅限胸腔。

(2)胸椎与腰椎对侧,以臀部为中心。

(3)胸椎、腰椎和臀部突出到胸弯的对侧(连同腰椎)。

2. 腰椎侧弯

主弯位于腰椎内,弯曲可向右或向左。

(1)腰部只有臀部突出到曲线的另一侧。

(2)胸椎和臀部突出到腰椎曲线对侧。

(3)腰椎和胸椎曲线在臀部居中。

3. 矢状面畸形

矢状面畸形包括胸椎后凸增加(圆背)、胸椎后凸减少(平背)、腰椎后凸增加或腰椎正常解剖前凸(曲线)丧失。

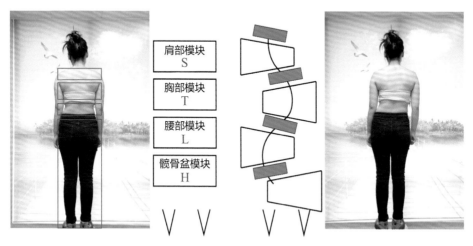

图4-1 施罗斯身体模块 [H:髋骨盆模块,包括下肢到腰椎曲线下端椎骨(LEV);L:分别由腰弯或胸腰弯的上端椎骨(UEV)和LEV包围的腰椎模块;T:UEV与胸弯LEV之间的胸段模块;S:肩部模块代表位于胸弯的UEV与近端胸弯的UEV之间的颈胸(近端胸)曲线。备注:大写字母代表体块]

（四）3D矫正原理

施罗斯疗法中，在执行主要矫正原则之前假设有5种骨盆矫正，确保骨盆在主要矫正之前与躯干最佳对齐。

施罗斯疗法的5个原理是：①自我拉长；②侧偏；③旋转；④旋转角呼吸；⑤稳定性。这些原理的应用过程，与下文"巴塞罗那脊柱侧弯体操"一样，教导患者如何缓解躯干的凹陷区域，以及如何减少突出部分。

（五）呼吸力学、肌肉激活和动员

旋转角呼吸（rotation angular breathing，RAB），也被称为矫形呼吸，该方法还包括脊柱与肋骨之间的动员性和柔韧性，以增强练习前的关节活动能力。肌肉激活是通过特定激活肌肉来完成的，这些肌肉激活可以改善矫正效果，如髂腰肌、腰方肌和竖脊肌等。如图4-2展现了旋转角呼吸的使用，以及特定的肌肉激活和灵活性。

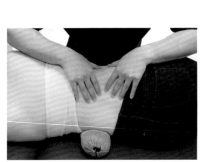
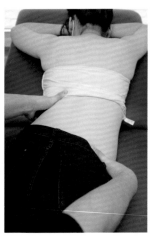

图4-2　施罗斯疗法腰椎活动和曲线灵活性练习

施罗斯疗法中，最常用的四种运动是"50 x Pezziball"、俯卧运动、帆船运动和肌肉圆柱体运动，适用于所有类型的脊柱侧弯。

"50 x Pezziball"训练的目的是通过躯干肌肉的自动伸展和激活，迫使躯干的凸起"向前和向内"，凹陷"向外和向后"（见图4-3）。

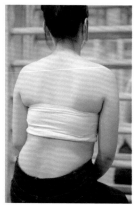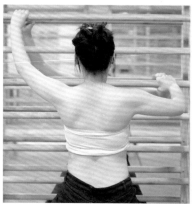

图 4-3　施罗斯 "50 x Pezziball" 练习

俯卧运动通过肩部牵引和肩部反向牵引矫正胸椎曲线，激活髂腰肌矫正腰椎曲线（见图 4-4）。其中，黄色箭头表示躯干伸长与尾部和颅部力量；红色箭头表示朝向中线的凸起周围的肌肉激活区域；绿色半月表示凹陷的扩展区域；红色圆圈代表额外的矫正力，右下肢和右上肢周围的红色圆圈分别代表髂腰肌激活和肩部牵引 / 反牵引，以矫正腰椎和胸椎曲线。

帆船运动是一种非常有效的伸展运动，有助于拉长胸部凹陷。患者站在两个带有半泡沫卷的杆子之间并进行主动稳定（见图 4-5），红色圆圈代表凹面（根据 Schroth 的凹侧）。在主动稳定过程中，患者有意识地扩张左胸腔，向右呼吸，打开塌陷的左肺，同时保持 3D 姿势矫正。

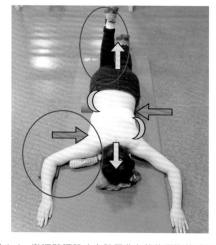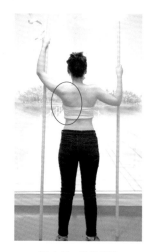

图 4-4　激活髂腰肌（右髋屈曲）的施罗斯俯卧运动　　　图 4-5　帆船运动

　　肌肉圆柱体运动结合腰方肌以克服重力矫正腰部曲线。在这个练习中，患者躺在腰部凸起的一侧；腰椎凸起处用米袋支撑，帮助脊柱在水平面内对齐；患者的右腿用凳子或瑜伽砖支撑（主要腰椎侧弯的情况下），患者的右臂在运动过程中支撑在椅子上（见图4-6）。其中，浅蓝色箭头表示躯干伸长与颅骨和尾骨的发力方向；绿色半月表示凹陷的扩展区域；红色箭头代表肌肉激活区域，接近中线的凸面，以及矫正的方向。从右肘向上的深蓝色箭头表示肩部牵引力，这是肩胛骨固定在横向／向外方向的等长张力，作为近端胸廓区域横向扩张的延续。

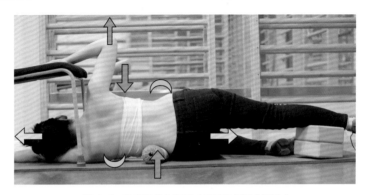

图4-6　肌肉圆柱体运动（又称"侧卧"运动）

　　其他与施罗斯疗法相关的练习动作还包括日常生活活动中的姿势矫正，这些练习侧重于在休息、坐位或站立位时矫正姿势。

　　施罗斯疗法强调全天教导姿势矫正，以改变习惯性默认姿势，并改善对齐、疼痛和脊柱侧弯进展（见图4-7）。该方法的主要优点在于应用于日常生活活动，以改变身体上的不对称负荷，从而减少侧弯进展和缓解腰背部疼痛。同时，也减少练习高要求运动所需的时间，并允许患者用更多的时间进行休闲活动而不影响正常生活。

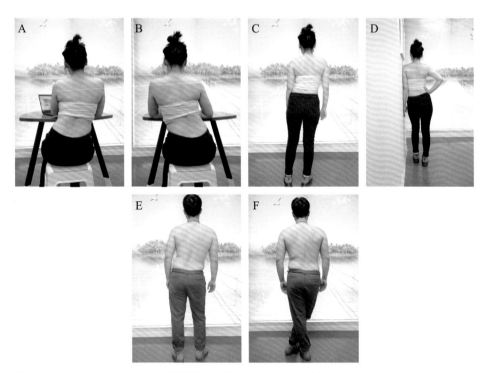

图 4-7　在坐姿和站立姿势下进行施罗斯 3D 姿势矫正。这些姿势矫正在日常生活活动中进行，目的是改变习惯性的默认姿势，并改善对齐、疼痛和脊柱侧弯进展。A：坐位侧弯姿势；B：坐位矫正姿势；C：站立位侧弯姿势；D：站立位矫正姿势；E：站立位侧弯姿势；F：站立位矫正姿势

二、巴塞罗那脊柱侧弯体操（西班牙）

（一）治疗方法介绍

　　巴塞罗那脊柱侧弯体操（Barcelona scoliosis physical therapy school approach，BSPTS）是一种物理治疗方法，可以定义为认知、感觉、运动觉训练的治疗计划，以教导患者改善脊柱侧弯的 3D 姿势，并基于脊柱侧弯姿势促进曲线进展的假设进行矫形治疗。该方法遵循施罗斯的原始原则，提供基于呼吸和肌肉激活的 3D 治疗。

（二）治疗适应证、目标

　　SOSORT 指南概述了 BSPTS 治疗的适应证，其主要可用作预防脊柱侧弯曲线进展的保守治疗。BSPTS 方法主要用于特发性脊柱侧弯，而其他类型的脊柱侧弯采用改良原则治疗。矢状面畸形，如超后凸和前凸（倒背）也可以通过施罗

斯锻炼进行治疗。改良的施罗斯方案用于治疗有疼痛的成人退行性脊柱侧弯。

BSTPS 方法的目标是：①矫正脊柱侧弯姿势并改善美学；②稳定脊柱并阻止曲线发展；③对患者和其家属进行有关病情和治疗方案的教育；④改善呼吸功能；⑤增加活动，包括日常生活活动和功能性活动；⑥改善整体自我形象；⑦减轻脊柱疼痛。脊柱侧弯曲线进展的风险越高，为达到治疗目标，保守治疗计划适应证应越严格，但为达到这些目标不应延迟支具的使用或手术治疗。BSPTS 有其自身的适应证，但不能替代支具或手术。

（三）分类系统

脊柱侧弯的每种类型都根据身体模块或躯干区域的模式进行分类，该模式基于施罗斯分类系统，最初由凯瑟琳娜•施罗斯创立，爱努埃尔•黑戈（Manuel Rigo）在 2010 年对其进行补充和修改。这些模块通过在 3D 上显示脊柱侧弯畸形的移位和旋转来说明患者的脊柱曲线模式（见图 4-8），让治疗师和患者都能看到畸形，有助于教育患者并制订适当的治疗计划。

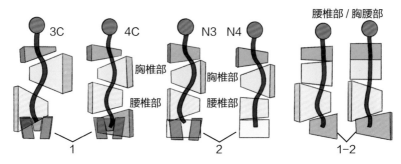

图 4-8　脊柱侧弯四种曲线类型［三曲线脊柱侧弯模式（3C）、四曲线脊柱侧弯模式（4C）、非 3- 非 4（N3N4）、第 1-2 组（L\TL）］

分类系统包括标记为 1、2 和 1-2 的三个基本组，其中第 1 组代表矢状位畸形，第 2 组和第 1-2 组代表脊柱侧弯，以下是它们的描述：

1. 矢状畸形，如过度后凸、倒立背（后凸不足）和平背。

2. 在主胸椎区域出现结构性脊柱侧弯，无腰椎弯曲，或伴有轻微功能性、轻微结构性或主要结构性腰椎或胸腰椎弯曲。第 2 组可细分为三种不同的模式：3C、4C 和 N3N4。

（1）3C：主要的胸椎曲度及与骨盆结合的主要结构腰椎曲度。腰椎和骨盆在人体模型中作为一个单元发挥作用，并将其移动和旋转到胸部曲率的相反侧。

（2）4C：主要的腰椎弯曲，具有代偿性胸椎弯曲，骨盆移位并旋转到腰椎弯曲的相反侧。

（3）N3N4：具有或不具有腰椎弯曲的主要胸椎弯曲，骨盆不移位且不旋转，即在中心保持平衡。

3. L\TL：具有直线胸椎的单一腰椎侧弯或单一胸腰椎侧弯。

里戈放射学分类系统由里戈博士于 2010 年专门开发，使用客观放射学标准来确认功能曲线类型，支具设计与物理治疗密切相关。根据临床观察，首先将患者如上所述分为 3C、4C、N3N4（第 2 组）或单腰椎（L）/TL（第 1-2 组）。然后，应用放射学标准对初始临床诊断进行确认。从临床角度来看，第 2 组在放射分类中分别与 A、B 和 C 型相关。A、B、C 型可同时细分为 A1、A2、A3、B1、B2、C1 和 C2。第 1-2 组与放射分类中的 E 型（E1 和 E2）相关（见图 4-9）。近侧胸部区域存在结构曲线被定义为"D 修正"。

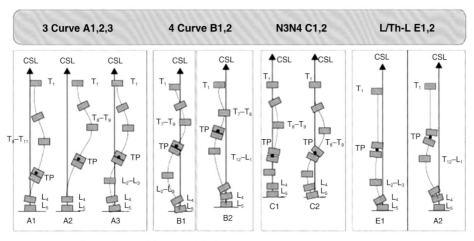

图 4-9　BSPTS 支具和物理治疗的 Rigo 分类（Rigo, Weiss. Conservative Scolosis Treatment. IOS press. 2008: 303-319. Rigo et al. Scoliosis 2010. 5:1. http://www.scolliosisjoumal.com/content/5/1/1.）

（四）3D 矫正原理

BSPTS 矫正原理基于凯瑟琳娜·施罗斯描述的原始原理。其根据曲线类型进行个体化治疗，并且仅在个体通过将下肢、骨盆和躯干组织成最佳姿势，实现最佳整体姿势对齐后进行。矫正原理遵循整体姿势对齐，并应用身体内部产生的高强度力，包括等长张力、扩张和特定呼吸，最终形成一个矫正的姿势，其中躯干的塌陷区域（凹面）被打开和扩大，并且突出（凸面）被包含在内。3D矫正原理介绍如下。

1. 根据BSPTS支具和物理治疗的里戈分类，对身体模块3D姿势矫正不仅指所有模块的位置（平移和旋转）和矢状拓展的组合矫正，还包括实际同步矫正。应用的矫正原理可以描述为偏转、旋转和矢状归一化。

2. 扩展－收缩技术是指单纯使用肌力（独立于呼吸运动）从内部向任何方向扩张躯干的任何部分，膨胀可以是侧向的，也可以相对于固定点的一侧。只有躯干的塌陷区域会扩大，而突起会收缩。扩展－收缩技术有助于以后引入"旋转矫正呼吸"，总体目标不仅是扩张呼吸到凹陷处，还要按照良好的生物力学规则以正确的方向进行。

3. 肌肉张力稳定。在任何特定的起始位置实现扩展－收缩技术，将要求患者产生肌肉张力以维持矫正。因此，肌肉张力可以定义为等长张力。在治疗过程中，通过产生肌肉张力来维持矫正，将先前缩短的肌肉产生离心收缩，以及过度拉长的肌肉向心收缩。

4. 整合。运动后要求患者放松，同时仍保持3D姿势自我矫正，最终再次进入矫正姿势或回到不良姿势。患者使用镜子或摄像机屏幕观察在脊柱侧弯姿势、3D姿势自我矫正和最难矫正姿势之间本体感觉变化的差异，并且通过重复练习和综合策略，使患者能够将矫正带入日常生活活动中。

（五）呼吸力学、肌肉激活使用

BSPTS方法的成功基于针对每位脊柱侧弯患者及其特定曲线模式的强化训练。旋转角呼吸（rotational angle breathing，RAB）练习是施罗斯方法的重要组成部分，有助于旋转椎骨和胸腔及增加肺活量。这种独特的呼吸技术通过"侧向和向后"推动肋骨，有助于从胸腔内扩张肋骨，并有助于使椎骨更接近其正常的未扭曲位置（见图4-10）；核心肌群肌肉的激活，如髂腰肌（见图4-11）、竖脊肌和腰方肌，有助于稳定和维持扩张的肋骨和旋转的椎体；鼓励增加脊柱活动和提高椎体间的灵活性有助于释放张力并有助于姿势矫正。

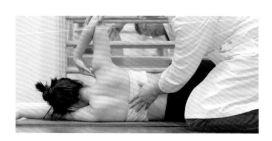

图 4-10　协助患者活动左凹侧塌陷的肋骨，并向外和向后扩张胸腔

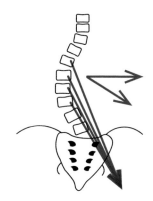

图 4-11　腰椎侧弯曲线中髂腰肌激活的图示。箭头显示从原点到髂腰肌插入点的激活方向，促进曲线向右弯曲和旋转

（六）BSPTS 练习方法

BSPTS 方法中最常用的四种练习是仰卧位练习（见图 4-12）、侧卧位练习（见图 4-13）、俯卧位练习（见图 4-14）和肌肉圆柱练习（见图 4-15）。前三种练习可用于所有功能类型的脊柱侧弯曲线模式。肌肉圆柱练习适用于训练有素的患者，主要用于大腰部（4C）模式。

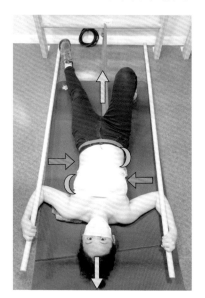

图 4-12　仰卧位练习

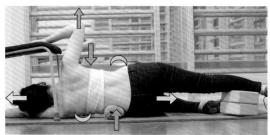

图 4-13　侧卧位练习

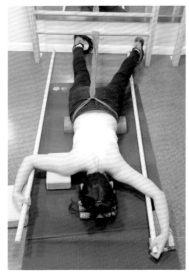
图 4-14　俯卧位练习

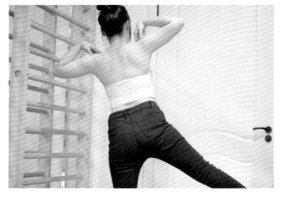
图 4-15　肌肉圆柱练习

仰卧位练习可以消除脊柱上的重力，因此患者可以更专注于姿势的矫正，提高精确度。侧卧位练习最适合额状面矫正。此外，侧卧位练习有助于解决腰部凹陷问题，将其向上放置有助于克服重力。俯卧位练习可以让背部的塌陷区域肌肉在对抗重力时更易被激活，而凸起面具有面朝下的优势，并且处于重力消除位置。

BSPTS 方法相关的其他练习还包括日常生活活动中的姿势矫正，练习重点是在睡觉、休息、坐或站、提袋子、弯曲、伸展和支撑锻炼时矫正脊柱侧弯姿势。在这些活动中，患者专注于有意识地保持正确的矫正姿势。

BSPTS 方法强调，患者在生活的各个阶段保持良好姿势是其重要组成部分，包括学习如何根据独特的曲线模式以更好地坐、站、睡和移动。BSPTS 方法不仅可以治疗脊柱侧弯，而且可以鼓励患者在生活中积极运动，追求正常的心理 - 社会的成长和成熟。

三、脊柱侧弯功能性个体治疗方法（波兰）

（一）治疗介绍

脊柱侧弯功能性个体治疗方法（functional individual therapy of scoliosis，FITS）是一种适用于治疗脊柱侧弯患者的复杂、不对称和个体化的方法。它是物理治疗师根据患者需求选择的有效的治疗方法之一。FITS 可用于任何年龄段的儿童，无论 Cobb 角度数多少，其已被证明在短时间内显著有效。FITS 要求患儿积极参与治疗过程，并由经验丰富且经过专门培训的治疗师进行指导。

（二）治疗目标和年龄特征

FITS 治疗目标分为短期目标和长期目标。短期目标包括提高患者意识（心理目标）、改善肩部和骨盆带对齐（美学目标），教育患者 3D 呼吸矫正和改善功能，松解肌筋膜，并教授正确的移位。长期目标包括减少脊柱侧弯、稳定脊柱侧弯（停止曲线进展），以及改善未手术或手术后的身体美学和功能。

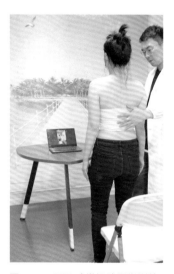

FITS 的九大主要目标如下。

1. 了解脊柱和躯干的现有变形，了解脊柱侧弯矫正的方向。

2. 感觉 - 运动平衡训练（见图 4-16）。

3. 释放限制三个平面矫正运动的肌筋膜结构（见图 4-17）。

4. 保持腰椎和骨盆稳定（见图 4-18）。

图 4-16　FITS 感觉运动平衡训练。通过身后的摄影机，患者可以在面前的屏幕上实时看到自己从坐姿到站姿的姿势改变，并根据物理治疗师的指示进行矫正

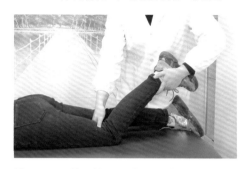

图 4-17　释放限制三平面矫正运动的肌筋膜结构（腿筋肌肉的放松）

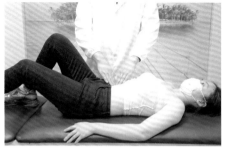

图 4-18　物理治疗师指导患者保持腰椎和骨盆稳定

5. 脊柱在额状面上的矫正移位，以矫正主要弯曲，同时稳定（或保持矫正）次要弯曲（见图 4-19）。

6. 促进功能位置的三个平面矫正呼吸和支具佩戴（见图 4-20）。

7. 脊柱侧弯的矫正方式；姿势再教育。

8. 日常生活活动中的自动矫正。

9. 脊柱侧弯曲率的临床改善、减少或稳定。

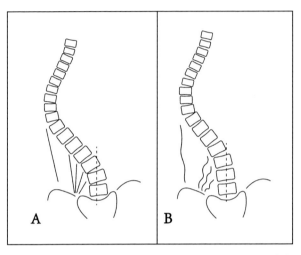

图 4-19 当肌筋膜结构限制矫正移位时，额状面上的矫正移位更加困难。图示治疗前（A）和肌筋膜治疗后（B）

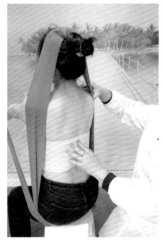

图 4-20 协助患者对坐姿进行 3D 矫正呼吸，红色弹力带促进脊柱侧弯曲线自动伸长和自动矫正，同时为矫正动作提供阻力

对于婴幼儿型特发性脊柱侧弯（IIS）和青少年特发性脊柱侧弯（AIS）患者，FITS 采取相同的治疗方案；对于成年及老年脊柱侧弯患者，FITS 则采用不同的治疗方案。

青少年特发性脊柱侧弯（AIS）定义为 3～18 岁的青少年患者。对于 3～5 岁的 AIS 患者，FITS 侧重于感觉 - 运动平衡训练和下躯干稳定；矫正模式也适用于该年龄段脊柱侧弯儿童练习，大多以游戏形式进行。对于 6～10 岁的 AIS 患者，采用完整的 FITS 方法，同时还侧重于感觉 - 运动平衡练习和下躯干稳定。对于 11～18 岁的 AIS 患者，FITS 采用的原则是防止患者脊柱侧弯在生长过程结束前进一步进展。

对于 18 岁以上的成年脊柱侧弯患者，主要目标是改善临床症状，消除疼痛，防止脊柱侧弯进展。

（三）分类系统

与其他脊柱侧弯治疗方法不同，FITS方法没有传统的分类系统，它依赖于患者个人方法。每位脊柱侧弯患者的侧弯数量、侧弯位置、侧弯角度和躯干旋转、身体对畸形的代偿（结构性或功能性）、肩胛骨和骨盆的位置、肌肉张力、矢状面的生理曲度，都与患者自我呼吸模式、稳定感、协调性和心理状态有关。基于患者的个体特征，脊柱侧弯畸形被描述为低度、中度或重度。根据每位患者的独特畸形，为每位患者分配个性化的治疗方案。

（四）3D矫正原理

FITS矫正包括三个主要阶段：患者检查和教育、矫正准备和3D矫正。

阶段一：患者检查和教育，包括功能性脊柱侧弯脊柱灵活性的体格检查，帮助患者意识到他们的畸形（见图4-21和图4-22）。

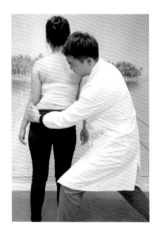 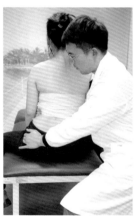 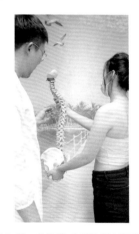

图4-21 物理治疗师演示如何测试站立和坐位姿势下脊柱侧弯的柔韧性

图4-22 物理治疗师使用射线照片和脊柱模型来帮助患者可视化并了解她因脊柱侧弯引起的躯干畸形

阶段二：矫正准备，包括感觉-运动平衡训练，检测和消除限制3D矫正运动的肌筋膜张力（见图4-23和图4-24）。

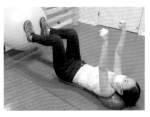
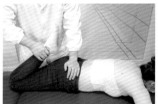
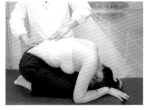

图 4-23　FITS 感觉运动平衡训练。患者仰卧在两个蓝色圆盘上，并试图在用脚将瑞士球靠在墙杆上时保持完美平衡

图 4-24　物理治疗师对股直肌进行主动放松，当患者在泡沫轴上向前弯曲时，物理治疗师对竖脊肌进行肌筋膜释放

　　阶段三： 3D 矫正、构建和稳定功能位置的矫正模式。从正确的足部负重和稳定练习开始，然后继续进行矫正模式（见图 4-25）。

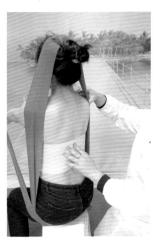
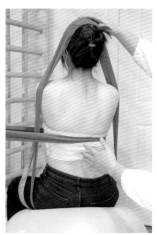
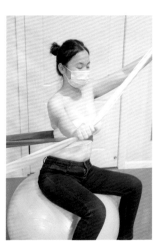

图 4-25　患者使用松紧带展示典型的 FITS 锻炼，这有助于促进脊柱侧弯的特定矫正模式。锻炼最初是在物理治疗师的协助下进行的；后来是独立进行的

　　FITS 最相关的运动机制描述如下：

　　1. 感觉 - 运动平衡训练，以提高神经系统对肌肉功能的控制。

　　2. 肌肉动员和肌筋膜技术，以消除三平面矫正运动的肌筋膜限制。

　　3. 3D 矫正呼吸，增加反旋运动，改善呼吸机制。

　　4. 修正模式——主动修正。

　　5. 神经肌肉再教育。

　　6. 日常生活活动中的自我矫正。

（五）呼吸力学、肌肉激活和动员

FITS 有助于促进脊柱侧弯患者凹处胸腔呼吸，并逐渐进展到促进患者在功能位置（坐姿和站姿）呼吸练习的矫正程度。采用俯卧位，使用脊柱侧弯计，可以评估呼吸练习的矫正程度。肌肉激活在躯干中产生矫正张力，从而在矫正模式中帮助骨盆和脊柱维持稳定。肌筋膜松解对于促进矫正前脊柱的活动度和灵活性很重要。

治疗方法：主动和被动。

最初，物理治疗师需要为患者提供生物反馈的工具，例如摄像机、电视屏幕和镜子等，协助患者进行辅助矫正。使用滚动、感觉运动枕头、球和平衡训练器有助于患者改善本体感觉。随着通过运动学习和感觉运动反馈发展成肌肉记忆，患者无需治疗工具即可进行自动矫正。

四、脊柱侧弯科学训练法（意大利）

（一）治疗方法介绍

脊柱侧弯科学训练法（scientific exercise approach to scoliosis, SEAS）是一种个性化的运动计划，适用于脊柱侧弯保守治疗的所有场景：在活跃生长期的轻度至中度侧弯中，单独使用 SEAS 以降低对支具的需求；在活跃生长期的中度至重度侧弯中，SEAS 与支具结合使用，以减缓、停止和可能逆转曲线进展，并准备让患者脱离支具；对于进展或融合的成年患者，可以帮助稳定曲线并减少残疾。

SEAS 基于一种特定的主动自我矫正技术，无需外部帮助即可进行，并能纳入功能锻炼中。其主要目标是评估测试指导患者选择最适合的锻炼，在主动自我矫正中改善脊柱的稳定性。SEAS 可以用于神经运动功能练习，在日常生活活动中通过反射刺激自我矫正的姿势。SEAS 可以在门诊进行（每周 2～3 次，每次 45 分钟）或居家进行（每天进行 20 分钟）。在居家治疗的情况下，建议每 3 个月进行 1.5 小时的专家物理治疗。

（二）治疗目标

SEAS 的主要治疗目标是增加脊柱稳定性；其他目标包括发展姿势平衡、保持生理矢状方向、停止甚至逆转脊柱侧弯进展的"恶性循环"，以及提高肺活量和生活质量。无论脊柱侧弯患者处于什么年龄，治疗目标都是相同的——减缓或停止脊柱侧弯进展。在儿童和青少年中，主动 3D 自我矫正是治疗的关键，以在脊柱仍在生长的同时减少椎骨的进行性变形。由于骨塑性在骨骼生长结束时结束，因此成人的脊柱畸形是固定的，其主要治疗目标不是重新调整脊柱和减小侧弯幅度，而是稳定脊柱并防止侧弯进一步发展。

（三）分类系统

根据侧弯的数量和位置，Ponseti 和 Friedman 于 1950 年开发了一种特发性脊柱侧弯的分类系统。在他们的分类中，特发性脊柱侧弯被分为单曲线、双曲线或三曲线，然后再根据曲线顶点的位置描述曲线模式——颈胸椎、胸椎（顶点高于 $T_{12} \sim L_1$）、胸腰椎（顶点在 $T_{12} \sim L_1$）和腰椎（顶点低于 $T_{12} \sim L_1$）以及双初级曲线模式。

双曲线脊柱侧弯的进展风险比单曲线脊柱侧弯更高，且胸腰椎和腰椎曲线模式的进展风险比胸曲线模式更高。虽然曲线类型和位置是分类的基础，但曲线类型和位置本身并不能准确描述复杂的 3D 畸形。此外，分类系统并没有考虑到曲线是动态的，随着脊柱侧弯患者的成长，其大小和位置会不断变化。随后的特发性脊柱侧弯分类系统已解决这些问题。准确的脊柱侧弯曲线描述对于治疗方案的确定极其重要。

（四）3D 矫正原理

使用 SEAS 方法进行主动 3D 自我矫正时，需要患者问自己四个问题并作出相应的回应。

1. "我的脊椎有支撑而不是放松吗？"

在进行 SEAS 练习时，患者总是被告知从脊柱处于基本支撑位置开始。一旦患者意识到他们的脊柱得到支撑而不是放松，患者就会先在镜子的帮助下进行自我矫正，然后不再进行。

2. "我的身体比以前对称了吗？"

为了验证他们是否成功地进行自我矫正，患者必须询问他们的身体是否比以前对称了。因为患者最初在镜子前进行自我矫正，所以第一个测试是视觉的（我看到我现在的身体比以前对称些了）。但随着时间的推移，随着患者的感觉－运动感知变得协调起来，他们能够感觉到自己的身体比以前对称些了，并且能够在没有镜子帮助的情况下进行锻炼。

3. "在做运动的过程中，我能保持矫正吗？"

这个问题的答案有助于物理治疗师调整练习的难度。如果患者能够保持矫正，物理治疗师可能会增加锻炼难度；如果患者无法保持矫正，物理治疗师会降低锻炼难度。

4. "我是否能够认识到我的身体恢复到了自我矫正之前的原始位置？"

患者锻炼大约 10 秒钟，然后慢慢放松，从自我矫正的位置恢复到正常位置。对这个问题回答"是"，意味着患者能够观察到从自我矫正位置到通常放松位置的位置变化。这个问题对于验证练习是否正确执行是非常重要的。如果患者对这个问题回答"否"，意味着患者在练习执行过程中的某个时刻自我矫正丢失，并且执行的练习已经失去了矫正特异性。

如果患者因为发现锻炼太难维持而无法正确进行锻炼，则应将自我矫正锻炼改为要求不高的锻炼，直到患者执行特定的练习能够对以上四个问题都回答"是"。

（五）呼吸力学、肌肉激活和动员

受控呼吸力学有助于矫正动作。稳定躯干是 SEAS 的主要目标之一，肌肉激活有助于稳定躯干并保持正确的对齐方式。锻炼肌肉有助于在日常生活活动中实现自我矫正。脊柱和身体其他部位的活动和柔韧性练习也很重要（见图 4-26）。

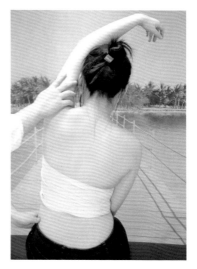

图 4-26　脊柱的 SEAS 肌肉动员和柔韧性练习，改善关节活动度

SEAS 治疗目标是通过越来越困难的锻炼来进行姿势康复，这些锻炼挑战患者实现并保持积极的自我矫正。通过一系列特定于患者脊柱侧弯类型的矫正动作，尽可能使患者的侧弯脊柱恢复到正常的生理曲线。沿 3D 主动自我矫正是 SEAS 最重要的组成部分。对于

自我矫正方向的选择，SEAS 方法尽可能让患者的脊柱向正常的生理曲线对齐。这意味着在 SEAS 方法中，治疗的目的是刺激对偏差的反应。除非患者能够正确训练自己，否则无法正确调用此反应。如果患者无法正确执行并保持所需的时间长度，那么针对特定脊柱侧弯病例设置理论上"更好"的自我矫正练习是没有用的。重要的是，满足于患者正确执行的更简单的运动，然后逐渐增加运动难度。患者一旦成功学会正确的动作，就可以独立进行主动的自我矫正，然后应用到患者的每一次运动中。SEAS 还专注于肌肉耐力和正确姿势的强化、平衡反应的发展及神经运动整合。肌肉耐力强化旨在通过等长收缩发展椎旁、腹部、下肢和肩胛带肌肉，以增加脊柱的肌肉支撑，稳定脊柱。平衡反应的发展旨在改善躯干的轴向、静态和动态平衡。这在姿势康复中很重要，因为控制脊柱侧弯平衡的大脑皮层中心受损。神经运动整合旨在将日常行为与更正确和平衡的姿势相结合，逐步发展对社会生活的不同要求作出积极自我矫正的反应能力，并挑战患者在日常生活活动中保持自我矫正。这些练习将积极的自我矫正与整体运动联系起来，例如，以简单的步态行走和眼力训练联系相结合，及在不稳定的平面上控制正常步态的同时进行眼力训练。

五、里昂（Lyon）方法（法国）

（一）治疗方法介绍

传统的里昂（Lyon）方法将 PSSE 方法与里昂支具相结合，最近以新的里昂 ART 支具（不对称刚性扭转支具）的形式将 PSSE 与单独的支具相结合。物理治疗包括脊柱的 3D 活动、髂腰角活动（腰椎侧弯）、患者教育和日常生活活动，包括坐姿矫正。

（二）治疗适应证、目标和年龄特征

2011 年，SOSORT 指南针对脊柱侧弯患者适合的治疗类型（观察、物理治疗、支具、手术），阐述了明确、科学的适应证。

里昂方法的目标是通过支撑提高动力，以及对患者进行教育，教育的内容包括对姿势缺陷的认识、增加运动范围、脊柱的神经肌肉控制、协调、躯干稳定、肌肉力量、呼吸和人体工程学。

里昂方法治疗取决于脊柱侧弯患者的年龄。对青少年患者（女孩小于 15 岁，男孩小于 17 岁），不做伸展运动。对成年患者，重点是减轻疼痛和保护椎间盘。

（三）分类系统

用于物理治疗和支具的分类系统分别是 Ponseti 和 Lenke 分类。

（四）里昂方法的原理

里昂方法治疗脊柱侧弯包括五个阶段。

第一阶段：里昂方法评估

里昂方法在确定脊柱侧弯治疗方案时，需要考虑三个因素：患者的年龄、姿势不平衡程度和 Cobb 角。

第二阶段：对躯干畸形的认识

里昂方法常使用带有可视化功能的镜子和视频，来帮助矫正患者曲线（见图 4-27）。

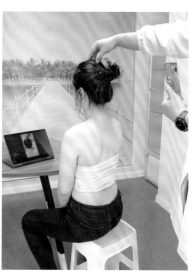

图 4-27　里昂方法利用镜子和视频的可视化来帮助侧弯矫正，脊柱侧弯患者在录像机和实时视频反馈的帮助下发展对姿势缺陷的自我意识

第三阶段：做什么——示例练习

里昂方法的理论基础是避免运动过程中的脊柱伸展，增强胸椎后凸和腰椎前凸，以及额面矫正、节段活动、核心稳定、本体感觉、平衡和稳定（见图 4-28）。在治疗过程中，里昂方法着重强调在佩戴支具前和佩戴支具期间进行的练习，以在支具中促进平衡与肌肉力量和耐力。

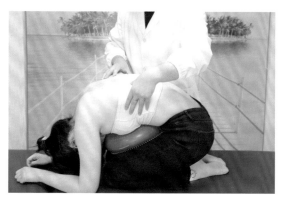

图 4-28　主动胸廓动员，促进脊柱后凸，使用里昂方法

第四阶段：不该做什么以及为什么？

里昂方法强调避免矢状面的极端运动（弯曲和伸展）和易导致呼吸急促的运动。

第五阶段：运动还是物理治疗？

里昂方法教育患者如何进行运动，以及脊柱侧弯的最佳和最差运动。

（五）呼吸力学、肌肉激活和动员

里昂方法使用带有隔膜的旋转角呼吸以及呼吸训练器来增加肺活量。里昂方法还提高了深部椎旁和核心肌肉组织的耐力，并侧重于募集这些肌肉以改善矫正（见图 4-29 至图 4-31）。

治疗工具：主动和被动。

里昂方法使用镜子和视频来帮助矫正，并帮助患者提高对脊柱和姿势缺陷的感知。

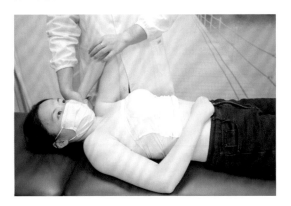
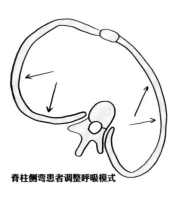

脊柱侧弯患者调整呼吸模式

图 4-29　使用里昂方法进行主动胸廓动员。右图中的箭头表示胸廓动员的方向

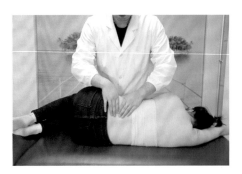
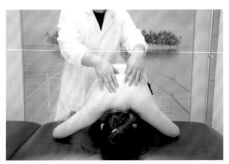

图 4-30　使用里昂方法进行主动腰椎活动　　　图 4-31　使用里昂方法动员肋椎关节

六、Dobomed 方法（波兰）

（一）治疗方法介绍

Dobomed 方法是一种基于特发性脊柱侧弯病理力学的 3D 自动矫正的生物动力学方法。其基本技术是主动 3D 矫正，涉及将主要曲线向曲线矫正方向移动，尤其强调胸椎的"后凸"或腰椎的"前凸"。主曲线动员在封闭的动力学链中进行，并在对称定位的骨盆和肩带上发展。骨盆和肩部首先固定在运动期间，在主动不对称呼吸的吸气以及呼气阶段保持稳定（见图 4-32）。随着矢状面和轴向面的矫正，额面矫正会自动发生。胸椎侧弯不需要脊柱侧屈。骨盆和肩带对称定位是 Dobomed 方法的独特之处。

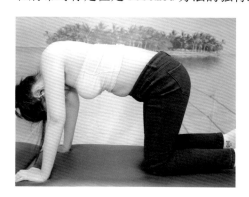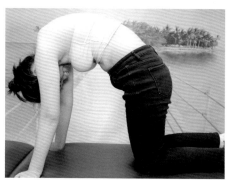

图 4-32　患者在应用胸椎后凸和腰椎前凹之前进行典型的 DoboMed 方法锻炼

（二）治疗指征、目标和年龄特征

Dobomed 方法的治疗指征遵循 2011 年 SOSORT 指南，适用于轻型、中型和重型的脊柱侧弯。

Dobomed 方法的一个治疗目标是稳定和矫正脊柱畸形，并防止脊柱侧弯进展和（或）减少弯曲度。该方法的另一个治疗目的是改善患者的整体功能状态，特别是呼吸功能。

合作是 Dobomed 方法的基本要求。因此，不建议对无法理解练习要领的幼儿使用 Dobomed 方法。对于老年患者，重点是稳定练习，而不是主动 3D 矫正。

（三）3D 矫正原理

Dobomed 方法的主要显著特征如下。

1. 运动的对称位置。

2. 不对称主动动作，完成 3D 脊柱侧弯矫正。

3. 胸椎动员，增加胸曲。

4. 横向平面去旋，治疗重点集中在曲线顶点区域。

5. 凹肋动员使肋骨扩张和旋转。

6. 外部促进。

7. 胸部和脊柱定向运动，以改善呼吸功能。

8. 椎体 3D 位移，以获得 3D 脊柱侧弯矫正。

（四）呼吸力学、肌肉激活

Dobomed 方法使用"相位锁定"呼吸技术帮助脊柱矫正和稳定。在"相位锁定"呼吸期间，在吸气相在凹侧施加强大的局部压力，而在呼气相在凸侧施加轻微的促进力量（见图 4-33 和图 4-34）。呼气时，躯干肌肉的等长收缩有助于稳定矫正或过度矫正。此外，在呼吸的吸气和呼气阶段，凸侧肋间内肌的激活允许不对称呼吸，导致肋骨在凸侧靠得更近，以及脊柱活动和旋转。

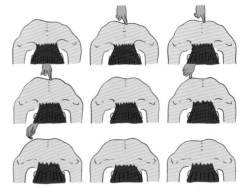

图 4-33 "锁相"呼吸运动在 9 张连续照片中显示左侧胸廓凹陷侧塌陷肺的完全填充。用手指施加局部细微压力有助于肺扩张

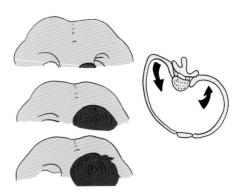

图 4-34 旋转角呼吸（RAB）练习示意

七、侧移法（英国）

（一）治疗方法介绍

侧移法是基于躯干过度侧移可以矫正躯干沿冠状面的横向偏差，从而稳定发展中脊柱曲线。侧向运动促进减小躯干姿势力，旨在影响结构侧弯的发

展。1984 年，英国皇家国家矫形医院 Mehta 博士最初使用侧移法治疗儿童先天性脊柱侧弯，并提出生长可能是儿童脊柱畸形的矫正力量，通过重复动作使生长方向与脊柱曲线相反。通过躯干移位矫正弯曲位置的同时，利用肌肉力量和结缔组织拉伸来增加活动性，并重新调整脊柱侧弯的软组织成分。据报告，频繁重复矫正动作也有助于促进脊柱位置的体感整合，使其形成更加直立和生理曲度的姿势。

（二）治疗目标

侧移法治疗脊柱侧弯的目标是主动矫正脊柱侧弯顶点的脊柱曲线，躯干侧移运动朝向凹面，包括所有平面的主动姿势矫正。分析的起点是冠状面（Cobb 角）曲率，重点是该平面中曲线的顶点。脊柱的核心稳定也很重要，通过下腹部肌肉的等长收缩、臀肌和肩胛骨加强稳定锻炼，这些锻炼都包含在治疗计划中。对于青少年特发性脊柱侧弯患者，练习的主要目的是矫正术前或术后中线的姿势偏差。对于成年脊柱侧弯患者，练习的主要目的是减少因脊柱过度偏离中线而引起的机械性疼痛。矢状面有时被认为是矫正的重要起点，具体取决于脊柱 X 线检查结果。呼吸练习包括：改善曲线凹侧肋骨的扩张和曲线凸侧肋骨的旋转，有助于提高肺活量；提高本体感觉和平衡的练习，重点是将姿势矫正和指导日常生活活动中的"躯干移位"添加到治疗中，并表现出更高的整合水平。

（三）分类系统

侧移法治疗脊柱侧弯将 King 分类作为侧弯类型描述分类和侧弯程度诊断的基点，并开发了侧移分类系统。该系统用于检查脊柱的活动性及其朝向中线的矫正能力。根据脊柱侧弯曲线的柔韧性和患者在侧移运动中自动矫正变形脊柱的能力，将脊柱侧弯分为三型：Ⅰ 型，指任何可以将躯干从冠状中线移到脊柱侧弯曲线（非常灵活的曲线）对侧来矫正的曲线模式；Ⅱ 型，指可以矫正到冠状面中线的任何曲线，脊柱与骨盆对齐，椎骨部分旋转（适度弯曲）；Ⅲ 型，指任何不能矫正到中线的侧弯模式，在侧移运动中保持移位，并且椎骨不旋转（曲线极硬，可能代表严重的结构曲线）。

（四）3D 矫正原理

在设计侧移法治疗方案时，治疗师必须回答以下问题：

1. 最重要的曲线是什么？（例如，Cobb 角和旋转量）

2. 需要平移吗？（测量：躯干前部中垂线）

3. 需要伸展吗？（测量：坐位下矢状面中垂线）

4. 是否需要旋转？［测量：肋骨隆起和（或）ATR，呼吸和（或）扭转］

5. 是否需要前凸和（或）后凸？（测量：矢状面对齐）

6. 最容易执行和（或）记住的动作是什么？［仅在家中进行准确和（或）易于在诊所复制的矫正动作］

目前，已根据实践、经验和临床重新评估对侧移法进行修改，包括施罗斯方法的矫正原则以及主动 3D 自动矫正（冠状面、矢状面和水平面）、超出中线的过度矫正运动、躯干向与主弯凸度相反的方向侧移，以及在生长过程中重复矫正运动以影响脊柱生长的方向。此外，对患者年龄要求比较高，能够理解指令并独立进行练习。

侧移法的两个主要练习包括搭便车练习和搭便车平移练习（见图 4-35 和图 4-36）。搭便车练习用于腰椎或胸腰弯，而搭便车平移练习则是双主弯的一种选择。搭便车练习时，患者取站立位置，要求在弯曲的凸面抬起脚跟，同时保持臀部和膝关节直立，并在返回中立位置之前保持在"挂接位置"10 秒。每天重复此练习至少 30 次。在挂接位置，曲线凸侧的骨盆被抬起，导致椎骨下侧的横向倾斜减小，可以矫正侧弯曲线，并减小缩进腰围的不对称性。在搭便车平移练习时，患者取站立位置，要求在下曲线的凸侧抬起脚跟，同时用手固定下曲线，并将躯干移动到上曲线的凹处。要求患者在恢复中立姿势前保持该姿势 10 秒，并每天至少重复 30 次。

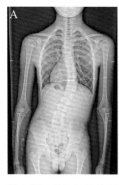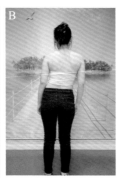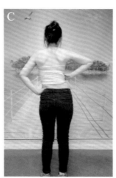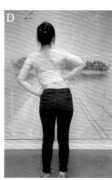

图 4-35　"Hitch-Shift"练习适用于双侧脊柱侧弯患者。A：患者原始影像；B：患者体表；C：凸侧抬起脚跟；D：用手固定下曲线，同时移动躯干

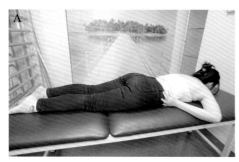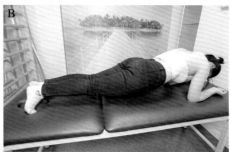

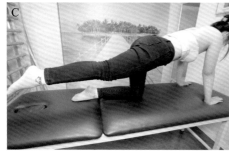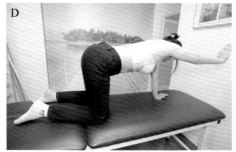

图 4-36　使用侧移法进行躯干稳定性练习。在保持侧移位置的同时进行"鸟狗式"和平板支撑。A：平移调整；B：调整后平板支撑；C、D：鸟狗式

（五）呼吸力学、肌肉激活和动员

基于旋转角度呼吸原理的方法，其目标是使凹陷处肋骨参与呼吸过程。通过等长肌肉收缩实现肌肉激活，为侧移矫正运动提供动态矫正（结合普拉提和核心强化练习），见图 4-37。主动肌肉控制有助于防止肌肉萎缩，并为侧移矫正运动提供更大的力量。侧移方法还包括麦特兰德（Maitland）和肌筋膜释放技术，能分别增加关节组织和软组织的活动性和灵活性（见图 4-38）。

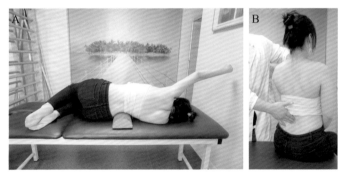

图 4-37　使用侧移法进行横向和矢状躯干动员练习

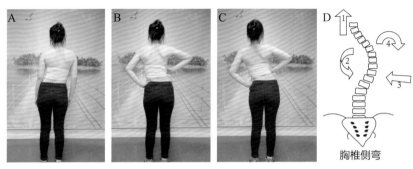

图 4-38　右侧胸椎侧弯患者展示了一系列侧移矫正练习，并在站立位置进行辅助矫正。
图 D 中的箭头说明了侧移矫正练习中脊柱的矫正运动

　　侧移运动可以在坐姿或站姿下进行（见图 4-39）。患者无论在坐位还是站位，都会主动将他们的躯干从曲线的凸度"移开"，并保持该姿势 10 秒钟。更高级练习难度包括从坐姿变为站立姿势时，保持侧移姿势远离曲线的凸面，然后在不稳定的表面上挑战平衡和本体感受系统。该项练习鼓励患者在日常运动中进行过度姿势控制。

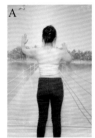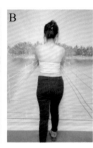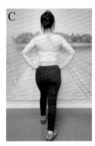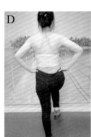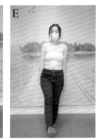

图 4-39　右侧胸椎侧弯患者展示靠墙和站立姿势的侧移平衡稳定性练习

（王礼轩）

第二节　悬吊治疗

一、概　念

悬吊治疗（sling exercise therapy，SET）是利用悬吊技术和设备来改善肌肉和骨骼系统，以及治疗脑卒中和其他神经系统疾病，并应用主动治疗和训练的一个总的概念集合。该疗法以主动训练和康复治疗为关键要素，包括诊断及治疗两大系统。其诊断是通过在开链运动和闭链运动模式下不断增加运动负荷来实现的，而治疗系统包括肌肉放松训练、关节活动度训练、牵引、关节稳定性训练、感觉运动的协调训练、肌肉势能训练等部分。

悬吊治疗技术的核心在于使用成体系的悬吊训练系统，通过牵引、减重和放松技术使紧张的大肌肉（global muscles）松弛，通过关节活动度训练扩大关节活动范围，再进行以局部稳定肌（local muscles）为目标的关节稳定性训练和运动感觉综合训练，后期则巧妙地通过悬吊技术利用自身体重进行渐进的肌肉力量训练。

二、评　估

悬吊系统除可针对肌肉骨骼系统进行"弱链"测试外，还可以用于对脊柱侧弯患者的评估，常用的测试方法是在悬吊状态下测试躯干肌肉的紧张度是否对称、躯干侧方肌群的力量及稳定性，主要包括躯干偏离程度和侧方肌力评估。

（一）躯干偏离程度

通过将身体进行整体悬吊以及部分悬吊，观察身体及部分躯干在此状态下的偏离程度，进行诊断性评估和治疗，具体方式分为俯卧位、仰卧位及站立位评估。

1. 俯卧位评估

（1）开始姿势：①患者取俯卧位；②中分带用黑色弹性绳支撑头部，头部高度略低于背部水平，避免后伸；③宽带使用非弹性绳置于胸部，尽量往上移；④宽带使用弹性绳置于骨盆处，宽带下缘靠于髂前上棘上缘；⑤窄带使用非弹性绳分别置于前臂远端和大腿远端；⑥各吊带均在中央点悬吊（见图 4-40 和图 4-41）。

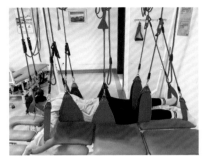 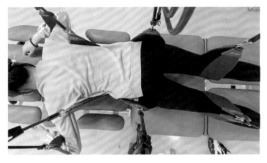

图 4-40　俯卧位评估侧面观　　　　　　　　图 4-41　俯卧位评估上面观

（2）评估：①降低治疗台高度使患者悬空，患者的前臂不能支撑身体的重量；②在评估过程中嘱患者放松，观察身体相对中线的偏离程度。

（3）结果：躯干会向肌肉紧张的一侧偏移，也就是偏向脊柱侧弯的凹侧。

2. 仰卧位评估

（1）开始姿势：①患者取仰卧位；②宽带使用非弹性绳置于骨盆处；③窄带使用非弹性绳置于膝部，吊带套于踝部；④升高吊带直到髋关节和膝关节至少屈曲 45°；⑤宽带、窄带均在中央点悬吊（见图 4-42 图 4-43）。

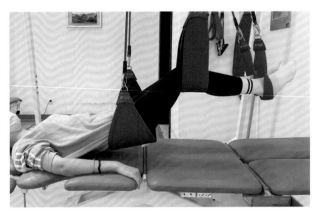 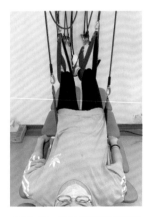

图 4-42　仰卧位评估侧面观　　　　　　　　图 4-43　仰卧位评估前面观

（2）评估：①降低治疗台高度使患者腰骶部离开台面，T_{12} 以上节段相对固定于台面上，患者双臂交叉置于胸前；②在评估过程中嘱患者放松，观察身体远端相对中线的偏离程度。

（3）结果：下肢会向肌肉紧张的一侧偏移，也就是偏向脊柱侧弯的凹侧。

3. 坐位评估

（1）开始姿势：①患者取坐位；②双手交叉抱肘置于宽带上，头部置于前臂上，使用弹力绳悬吊；③各吊带均在中央点悬吊（见图4-44和图4-45）。

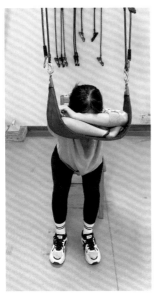
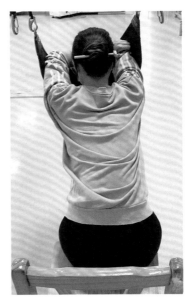

图 4-44　坐位评估前面观　　　图 4-45　坐位评估背面观

（2）评估：①患者取前倾坐位；②在评估过程中嘱患者放松，观察身体相对中线的偏离程度。

（3）结果：上半身会向肌肉紧张的一侧偏移，也就是偏向脊柱侧弯的凹侧。

（二）侧方肌力评估

（1）开始姿势：①患者取侧卧位；②头枕于枕头或者手臂上；③手臂放于前胸；④将窄带置于下方腿的膝关节处；⑤吊带垂直距床面高度大约30cm；⑥上方腿外展并使用弹性绳悬吊支持（见图4-46）。

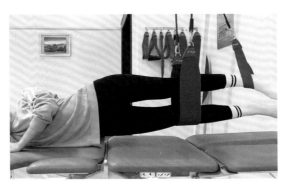

图 4-46　侧方肌力评估

（2）评估：①保持脊柱曲度，外展下方的髋关节；②下方腿下压（做髋的外展）来抬高骨盆；③嘱患者分别取左、右侧卧位，将下肢悬吊；④通过悬吊点位置的改变，来评估患者侧方的"弱链"；⑤找出"弱链"后，通过设计针对性训练动作进行矫正。

（3）结果：双侧肌肉力量均减弱，脊柱凸侧肌肉力量明显减弱。

三、治疗措施

（一）胸椎训练

1. 胸椎松动训练

（1）开始姿势：①患者取坐位；②双手交叉抱肘置于宽带上，头部置于前臂上；③使用弹力绳悬吊。

（2）治疗：①治疗者站于患者身后或者凸侧；②针对患者活动受限椎体节段进行后-前向松动训练，减少胸椎后凸现象；③治疗者可一手环抱患者交叉双臂，另一手拇指置于胸椎顶椎的关节突关节处，并施加一个向内下方的力进行松动；④治疗者一边做胸椎松动，一边引导患者上半身向凸侧摆动（见图4-47和图4-48）。

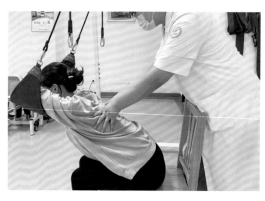
图 4-47　前后松动

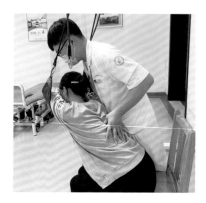
图 4-48　侧向松动

（3）渐进性训练：胸椎松动训练可配合患者主动运动进行，可在松动末端嘱患者进行固定维持训练，尽量达到最大维持时间；建议每组维持30秒左右，组间休息30秒。

2. 胸椎自主控制训练

（1）开始姿势：①患者取坐位；②双手交叉抱肘置于宽带上，头部置于前臂上；③使用非弹力绳悬吊。

（2）治疗：①嘱患者通过躯干肌群收缩进行上半身左右摆动训练；②在能完成左右摆动后，可将胸部向凸侧摆动，可摆动至最大幅度维持 10 秒，然后缓慢回到中立位（离心性控制）；③患者的摆动幅度以及困难程度可通过改变悬挂点的位置进行调整控制（见图 4-49 和图 4-50）。

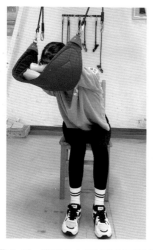 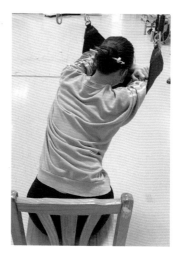

图 4-49　胸椎自主控制训练正面观　　图 4-50　胸椎自主控制训练背面观

（3）渐进性训练：①可将凹侧上肢上举至头顶置于宽带上，同时将胸部向凸侧摆动至最大幅度，尽量维持最长时间，然后缓慢回到中立位；②如果侧弯主要发生在腰段，可在凸侧坐骨下垫一沙包进行训练。

3. 俯卧位肩关节前伸（跪位肩部前伸）

（1）开始姿势：①患者跪于悬吊点正下方，双膝部与肩同宽；②手握悬吊带，吊带在髂前上棘水平；③宽带使用弹性绳固定于腹部；④如果腕部疼痛，可以将肘关节屈曲 90°，进行肘关节悬挂（见图 4-51 和图 4-52）。

（2）治疗：①保持肘关节伸直；②身体前倾直到肩屈曲至 90°；③尽量维持此姿势，每组维持 30 秒左右，组间休息 30 秒。

（3）渐进性训练：①可去除腹部弹力悬吊带进行训练；②通过前突胸椎凸侧肩关节进行训练；③通过增加支点的不稳定性（气垫）进行训练。

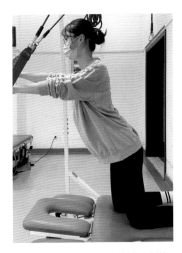
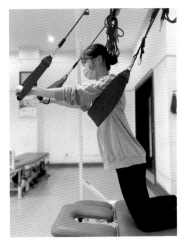

图 4-51　跪位肩部前伸辅助训练　　　图 4-52　跪位肩部前伸进阶训练

（二）腰椎区域

1. 腰椎松动训练

（1）开始姿势：①患者取俯卧位；②前臂支撑；③在腹部下放一个枕头避免腰部脊柱过度前弯曲；④将窄带分别悬吊在膝关节处，膝关节自然伸直放松；⑤吊带距离地面的垂直高度大约为40cm；⑥使用弹性绳将宽带置于腹部处。

（2）治疗：①治疗者站于腰椎凸侧；②治疗者双手拇指交叉置于腰椎顶椎的关节突关节处，施加一个向内下方的力；③由于腰腹处为弹性悬吊，故可在凸侧椎体处反复做松动训练；④单个椎体治疗完成后，可进行上下相邻椎体的松动治疗；⑤在治疗过程中嘱患者放松，身体随着松动而自然摆动（见图4-53）。

（3）渐进性训练：腰椎松动训练可配合患者主动运动进行，在松动治疗结束后，可在松动末端嘱患者进行固定维持训练，尽量达到最大维持时间。

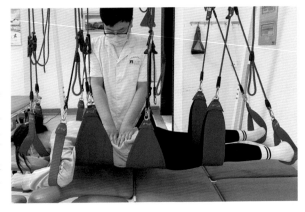

图 4-53　腰椎松动

2. 腰椎自主控制训练

（1）开始姿势：①患者取仰卧位；②使用非弹性绳将宽带置于骨盆处；③使用非弹性绳将窄带置于膝部，吊带套于踝部；④升高吊带直到髋关节和膝关节至少屈曲45°；⑤宽带、窄带均在中央点悬吊。

（2）治疗：①嘱患者通过躯干肌群收缩进行腰部左右摆动训练；②患者能完成左右摆动后，可将腰部向凸侧摆动，可摆动至最大幅度维持10秒，然后缓慢回到中立位（离心性控制）；③患者的摆动幅度以及困难程度可通过悬挂点的位置改变进行调整控制（见图4-54）。

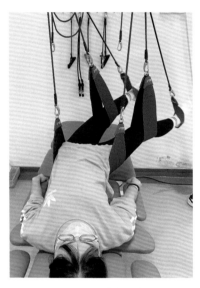

图 4-54　右侧摆动

（3）渐进性训练：①可将凹侧上肢上举至头顶，同时将腰部向凸侧摆动至最大幅度，尽量维持最长时间，然后缓慢回到中立位；②如果侧弯主要发生在胸段，可进一步降低训练床高度或升高吊带，使控制训练集中在胸段凸侧。

3. 俯卧位髋关节屈曲训练

（1）开始姿势：①患者取俯卧位；②前臂肘支撑；③在腹部下放一个枕头避免腰部脊柱过度前凸；④将窄带分别放置在双侧小腿上；⑤吊带距离地面的垂直高度大约为40cm；⑥使用弹性绳将宽带置于腹部处。

（2）治疗：①屈曲膝关节，尽可能地使膝关节向胸口方向靠，努力抬高骨盆以及屈曲髋关节；②训练的重点是努力将腰部向后凸起（见图4-55）。

（3）渐进性训练：①可将腹部宽带去除进行训练；②可悬挂在凸侧下肢进行屈髋练习；③通过增加辅助动作或在肘关节下增加支点的不稳定性进行训练（见图4-56）。

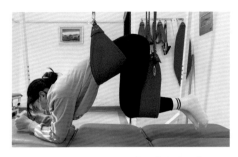

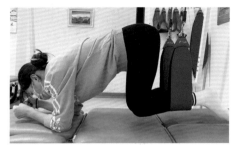

图 4-55　俯卧位髋关节屈曲辅助训练　　　　图 4-56　俯卧位髋关节屈曲进阶训练

4. 侧卧位髋关节外展训练

（1）开始姿势：①患者取侧卧位；②头枕于枕头或者手臂上；③上侧手臂放于前胸；④窄带置于下方腿的膝关节处；⑤吊带距床面垂直高度大约为30cm；⑥使用弹性绳将宽带置于骨盆处；⑦上方腿外展并使用弹性绳悬吊支持。

（2）治疗：①保持脊柱曲度，脊柱凸侧在下，外展下方的髋关节；②通过下压下方腿（做髋的外展）来抬高骨盆；③如果患者不能保持髋伸展，则需手动帮助患者髋外展（见图4-57）。

（3）渐进性训练：①可去除骨盆宽带和上方腿悬吊带进行训练；②通过增加辅助动作或增加支点的不稳定性（气垫）进行训练（见图4-58）。

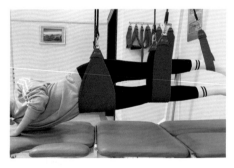

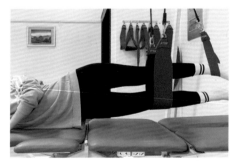

图 4-57　侧卧位髋关节外展辅助训练　　　　图 4-58　侧卧位髋关节外展进阶训练

5. 俯卧位搭桥训练

（1）开始姿势：①患者取俯卧位，前臂支撑；②可在凹侧骨盆下放气垫避免腰椎旋转；③使用弹性绳将宽带置于腹部；④使用非弹性绳将窄带置于双侧大腿远端，支点高度与肩部保持水平（见图4-59）。

（2）治疗：①通过双腿往下压吊带使身体抬高保持在一个水平的姿势；②嘱患者保持住这个姿势位置，每组维持 30 秒左右，组间休息 30 秒。

（3）渐进性训练：①可去除骨盆宽带进行训练；②可将腰椎凸侧下肢单独悬挂进行下压训练；③通过增加辅助动作或增加支点的不稳定性（气垫）进行训练（见图 4-60）。

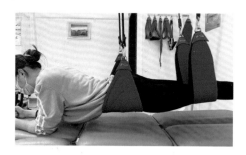

图 4-59　俯卧位搭桥辅助训练

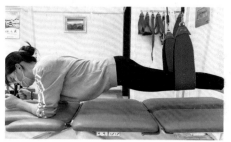

图 4-60　俯卧位搭桥进阶训练

6. 俯卧位腰部稳定性训练

（1）开始姿势：①患者取俯卧位；②将头部支撑于用黑色弹性绳系的中分带；③使用非弹性绳将宽带置于胸部；④使用弹性绳将宽带置于腹部，把宽带折叠以避免覆盖髂前上棘；⑤使用非弹性绳将窄带置于大腿远端。

（2）治疗：①治疗师一手放于患者骶尾骨部，另一手置于患者腹部；②用双手轻轻地相互挤压，用力减少脊柱前弯曲大约 2mm；③缓慢地移开手，告诉患者保持住这个姿势位置；④记录患者能够保持这个姿势的时间，直到患者感觉到腰部疲劳；⑦休息 30 秒（见图 4-61）。

（3）渐进性训练：①用手抖动吊带；②增加辅助动作。

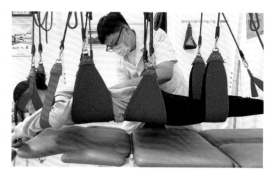

图 4-61　腰椎核心训练

（三）注意事项

1. 以闭合链运动为主：闭合链训练可以更好地激活和训练局部稳定肌；在身体进行闭合链训练时，局部稳定肌和整体运动肌可以更加协调地运动。

2. 遵循渐进抗阻训练原则：根据先练"神经"再练"肌肉"理论，训练开始时进行低负荷训练以激活局部稳定肌；每次训练应遵循组与组之间的训练负荷递增，如此可以不断增加对神经肌肉的刺激，迅速恢复稳定肌的活力。

3. 训练中无痛并保持正确的姿势：疼痛可能意味着训练负荷过大；姿势不正确往往是由于患者使用错误的运动模式完成动作，即以整体运动肌代偿薄弱的局部稳定肌。在训练过程中，治疗师应通过不断调整来达到无痛并维持正确的姿势。

4. 在不稳定的平面上进行训练：可使用气垫，使患者在一个不稳定的支撑面上进行运动，身体的不稳定可更有效地刺激局部稳定肌。

5. 注重整体性训练：可将人体理解为由各个关节构成的一个动力链，重力和地面反作用力通过其上下传递。一个环节出问题后，可能会影响其相邻甚至更远端的关节。

（梁成盼）

第三节　手法治疗

一、肌肉筋膜松解手法

（一）相关概念

1. 肌筋膜松解手法

肌筋膜松解手法（myofascial release technique，MFR）是一种软组织放松技术，主要作用组织是筋膜，特别是深筋膜，通过缓慢施加温和的压力，使黏弹性介质（筋膜）伸展，增加软组织活动性，恢复正常运动范围和减缓疼痛。

2. 筋　膜

筋膜是渗透人体结缔组织的软组织组成成分，形成全身连续的三维结构支撑矩阵（见图 4-62），是三类致密结缔组织之一。筋膜可分

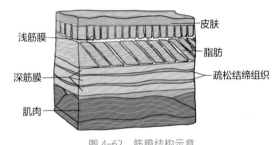

图 4-62　筋膜结构示意

为浅筋膜和深筋膜；浅筋膜为分布于全身皮下层深部的纤维层；深筋膜，又称固有筋膜，由致密结缔组织构成，遍布全身，包裹肌肉、血管神经束和内脏器官。筋膜是唯一在压力下能改变其一致性（可塑性），并通过手法能恢复弹性（延展性）的一种组织。

3. 肌筋膜

肌筋膜具有肌肉组织和伴随它的结缔组织网之间的成束而又不可分割的特性。一个肌筋膜单元由一组运动单元和筋膜构成。肌筋膜单元是继运动单元之后，肌肉骨骼系统的又一个结构基础。

4. 肌筋膜链

在传统解剖观念中，每条肌肉都有特定的起止点；但在实际解剖中并非如此。肌肉只有一部分起止于骨膜上，还有一部分以筋膜的形式与相邻的特定肌肉相连。这一完整的链条由若干个肌筋膜单元所组成，被称为肌筋膜链。

5. 弹性形变

弹性形变指固体在外力作用下发生形变，在外力撤去后又恢复原状的性质。

6. 塑性形变

塑性形变指固体在外力作用下发生形变，在外力撤去后保持形变的性质。

（二）肌筋膜松解手法治疗脊柱侧弯的原理

1. 压电效应

当应力通过物体时，物体就会发生变形，即使只有微小的改变，也会拉长分子之间的结合，生物材料则会因此产生微小电流，即所谓的压力电荷。通过组织张力所产生的压力电荷能够被邻近的细胞读取，且结缔组织细胞能增加、减少或改变该区域细胞间成分作为回应。

2. 筋膜张力平衡

肌筋膜松解手法不仅可以增加组织柔韧性、减轻疼痛，而且可以有效增强本体感觉。通过对浅筋膜、深筋膜、肌肉、韧带等结缔组织的机械松解，达到放松恢复、降低肌肉与筋膜的黏滞性，调整身体肌肉筋膜张力平衡，促进脊柱恢复正常的力学平衡。

（三）影响脊柱侧弯的肌肉骨骼系统部分

1. 腹内斜肌与腹外斜肌

一侧腹内斜肌与对侧腹外斜肌肌纤维走向平行，在正常人体形态中组成两条完全对称的对角线；如图4-63所示，在三弧形脊柱侧弯中，肋骨前突侧腹外斜肌（图中c）与对侧腹内斜肌（图中d）对角线相对缩短，而另一条对角线（图中ab）相对拉长。

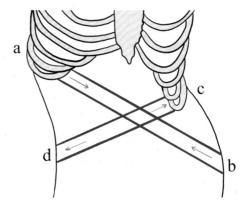

图 4-63　脊柱侧弯中腹外斜肌与腹内斜肌的变化

2. 腰方肌

腰方肌与竖脊肌共同负责维持腰椎的中立位置。骨盆固定时，单侧腰方肌收缩（短缩）可将腰椎横突拉向一侧；腰椎固定时，单侧收缩上抬同侧骨盆（见图4-64）。

3. 腰大肌

髋关节固定时，单侧腰大肌收缩可将腰椎向同侧侧屈、向对侧旋转（见图4-65）。

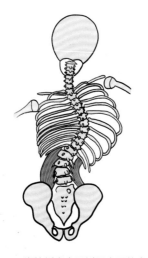

图 4-64　脊柱侧弯中两侧腰方肌的变化

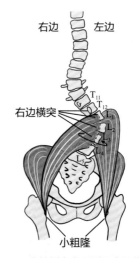

图 4-65　脊柱侧弯中两侧腰大肌的变化

4. 竖脊肌

竖脊肌分为髂肋肌（腰、胸、颈三部分）和最长肌（胸最长肌、颈最长肌、头最长肌）。两侧同时收缩可后伸脊柱及前推肋骨；而单侧收缩时，可使脊柱和胸廓侧屈；髂肋肌可使椎体向同侧旋转。脊柱侧弯凹侧竖脊肌短缩，凸侧竖脊肌拉长（见图 4-66）。

5. 固有肌

腰横突间外侧肌、腰横突间内侧肌收缩可使脊柱向同侧屈；多裂肌、回旋肌收缩可使脊柱向同侧屈，向对侧旋转；半棘肌收缩可使脊柱向同侧屈。

6. 背阔肌

由于脊柱发生扭曲，两侧背阔肌中线随之偏移，凹侧背阔肌缩短，凸侧背阔肌拉长（见图 4-67）。

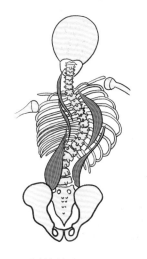

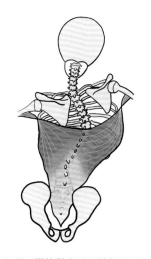

图 4-66 脊柱侧弯中两侧竖脊肌的变化　　　　图 4-67 脊柱侧弯时两侧背阔肌的变化

7. 斜角肌

斜角肌功能为上提第一、二肋骨，使颈部向同侧屈曲、向对侧旋转；斜角肌功能发生障碍时，可出现肺尖受压、头颈偏斜。

8. 胸　肌

脊柱侧弯中，斜方肌与菱形肌越弱，肩胛带前突越严重，胸肌越短缩，可出现肺部受压。

9. 斜方肌上束

斜方肌上束功能发生障碍时，可使颈部向同侧屈，或上抬肩胛骨形成高低肩。

（四）肌筋膜松解手法操作

1. 基础知识

操作部位：短缩、粘连、增厚的肌筋膜。

操作方式：以掌根、手指螺纹面或第五指骨背侧面尺侧等为接触点，压力应温和，以触及筋膜并产生适当形变为宜，缓慢、轻柔、有控制地平行或垂直于肌肉长轴或肌筋膜链滑动（见图4-68）。

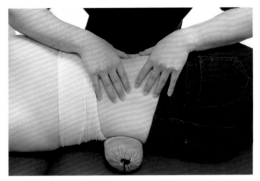

图 4-68　肌筋膜松解手法操作示意

处理时间：单一部位的处理时间为 15 ～ 20 分钟。

2. 操作步骤

（1）操作前准备：根据施术部位选择合适的体位，如俯卧位、侧卧位等，去除衣物充分暴露待松解的部位，涂抹适量的按摩膏，治疗师站于同侧。

（2）评估：选择处理范围，选择合适的接触点，选择适合的配合动作，张力和（或）抵抗感是否正常，与另一侧对比。

（3）操作：手法松解同时，应配合松解部位肌肉相应的主动或被动运动，如松解腰部竖脊肌时，嘱患者缓慢上抬和下降同侧骨盆。

3. 注意事项

（1）动作应缓慢、轻柔，过程中需不断询问患者感受，并结合感受到的张力和（或）抵抗感，调整操作力度，如出现明显不适应立即停止。

（2）根据操作部位的大小和致密化程度，选择合适的治疗时长。

（3）治疗前后均需评估，以调整治疗时长和操作力度，一段时间治疗后如无明显改善应及时调整治疗策略。

（4）该技术效果具有渐进性、持久性，单次治疗无明显效果。

（5）该技术适用于任何程度、任何分型的脊柱侧弯患者，但不应作为唯一的治疗方式，病情严重时需与其他治疗方式相结合。

4. 禁忌证

禁忌证包括但不限于恶性肿瘤、动脉瘤、急性类风湿性关节炎、晚期糖尿病、严重骨质疏松症和愈合性骨折的患者。

（五）借助筋膜放松枪的松解方式

借助筋膜放松枪的松解方式适用于深层较小的肌筋膜单元和韧带。患者俯卧于治疗床上，用频率为10Hz的筋膜放松枪击打脊柱侧弯凹侧位置（近横突位置处），击打至凸侧关节突关节位置松动为止。

（六）居家肌筋膜松解方式

患者侧卧于瑜伽垫上，将脊柱侧弯训练专用半圆枕（或直径为15cm的毛巾卷）置于脊柱侧弯凸侧正下方，在此体位下维持20分钟，休息10分钟后重复上述步骤1～2次。

注意事项

（1）首次训练时间减半；此后时间逐渐增加，以减轻不适感。

（2）"S"形脊柱侧弯患者需在两个侧弯凸侧逐一训练；"C"形脊柱侧弯患者只需在唯一的侧弯凸侧进行。

（3）训练过程中如有任何不适，应立即停止训练，症状如未缓解请及时就医。

注：肌肉筋膜松解手法为脊柱侧弯疾病的辅助治疗手法，可提高运动训练的疗效。

二、美式整脊的治疗原理

（一）美式整脊的概念

美式整脊以脊柱中骨骼、肌肉和关节相互作用的生物力学关系为基础，将骨骼视为杠杆，将围绕关节的韧带作为轴点，而肌肉则提供脊柱骨骼围绕关节产生运动所需的动力，通过矫正脊柱侧弯的旋转及开口方向，改变各个椎体内部不合理的生物力学结构，修复脊柱自然生理平衡及物理平衡，辅助治疗脊柱侧弯。

（二）美式整脊的基础

1. 杠　杆

美式整脊中的杠杆指围绕一轴点在力的作用下进行转动的刚性杠杆，即脊柱由椎体围绕关节面和椎间盘通过韧带和肌肉相互关联。

2. 脊柱三个生物力学功能

（1）脊柱容纳和保护脊髓，确保神经冲动的传导。

（2）脊柱保证人体直立，通过缓冲减震，合成扭矩传递到骨盆，支撑人体重量。

（3）脊柱允许身体有 6 个方向自由的生理活动。

三、美式整脊的应用（冈氏 X 线判读方法）

（一）解剖方位定义

冈氏 X 线定义：人体于站立解剖位，上 S 下 I、左 L 右 R、前 A 后 P。

（二）判读方法

1. 骨　盆

（1）基准点：（两侧）股骨顶点、髂骨顶点、坐骨底点、骶椎最外侧点、第 2 骶椎棘突中心点及耻骨联合中心点。

（2）基准线：以两侧股骨顶点连线为基准线。

（3）画线：在两侧髂骨顶点、坐骨底点画四条平行线，在骶椎最外侧点及 S_2 棘突中心点作基准线垂线。

（4）判读（见图 4-69）：①根据两侧髂骨顶点平行线到坐骨底点平行线的垂直距离长短判断骨盆方向。如骨盆向后向下半脱位（PI），则提示垂线距离长，而对应侧下肢常表现为短脚（PD）；反之，骨

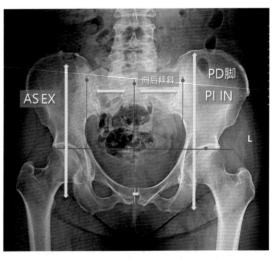

图 4-69　冈氏 X 线片判读骨盆示意

盆向前向上半脱位（AS），则提示垂线距离变短，对应侧肢体常表现为长脚。②根据耻骨联合到 S_2 垂直线的距离判断骨盆内外翻。如较宽的一侧提示骨盆外翻，即髂后上嵴靠近骶骨中线（IN）；反之，较窄的一侧提示骨盆内翻，即髂后上嵴远离骶骨中线（EX）。③根据骶椎两边缘垂线到 S_2 垂线的距离判断骶骨旋转。如较宽的一侧提示骶骨向后倾斜；反之，较窄的一侧提示骶骨向前倾斜。

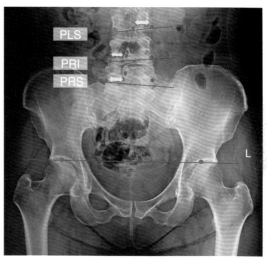

图 4-70 冈氏 X 线片判读开口方向示意。PRS：向右向上偏位；PRI：向右向下偏位；PLS：向左向上偏位；PLI：向左向下偏位

2. 腰 椎

（1）基准线：以两侧股骨头顶点连线为基准线。

（2）画线：画出各椎体平行线（横突下缘连线），以基准线向上平行，第一个不平行的椎体即原发性半脱位。

（3）判读：①根据棘突的方向判断旋转偏位；②根据棘突旋转方向的椎体开口闭口，判断椎体的上下偏位（见图 4-70）。

（4）侧屈位片画线（见图 4-71）：①各椎体下缘连线过早交叉，提示该划线上一节椎体为原发性半脱位；②椎体后沿画乔治线；③观察椎孔是否狭窄；④量出骶椎角度，正常角度为 37°（大于 39° 提示向前半脱位，小于 35° 提示向后半脱位），35°～ 39° 为可接受范围。

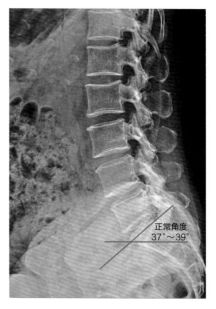

正常角度 37°～39°

图 4-71 侧屈位片骶椎画线图

3. 颈　椎

（1）基准线：同腰椎。

（2）画线：同腰椎。

（3）判读：基本同腰椎，环椎旋转方向，确定两侧环椎环块，单个环块连线较宽侧提示环块向该侧旋转（见图4-72）。

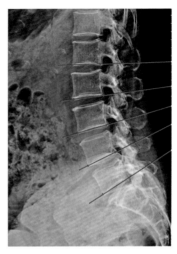

图 4-72　腰椎侧屈位片

四、美式整脊手法介绍

（一）手法治疗

采用按压手法治疗患者脊柱关节和软组织。

（二）关节操作

用手移动、牵引、矫正等手段影响患者身体关节，用直接或间接的推力，移动关节超过正常限度的关节被动活动（超过了生理结构的限制），但不超过解剖结构限制。

（三）矫正手法

1. 直接手法（短杠杆）：对特定关节使用的高速低幅的操作手法。

2. 半直接手法：对特定关节及远端长杠杆合并使用的高速低幅的操作手法。

3. 间接手法（长杠杆）：对远端长杠杆使用的高速低幅的操作手法。

（四）美式整脊的禁忌证

美式整脊的禁忌证包括：①椎体畸形（枢椎齿突发育缺陷等椎骨畸形）；②急性骨折；③脊髓肿瘤；④椎体脱位严重（远远超过美式整脊定义等半脱位）；⑤骨髓炎；⑥骨质疏松严重者；⑦伴有严重进行性神经缺损重度椎间盘突出症；⑧已经装有内固定装置等的脊柱（脊柱侧弯术后）；⑨成骨细胞瘤侵袭性良性瘤；⑩肌肉或其他软组织瘤性疾病；⑪严重的脊柱失稳；⑫上颈段颅底凹陷；⑬脊髓空洞症；⑭颅内高压、脑积水；⑮马尾综合征。

（五）针对脊柱侧弯具体操作的特殊原则

1. 彩虹弓原则：仅在脊柱侧弯凸侧按照整脊原理进行调整。

2. 开口原则：针对开口方向按照冈氏X线片判断后，确定接触点和发力方向。

3. 由下至上的原则：采用整脊手法时，遵循骨盆→腰骶段→胸段→颈段。

五、美式整脊的操作

（一）操作前准备的术语

1. 患者体位摆放。

2. 术者体位及姿势。

3. 接触点（contact points，CP）。

4. 施力方向（line of drive，LOD）。

（二）根据冈氏 X 线片判读基础处理手法

1. 骨 盆

（1）髂骨向后向下半脱位（PI）：见图 4-73。①患者的体位摆放（见图 4-74）：以矫正左侧为例，患者向右侧躺，左脚屈膝在上，右脚伸直在下，左足内侧摆在右腿膝盖上侧，双手交叉置于胸前，患者背部保持平直。②术者姿势：术者朝向患者站立，右手握住患者左手腕，往己侧身体拉出固定于患者右手臂上，术者左手掌舟骨压于患者接触点，两脚弓步，术者左侧大腿贴住患者右膝，右手轻扶患者左手以固定上身，打开患者关节，形成杠杆。③Tip：若矫正左侧，则患者与术者姿势均对应相反。④CP：髂后上棘（PSIS）。⑤LOD：向前。

（2）髂骨向前向上半脱位（AS）：见图 4-75。①患者的体位摆放：与 PI 半脱位摆位相同。②术者姿势：同 PI 半脱位站位。③Tip：若矫正左侧，则

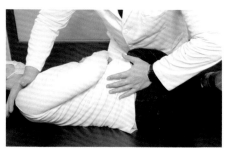

图 4-73 髂骨向后向下半脱位操作

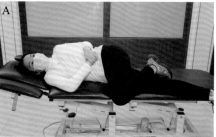

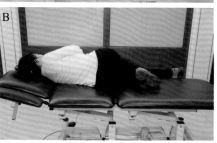

图 4-74 体位摆放。A：正面图；B：背面图

患者与术者姿势均对应相反。④ CP：坐骨结节。⑤ LOD：向前、向上。

2. 骶 椎

（1）向前半脱位：见图 4-76。①患者的体位摆放：与前无异。②术者姿势：与前无异。③ CP：第 3 骶椎。④ LOD：向前。

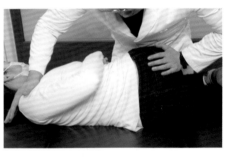

图 4-75 髂骨向前向上半脱位

（2）向后半脱位：见图 4-77。①患者的体位摆放：与前无异。②术者姿势：与前无异。③ CP：第 1 骶椎。④ LOD：向前。

（3）骶椎基底部向外半脱位（骶骨底部向右偏位）：见图 4-78。①患者的体位摆放：与前无异。②术者姿势：与前无异。③ CP：第 3 骶椎结节下缘外侧。④ LOD：向内向下。

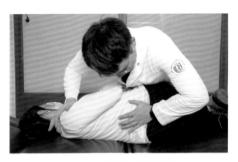

图 4-76 骶骨向前半脱位

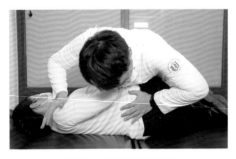

图 4-77 骶椎向后半脱位

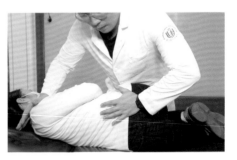

图 4-78 骶骨底部向外半脱位

3. 腰椎（以腰 4 为例）

（1）PRS 方向半脱位：见图 4-79。①患者向左侧卧位。② CP：棘突。③ LOD：向前向下。

（2）PLS 方向半脱位：见图 4-80。①患者向右侧卧位。② CP：棘突。② LOD：向前向下。

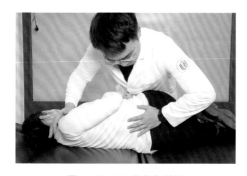

图 4-79　PRS 方向半脱位

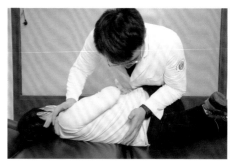

图 4-80　PLS 方向半脱位

（3）PRI 方向半脱位：见图 4-81。①患者右侧卧位。②CP：左侧横突。③LOD：向前向下。

（4）PLI 方向半脱位：见图 4-82。①患者左侧卧位。②CP：右侧横突。③LOD：向前向下。

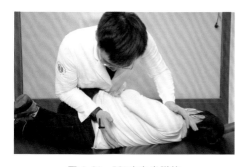

图 4-81　PRI 方向半脱位

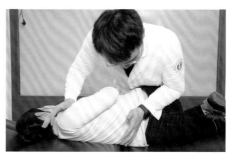

图 4-82　PLI 方向半脱位

4. 胸　椎

（1）患者体位摆放：仰卧位，双手抱胸（稍微抱紧，打开左右方向椎体关节）。

（2）术者姿势（见图 4-83）：采取弓步站位，一手托住患者后脑（抱起时可以打开上下方向椎体关节）；另一手将患者肘部压于腋下，同时从患者胸椎处伸入（压于较高处，避免操作时压到患者胃部）。

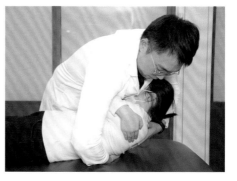

图 4-83　胸椎操作手法

（3）CP：横突。

（4）LOD：向前、向上、稍向内，与椎体关节面成 60°左右。

（5）Tip：T$_4$需要额外立即处理对侧肋骨，向外、向下成 20°左右。若患者胸椎左侧侧弯，配合偏重左侧加压法；反之，则采用右侧加压法。

5. 颈　椎

（1）患者体位摆放：仰卧正躺放松即可。

（2）术者姿势：弓步站于患者头侧 45°位置（如矫正左侧颈椎，坐于患者头部左侧 45°方向）。

（3）CP：颈椎之间关节突。

（4）LOD：向前、向上 45°（非线性，略带旋转，朝向鼻尖施力）。

（5）Tip：颈椎处理手法分为直接与间接处理两种，其中又包括侧弯与旋转手法。手法处理前需排查患者有无椎动脉狭窄等手法禁忌证。

以处理左侧颈椎为例：

（1）下段颈椎：右手托住患者枕部，将患者头部尽量上托，用左手拇指扣住第 6、7 颈椎之间关节突，先向左侧弯，并向右旋转，感受第 6、7 颈椎椎体的活动，做高速低幅的向前向上的关节操作术（见图 4-84）。

（2）中段颈椎：右手托住患者枕部，将患者头部尽量上托，用左手拇指扣住第 3、4 颈椎之间关节突，处理测试手法如第（1）条，感受第 3、4 颈椎椎体的活动，做高速低幅的向前向上的关节操作术（见图 4-85）。

（3）上段颈椎：用右手托住患者枕部，将患者头部尽量上托，用左手拇指扣住第 2 颈椎关节突，处理测试手法如第（1）条，感受第 2 颈椎椎体的活动，做高速低幅的向前向上的关节操作术（见图 4-86）。

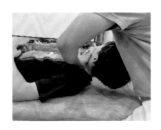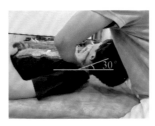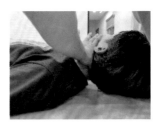

图 4-84　下段颈椎　　　　图 4-85　中段颈椎　　　　图 4-86　上段颈椎

6. 特殊颈椎

寰椎的处理。①判读画线：在寰椎 1/2 处画水平线，以寰椎椎体画线相交于此水平线，量出寰椎角度（见图 4-87）。②角度：正常角度为 8°～10°，大于 10°提示寰椎向上半脱位，小于 10°提示寰椎向下半脱位。③寰椎向上半脱位：矫正寰枢关节。CP：寰椎和枢椎之间。LOD：向前、向上。④寰椎向下半脱位：矫正寰枕关节。CP：寰椎和枕骨之间。LOD：向前、向上。

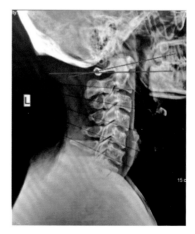

图 4-87　寰椎关节画线示意

注：美式整脊为脊柱侧弯的辅助治疗手法，可提高运动训练的疗效。

（舒真谛）

第四节　物理因子治疗

物理因子治疗是以应用人工或天然物理因子（如电、光、声、磁、冷热等）为治疗手段，通过神经、体液、内分泌等生理调节机制作用于人体，以达到保健、预防、治疗以及康复疾病的目的，又称理疗。物理因子治疗临床应用广泛，适应范围广，是物理治疗的重要组成部分。

脊柱侧弯是脊柱的一种三维畸形，包括冠状位、矢状位和轴位上的序列异常。由于脊椎椎体长时间的三维畸形，导致椎体周边的韧带、肌肉等软组织受损，故往往表现为腰背部疼痛。脊柱侧弯由于肌肉长时间失衡，往往导致凹侧肌肉紧张，凸侧肌肉萎缩，肌肉失能。更有严重者由于胸廓变形会导致呼吸功能障碍。脊柱侧弯的物理治疗中，除运动疗法和手法治疗外，物理因子治疗同样有着重要作用。

临床研究表明，物理因子治疗能有效改善脊柱侧弯引起的腰背部疼痛、肌肉痉挛以及肌肉萎缩等并发症。适用于脊柱侧弯的物理因子治疗技术主要有经皮神经电刺激、神经肌肉电刺激、干扰电疗法、超短波疗法、红外线疗法、石蜡疗法、超声波治疗、深层肌肉刺激仪等。

一、经皮神经电刺激

经皮神经电刺激（transcutaneous electrical nerve stimulation, TENS）疗法应用一定频率、一定波宽的低频脉冲电流作用于体表刺激神经，达到镇痛、治疗疾病的目的，又被称为周围神经粗纤维电刺激疗法，是 20 世纪 70 年代根据疼痛闸门控制学说发展起来的以治疗疼痛为主的无损伤性治疗方法。其作用有镇痛（适用于急慢性疼痛，如手术后切口痛、关节痛、腰背痛、关节痛及肌痛等），改善组织血液循环，促进骨折、伤口愈合，治疗心绞痛等。

方法：脊柱侧弯腰背痛患者常选用常规的 TENS 治疗频率。常规的 TENS 应用高频率、低强度的电刺激，频率为 70～110Hz，脉宽小于 0.2ms，治疗时有舒适的麻颤感，不产生肌肉收缩，镇痛效果较好。治疗时，患者取舒适的体位，电极的放置可选择并置、对置或交叉等。放置部位一般在腰背部疼痛部位，扳机点或穴位（见图 4-88）。

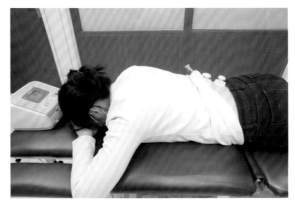

图 4-88　经皮神经电刺激治疗

注意事项：孕妇、装有起搏器的患者禁用 TENS 疗法。脊柱侧弯患者存在以下情况时慎用 TENS 疗法：患有高血压或低血压，及有皮肤破损的部位、出血部位、脂肪组织过多的区域。

二、神经肌肉电刺激

神经肌肉电刺激（neuromuscular electrical stimulation, NMES）在临床上通常指采用低频脉冲电流刺激运动神经或肌肉，以提高肌肉功能、治疗神经肌肉疾患的一种电刺激治疗方法，属于低频电疗法范畴。临床研究表明，NMES 能显著改善患者的肢体功能，维持及增加关节活动度，增强肌肉力量，预防肌肉萎缩，缓解肌肉痉挛以及对肌肉进行再教育，从而提高患者各项功能，明显降低致残率。NMES 在临床上应用广泛，针对脑卒中引起的足下垂、肩关节半脱位，各种原因引起的肌萎缩、肌无力，及尿潴留、尿失禁等，都有良好疗效；对不明原因引起的特发性脊柱侧弯也有良好疗效，尤其对 Cobb 角在 20°～ 40°的脊柱侧弯患者效果更佳。

方法：在使用时，将电极置于凸侧最高点的上下方，通过刺激凸侧肌肉收缩，逐步减小侧弯的角度。NMES 矫正脊柱侧弯的频率多为 25 ～ 35Hz，脉宽 0.2ms，刺激 6s，休息 4 ～ 25s，强度以引起肌肉强直收缩而不引起疲劳为限。治疗从睡觉时间开始，每晚治疗 8 ～ 10h，连续治疗 6 ～ 42 个月或直到患者的骨骼发育成熟为止。

注意事项：同 TENS。

三、干扰电疗法

干扰电疗法（static interferential current therapy，SICT）将两组或三组不同频率的中频电流交叉地输入人体，在体内发生干扰后产生低频调制的中频电流，这种电流被称为干扰电流，应用这种干扰电流治疗疾病的方法被称为干扰电疗法，又称交叉电疗法。其分为传统干扰电疗法（静态干扰电疗法）、动态干扰电疗法和立体动态干扰电疗法三种。相较于其他中频电疗法，干扰电疗法有作用较深、作用范围较大、人体不易产生适应等特点，越来越受到重视，常被用于治疗慢性疼痛和肌肉功能障碍等病症，是临床常用的治疗措施之一。其主要作用有促进血液循环，镇痛，消肿，治疗和预防肌肉萎缩，调节自主神经与调整内脏功能等。

方法：根据脊柱侧弯患者不同的治疗需求，干扰电有不同的治疗作用。①防止失用性肌萎缩。使用 4 个电极，将两组电极交叉放置于治疗部位，选择差频为 50 ～ 80Hz，剂量选择耐受量，每次治疗时间一般不超过 30min。叮嘱患者可在治疗的同时主动收缩肌肉，以增强疗效。②缓解腰背肌痉挛，减轻和消除肌肉的紧张和僵硬，改善腰背肌血供，有利于减轻和消除腰背肌疼痛。治疗时使用 4 个电极，将两组电极交叉放置在痉挛肌肉的两端，将电流交叉干扰场置于痉挛肌的肌腹上，差频一般为 50 ～ 100Hz，治疗剂量选择运动阈上或耐受量，每次治疗时间一般不超过 30min。

注意事项：脊柱侧弯合并急性炎症、急性外伤、出血性疾病、急性感染性疾病、恶性肿瘤、高热等时忌用该疗法。

四、超短波疗法

超短波疗法（ultrashort wave therapy）应用频率为 30 ～ 300MHz、波长为 10 ～ 1m 的超短波电流，作用于人体以治疗疾病，又被称超高频电场疗法。超短波电流很容易通过人体，在高频电场的作用下产生热效应和非热效应。超短波疗法的临床应用范围很广，是最常用的物理疗法之一。其作用主要有消炎、镇痛、解痉、加速组织生长修复等。

方法：在治疗脊柱侧弯患者时，一般选用微热量（Ⅱ级剂量）即有能感觉的温热感，氖光管微亮，电流强度 130 ～ 170mA；或者选用温热量（Ⅲ级剂量）即有明显而舒适的温热感，氖光管明亮电流强度 180 ～ 240mA。每次治疗一般不超过 30min。

注意事项：脊柱侧弯合并恶性肿瘤、出血倾向、活动性结核等疾病时忌用。

五、红外线疗法

红外线疗法，即应用红外线治疗疾病的方法。医用红外线波长一般为 760nm ～ 400μm，其作用机制是热效应，因此又有热射线之称。红外线以热辐射形式作用于人体，使受热后局部循环改善、水肿吸收、疼痛减轻、组织修复，临床上常用来治疗软组织损伤、劳损、骨性关节炎等。红外线能够透过皮肤，直接使肌肉、皮下组织等产生热效应，可使心率、呼吸加速，改善肾脏的血液循环，对心血管系统、神经系统都有一定的调节作用。

方法：脊柱侧弯患者充分暴露治疗部位，照射剂量通过灯距调整，根据皮肤温度、患者的感觉来调节，照射时患者应有舒适的温热感，不能感觉到烧灼或疼痛。照射后，皮肤可出现界限不清、分布不均的网状红斑，通常情况下，皮肤温度不得超过 45℃，以免疼痛烫伤。根据不同病情确定治疗时间，但每次治疗时间一般不超过 30min。

注意事项：脊柱侧弯合并恶性肿瘤、出血倾向、高热、急性损伤等忌用。

六、石蜡疗法

石蜡疗法（paraffin therapy）利用加热熔解的石蜡作为传导热的介质，将热能传至机体，以预防和治疗疾病。石蜡对人体的化学作用很小，其化学作用取决于石蜡中矿物油的含量和成分。石蜡的热容量大、蓄热性能好、导热性小，能使皮肤耐受较高温度（55～60℃）的温热作用，且保持较长时间。石蜡具有良好的可塑性与黏滞性，能与皮肤紧密接触，同时随着温度降低、冷却凝固、体积缩小（体积可缩小 10%～20%），对组织产生轻微的挤压，起到机械压迫作用，从而促进温热向深部组织传递。石蜡疗法有助于改善局部血液循环，促进水肿、炎症消散，促进上皮组织生长、创面愈合，软化松解瘢痕组织及肌腱挛缩。

方法：取适量大小的蜡块，用塑料袋包裹敷于治疗部位。温度一般为45～50℃，每天治疗一次，每次不超过 30min。

注意事项：脊柱侧弯合并对蜡疗过敏、高热、有出血倾向等患者忌用。

七、超声波治疗

频率高于 20kHz 的声波被称为超声波。应用 500～5000kHz 的超声能作用于人体以治疗疾病的方法称为超声波疗法。超声波作用于人体组织产生机械作用、热作用和空化作用，导致人体局部组织血流加速，血液循环改善，血管壁蠕动增加，细胞膜通透性加强，离子重新分布，新陈代谢旺盛，组织中氢离子浓度减低，pH 增加，酶活性增强，组织再生修复能力加强，肌肉放松，肌张力下降，疼痛减轻或缓解。超声波治疗中，局部组织的变化可以通过神经体液途径影响身体某一节段或全身，起到治疗作用。骨骼肌与结缔组织对超声非常敏感，治疗剂量超声波可使肌肉松弛、肌张力下降。

方法：对脊柱侧弯患者使用移动法，在皮肤上涂以接触剂，将声头置于治疗部位，根据病情选用连续或脉冲输出，调至所需治疗强度、时间、频率（见图 4-89）。治疗中，声头应紧贴治疗部位，勿使声头与皮肤间留有空隙，声头移速以 1 ～ 2cm/s 为宜，治疗中应询问患者的感觉，以声头作用处有温热感、酸胀感为宜。每次治疗时间不超过 10min。

注意事项：脊柱侧弯合并出血倾向、恶性肿瘤等忌用。

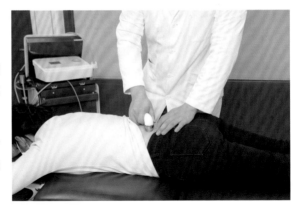

图 4-89　超声波治疗

八、深层肌肉刺激仪

深层肌肉刺激仪（deep muscle stimulator，DMS）通过击打和机械振动作用于深部的肌肉组织，达到镇痛、促进感觉功能恢复、缓解痉挛的作用。通过机械力传导可松解粘连，使钙化物解体。而从生物学效应来说，它可使血管扩张，加速新陈代谢，从而消除疼痛因素、加速组织修复、促进血液循环淋巴回流，对肌肉慢性疼痛都有极为显著的疗效。其通过对肌肉与筋膜产生轻微的牵拉作用，可以有效地保持肌肉与筋膜的弹性，有效治疗长度变短的肌肉，刺激较弱以及萎缩的肌肉，促进肌肉力量平衡，恢复正确体姿，帮助实现更大范围的运动。

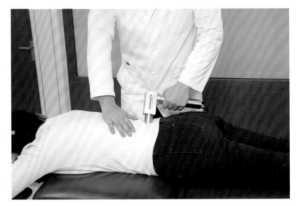

方法：患者取舒适体位，调节 DMS 频率和强度以患者耐受为度（见图 4-90）。

注意事项：治疗后若有持续疼痛，应减小强度。

图 4-90　深层肌肉刺激仪治疗

（廖　锋）

参考文献

李华，沈浩，宁育超，等 . 悬吊训练对脊柱侧弯伴慢性疼痛患者疼痛与脊柱功能的影响 . 颈腰痛杂志 , 2021, 42(5): 736-738.

林茂顺 . 悬吊运动训练对成人特发性脊柱侧弯慢性腰背疼痛的康复效果分析 . 中国现代医生 , 2019, 57(4): 85-87.

沈滢，张志强 . 康复治疗师临床工作指南——物理因子治疗技术 . 北京：人民卫生出版社，2019.

孙超 . 核心力量训练辅助矫治青少年脊柱侧弯的疗效观察 . 临汾：山西师范大学 , 2018.

孙武东，蔡倩，郭建业，等 . 悬吊训练治疗青少年特发性非双弯型脊柱侧弯疗效观察 . 康复学报 , 2021, 31(4)：317-322.

燕铁斌 . 物理治疗学 . 3 版 . 北京：人民卫生出版社，2018.

Bae YH. Effect of sling lmubar stabilization exercise program on the balance of adolescent idiopathic scoliosis patients. J Korea Academia-Industrial Cooperation Society, 2012, 13(7): 3074-3034.

Berdishevsky H, Lebel VA, Bettany-Saltikov J, et al. Physiotherapy scoliosis-specific exercises-a comprehensive review of seven major Schools. Scoliosis and Spinal Disorders, 2016, 11: 20.

Bergmann TF，Peterson DH. 美式整脊技术：原理与操作 . 王平，等译 . 天津：天津科技翻译出版有限公司，2013.

Betts T. The development of a classification system for the treatment of scoliosis by the side shift. Scoliosis, 2014, 9(Suppl 1): O66.

Betts T. The development of a decision making pathway for the physiotherapy treatment of adult scoliosis. Scoliosis, 2014, 9(Suppl 1): O47.

Białek M, M'hango A. FITS concept-functional individual therapy of scoliosis. studies in health technology and informatics. the conservative scoliosis treatment. 1st SOSORT instructional course lectures book. IOS, 2008, 135: 250-261.

Burwell RG, Dangerfield PH, Moulton A, et al. Whither the etiopathogenesis (and scoliogeny) of adolescent idiopathic scoliosis? Incorporating presentations on scoliogeny at the 2012 IRSSD and SRS meetings. Active self-correction and task-oriented exercises reduce spinal deformity and improve quality of life in subjects with mild adolescent idiopathic scoliosis. Results of a randomized controlled trial. Scoliosis, 2013, 8: 4.

Dobosiewicz K, Durmala J, Czernicki K, et al. Pathomechanic basics of conservative treatment of progressive idiopathic scoliosis according to Dobosiewicz method based upon radiologic evaluation. Stud Health Technol Inform, 2002, 91: 336-341.

Durmala J, Dobosiewicz K, Jendrzejek H, et al. Exercise efficiency of girls with idiopathic scoliosis based on the ventilator anaerobic threshold. Stud Health Technol Inform, 2002, 91: 357-360.

Gur G, Ayhan C, Yakut Y. The effectiveness of core stabilization exercise in adolescent idiopathic scoliosis: a randomized controlled trial. Prosthet Orthot Int, 2017, 41(3): 303-310.

Kim YW, Kim NY, Chang. Comparison of the therapeutic effects of a sling exercise and a traditional stabilizing exercise for clinical lumbar spinal instability. J Sport Rehabilitation, 2016: 27.

Lenhert-Schroth C. Three diamentional treatment of scoloisis. Glasgow, UK: Handspring Publishing, 2007.

Monticone M, Ambrosini E, Cazzaniga D, et al. Active self-correction and task-orientated exercises reduce spinal deformity and improve quality of life in subjects with mild adolescent idiopathic scoliosis. Results of a randomized controlled trial. Eur Spine J, 2014, 23(6): 1204-1214.

Myers TW. 解剖列车：徒手与动作治疗的肌筋膜经线. 关玲，周维金，瓮长水，译. 北京：军事医学科学出版社，2015.

Negrini S, Aulisa AG, Aulisa L, et al. 2011 SOSORT guidelines: orthopaedic and rehabilitation treatment of idiopathic scoliosis during growth. Scoliosis, 2012, 7: 3.

Negrini S, Fusco C, Minozzi S, et al. Exercises reduce the progression rate of adolescent idiopathic scoliosis: results of a comprehensive systematic review of the literature. Disabil Rehabil, 2008, 30(10): 772-785.

Negrini S, Hresko TM, O'Brien JP, et al. Recommendations for research studies on treatment of idiopathic scoliosis: consensus 2014 between SOSORT and SRS non-operative management committee. Scoliosis, 2015, 10: 8.

Prentice WE. 康复物理因子治疗. 王于领，朱玉连，译. 北京：人民卫生出版社，2021.

Rigo M, Villagrasa M, Gallo D. A specific scoliosis classification correlating with brace treatment : description and reliability. Scoliosis, 2010, 5: 1.

Romano M, Negrini A, Parzini S, et al. SEAS (Scientific Exercises Approach to Scoliosis): a modern and effective evidence based approach to physiotherapic specific scoliosis exercises. Scoliosis, 2015, 10: 3.

Weiss HR. The method of Katharina Schroth-history, principles and current development. Scoliosis, 2011, 6: 17.

Yu DY, Sik Y. Effects of sling-based Core exercise program on Cobb angle and Core strength of idiopathic scoliosis in adolescences. J Korean Orthopedic Manual Physical Therapy, 2019, 25(1): 47-56.

第一节 脊柱侧弯治疗史

公元前 400 年，现代医学之父希波克拉底首次描述了脊柱侧弯，他还发明了希波克拉底梯和复位床，通过牵引力或者重力伸展脊柱，同时在侧弯位置用外力压迫，试图用这种方法对脊柱侧弯进行矫形复位（见图 5-1 和图 5-2）。

在脊柱侧弯的早期历史研究中，研究者们在很长一段时间内认为脊柱侧弯是由椎体关节错位引起的。像人体其他关节，如肩关节，只要椎体复位就可以解决侧弯的问题，从而发明了各种复位装置。

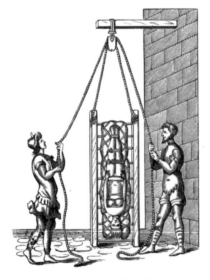

图 5-1 希波克拉底梯

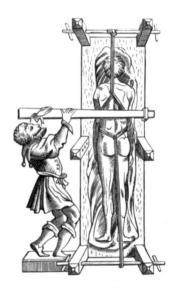

图 5-2 希波克拉底复位床

"scolios"（脊柱侧弯），该单词源自希腊语，意为"曲率"，由希腊医师盖伦·佩尔加蒙（Galen of Pergamon）创造。如今，它被用来描述一种特定的临床状况，该状况由与椎骨旋转同时伴有脊柱横向偏移组成。同时，他还首先使用并描述了脊柱后凸（kyphosis）和前凸（lordosis）。

1579 年，法国军医安布鲁瓦兹·帕雷（Ambroise Pare，1510—1590）发明了第一个穿戴式支具，这种支具由铁片制作而成（见图 5-3），上面有很多透气眼，每 3 个月需要更换一次。

1743 年，法国医生尼古拉斯·安德烈（Nicolas Andry）在其著作 *Orthopédie* 中描述了矫形的最佳理念，著名的矫形之树图案就源于此（见图 5-4）。

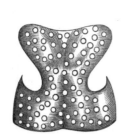 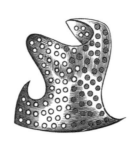 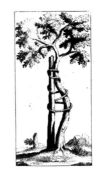

图 5-3 铁片制作的支具   图 5-4 矫形之树

安德烈认为，矫正畸形必须采用类似矫正幼树弯曲树干的方法来恢复自身形状，也就是在患者骨骼生长过程中慢慢地影响骨骼，以矫正脊柱畸形。

1877 年，美国医生刘易斯·赛尔（Lewis Sayre，1820—1900）用石膏背心来矫正脊柱侧弯畸形。如图 5-5 所示，患者被三脚架悬吊起双手，医生为其制作石膏支具。

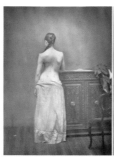 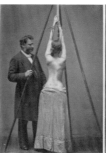 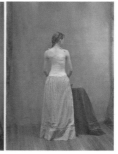

图 5-5 初始体表（左），三脚架悬吊（中），石膏支具制作完成（右）

1889 年，罗斯·西蒙（Roth Simon，1852—1915）主张用体操的方法来解决脊柱侧弯问题（见图5-6），同时建议一定要注意儿童的日常生活姿势（见图5-7 和图5-8）。

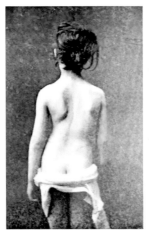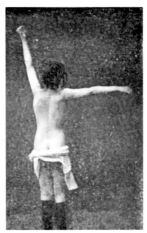

图 5-6　左侧为患者自然体态，右侧为矫形体态

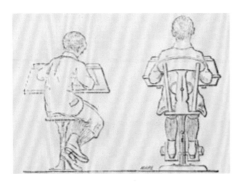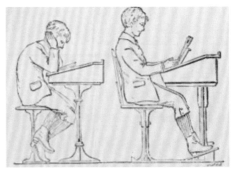

图 5-7　可调节高度的桌椅保证儿童良好坐姿
（左图为错误姿势，右图为正确姿势）

图 5-8　可调节高度的桌椅保证儿童良好坐姿
（左图为错误姿势，右图为正确姿势）

1902 年，德国医生路德维希·沃尔斯坦（Ludwig Wullstein，1864—1930）推行"强行矫正"方法（见图5-9 和图5-10）。

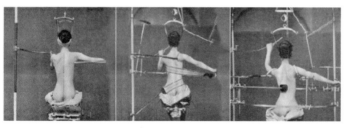

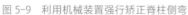

图 5-9 利用机械装置强行矫正脊柱侧弯

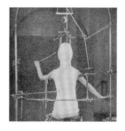

图 5-10 各种复杂的器械装置

1913 年，美国医生艾伯特（Edville Gerhardt Abbott，1871—1938）创造了世界上第一个有效的塑料支具，用赛璐珞材料（塑料的旧称）制成（见图 5-11 至图 5-13），该类支具穿脱方便。

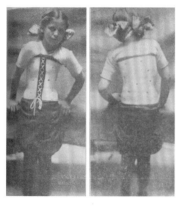

图 5-11 世界上第一个塑料支具
（患者初诊畸形为左侧弯）

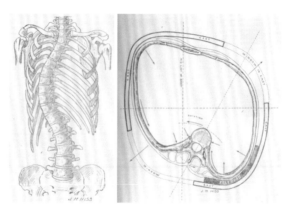

图 5-12 横截面显示支具改善胸廓变形原理

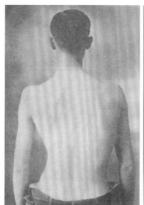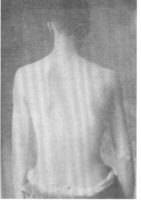

图 5-13 治疗前后的体态对照

1921 年，德国脊柱侧弯患者卡塔琳娜·施罗斯（Katharina Schroth）受到气球的启发，试图通过在镜子前选择性地吸气到身体胸背部的凹处，以消除躯干畸形来矫正脊柱侧弯。施罗斯开创了以旋转呼吸法为核心的施罗斯体操（见图 5-14），以改善外观，增加肺活量，提高肌肉力量。

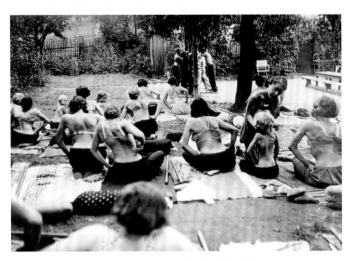

图 5-14　患者在练习施罗斯体操

1945 年，密尔沃基（Milwaukee）支具在美国被首次使用（见图 5-15），当时用于脊柱的部分牵引和矫形，但目前已很少采用。

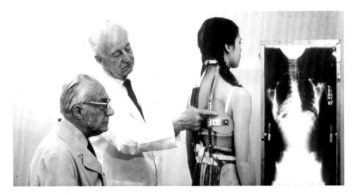

图 5-15　密尔沃基支具

1970 年，法国军医杰克·色努（Jacques Cheneau）博士创立了他的支具体系，注重患者身体发育因素，利用一个或多个"三点力"治疗原理，在突起部位施加压力，在凹陷部位设置伸展空间，称之为色努支具，同时结合施罗斯体操的分型原则和呼吸方法，色努支具用较大的矫正力去对抗身体的旋转，从而改善脊柱侧弯和肋骨扭转的畸形（见图 5-16）。

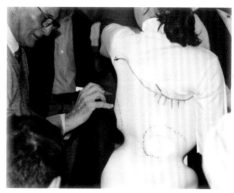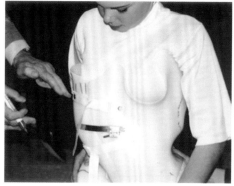

图 5-16　色努矫形支具

　　1972 年，美国人发明了波士顿（Boston）支具（见图 5-17），其特点是后开口，半成品化。

　　随着三维数字扫描技术的发展，以及计算机辅助设计与制造技术（CAD/CAM）在矫形技术领域的广泛应用，色努支具等脊柱侧弯支具也能利用数字技术对模型进行处理和制作，方便数据的积累，更有利于临床矫形技术的研究和推广。

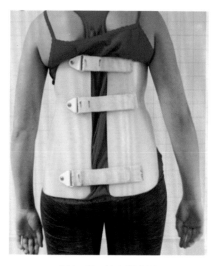

图 5-17　波士顿支具

第二节　支具治疗的原理、适应证和禁忌证

　　脊柱侧弯支具属于矫正性矫形支具，又被称作脊柱侧弯矫形器，它能够控制和矫正脊柱侧弯，矫正肋骨的畸形，维持脊柱的生物力学平衡。

　　在矫形支具制作装配技术中，脊柱侧弯支具的作用可以概括为脊柱支撑、控制运动、复位与脊柱矫正等。矫正作用是针对患者在生长发育阶段由于特发性的、先天性的因素或疾病等引起的脊柱畸形及异常，通过改变脊柱节段或整体的生物力学关系，控制脊柱运动，调整关节序列，引导脊柱特别是骨骺的生长发育，达到改善甚至消除畸形的目的。

一、治疗原理

矫形支具运用生物工程力学原理的三点力系统，改变脊柱及骨盆、胸廓、肩胛带的力学和运动学的特征（见图 5-18）。例如，冠状面的矫正利用可以引起躯干节段运动的压力作用于弯曲的顶点和端点相应体表部位，促进身体躯干各节段平衡，同时改善肌肉和软组织的作用。

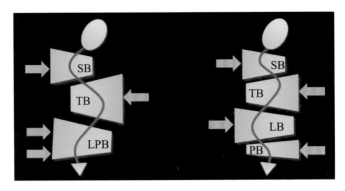

图 5-18　不同侧弯分型的三点力系统

二、适应证

脊柱侧弯支具治疗的主要目的是阻止侧弯恶化，矫正脊柱侧弯畸形，增加肺活量，改善外观，缓解或消除疼痛。脊柱侧弯支具治疗的主要适应证是侧弯角度 Cobb 角小于 50°、尚处于发育期的特发性脊柱侧弯患者；绝对适应证的 Cobb 角度数是 20°～40°。临床上，对于成年患者或其他原因脊柱侧弯患者，支具治疗可以作为辅助手段。

脊柱侧弯患者可以通过矫形支具矫正治疗。得到较好治疗效果的前提之一是骨骼发育时间还有 2 年或以上。骨骼发育状态可以从年龄、第二性征、骨龄等方面考虑。矫形支具通过改善脊柱骨骼和肌肉的生物力学情况，引导骨骼发育，来达到最终的矫正目的。因此，在影响脊柱侧弯支具治疗效果的诸多因素中，发现畸形的时间和开始治疗的时间是非常重要的。一方面，早期发现的脊柱侧弯畸形程度轻，骨骼变形小，易于外部力量矫正；另一方面，患者可控制的发育阶段越长，矫形效果越好。

三、禁忌证

支具治疗的禁忌证如下。

1. 先天性脊柱侧弯，如肋骨融合、半椎体、硬脊膜膨出等。

2. 脊柱的胸弯和腰弯呈 S 形结构性改变，两个弯的角度都达到 50°以上。

3. 脊柱侧弯的主弯位置在脊柱的上段，顶椎在 T_4 以上。

4. 患者身体柔韧性很差，躯干非常僵硬。

5. 患者有过敏性皮肤病，对矫形支具的材料有过敏症状。

6. 肥胖者。

7. 患者心理上不能接受矫形支具治疗，甚至抵制矫形支具的适配。

第三节　常用支具的种类

脊柱侧弯支具用于治疗脊柱侧向弯曲及伴有的旋转变形。其种类较多，常用支具有如下几种。

一、密尔沃基式（Milwaukee）脊柱侧弯支具

密尔沃基式（Milwaukee）脊柱侧弯支具是第一款用于治疗脊柱侧弯的现代矫形支具，由美国密尔沃基市的布朗特（Blount）和莫伊（Moe）两位医生于 1945 年共同开发。其在初期只是一种具有脊柱牵引功能的支具形式，用于矫正脊柱侧弯畸形或术后固定，后经多次更新换代，直到1975 年才基本定型，形成我们现在所看到的形式（见图5-19）。

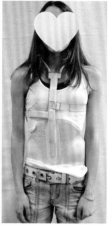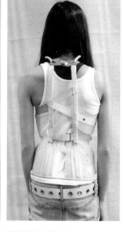

图 5-19　密尔沃基式脊柱侧弯支具

特点：由枕托、喉托、骨盆托、前后支条、侧方压力垫等部件组成。患者穿戴后能产生主动和被动两种矫正力。被动矫正力为纵向牵引力和侧向压力。主动牵引力则是通过患者主动进行"伸展"和"离垫"动作而产生的。支具穿戴时间为每天约 23 小时。该支具的最大缺点是，颈项周围的上部结构对患者日常生活活动的限制较大，且外观引人注目，会造成大部分青春期患者心理障碍。

适用人群：对胸部尤其高位的胸椎脊柱侧弯有较好的疗效。适用于 T_6 以下，Cobb 角 20°～50°的脊柱侧弯患者。

二、波士顿式（Boston）脊柱侧弯支具

波士顿式（Boston）脊柱侧弯支具是在 20 世纪 70 年代初美国最受欢迎的治疗脊柱侧弯的支具系统，由波士顿儿童医院霍尔（Hall）博士和米勒先生（MilLe）共同开发，它是第一款模塑成形的脊柱侧弯支具（见图 5-20）。

特点：是一种腋下型脊柱侧弯支具，在密尔沃基脊柱侧

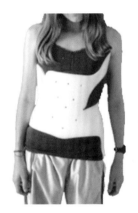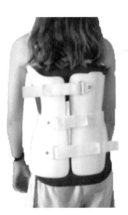

图 5-20　波士顿式脊柱侧弯支具

弯支具的基础上，去掉了前后支条，可根据患者的需要加装压力垫、支条、颈托等部件。其作用是在冠状面上利用三点力系统进行矫正，利用压力垫减少水平面扭转，利用腹托减少腰椎前凸和提高腹腔内压，以产生对脊椎的牵引力。该支具的关键是腰椎垫的使用要得当。

适用人群：适用于顶椎在腰椎和下胸段（T_{10}）以下，Cobb 角小于 50°的脊柱侧弯患者。

三、里昂式（Lyon）矫形支具

里昂式（Lyon）矫形支具又称斯塔格纳拉（Stagnara）式背架，是由法国里昂整形外科医生斯塔格纳拉发明的一种组合式支具（见图 5-21）。

特点：由前后各一根金属条将两块骨盆壳体和腋下的环形托相连接而成，其腰椎和胸椎部环形压垫可以根据患者的需要进行上下调节。其具有可调性和可修改性，在欧美国家极为流行。

适用人群：其不仅可以治疗脊柱侧弯，而且可以作为固定式矫形器，用于术后胸、腰椎的固定，起到固定和支撑脊柱的作用。

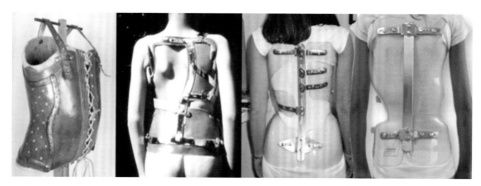

图 5-21　里昂式支具

四、色努式（Cheneau）脊柱侧弯支具

色努式（Cheneau）脊柱侧弯支具由法国医生色努博士发明，又称 CTM 式支具。色努式脊柱侧弯支具注重患者身体发育因素，利用三点力治疗原理，辅以伸展空间，有效地控制脊柱侧弯的进一步发展，在现代矫形技术领域获得广泛认可。该矫形支具用塑料板材在阳模上整体热塑成形，是目前国内制作、装配较多的脊柱侧弯支具（见图 5-22）。

特点：具有系列的针对脊柱侧弯弯曲和扭转的三维压力垫和较大的释放空间（即释放区有窗口），是主动式的抗旋转侧弯矫形器。其作用除像波士顿式支具那样利用三维压力垫减少水平面扭转，采用两组三点力进行脊柱

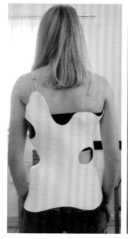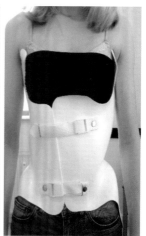

图 5-22　色努式脊柱侧弯支具

141

侧弯矫正，利用腹托提高腹腔内压以产生对脊柱的牵引力外，还利用呼吸动作和肌肉运动来主动矫正侧弯和旋转畸形。

适用人群：适用于顶椎在 T_6 以下，Cobb 角为 $20°\sim 50°$ 的脊柱侧弯患者。

五、GBW（Gensingen Brace Weiss）脊柱侧弯支具

2008 年，德国韦斯（Weiss）博士在其外祖母卡塔丽娜•施罗斯（Katharina Schroth）和母亲克里斯塔•施罗斯（Christa Schroth）对脊柱侧弯研究的基础上，利用计算机辅助设计和制造（CAD/CAM）技术，改良色努式脊柱侧弯支具，并结合家族的施罗斯体操，通过自己研究的独特分型体系，使每位患者得到个性化、小巧、有效的脊柱侧弯支具，称之为 GBW 脊柱侧弯支具。Gensingen 是韦斯（Weiss）博士诊所所在小镇的名称，Brace 是背架的意思，Weiss 则是他的名字。GBW 脊柱侧弯支具和施罗斯体操被称为施罗斯脊柱侧弯矫形技术体系，目前在全世界享有很高的声誉（见图 5-23 和图 5-24）。

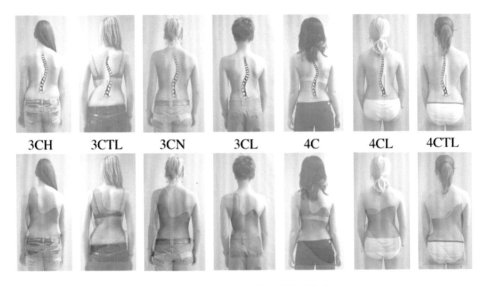

图 5-23　GBW 脊柱侧弯支具分型体系

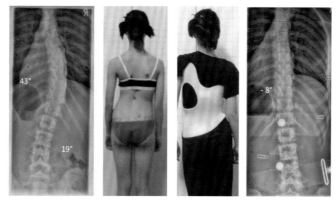

图 5-24 GBW 脊柱侧弯支具矫形案例

特点：GBW 脊柱侧弯支具是真正意义上的三维空间躯体矫形的脊柱侧弯支具，冠状面上对脊柱侧向弯曲进行精准矫正，水平面上有抗旋作用从而改善背部的隆起，矢状面上有按照生理曲度的设计防止平面畸形加重。根据脊柱曲线的不同，GBW 脊柱侧弯支具有针对性地设计出 7 种类型。所有的 GBW 脊柱侧弯支具包裹骨盆单侧且短，患者在坐位和下蹲时影响也较小。支具的前部面积不大，对胸廓及乳房的发育没有限制。GBW 脊柱侧弯支具有引导患者主动矫正的设计原理，支具内的矫正率较高。

适用人群：适用于顶椎在 T_6 以下，Cobb 角为 $20°\sim 50°$ 的脊柱侧弯患者。

第四节　3D 打印的脊柱侧弯支具

3D 打印技术也称快速成形技术，适合单件个性化产品生产。每位脊柱侧弯患者的情况不同，脊柱侧弯支具必须每个单件生产，所以非常适合用 3D 打印来制作。另外，传统的模塑成形技术制作的脊柱支具透气性差，患者在夏季很难配合治疗。而 3D 打印技术可以局部材料加强，大部分材料镂空，提高了支具的透气性。例如，在后背部中央两侧做加强条设计，材料增厚到 4mm；而在其他部分厚度则仅为 3.5mm。

传统模塑成形技术制作的脊柱侧弯支具不够时尚，这也是使用者的一个痛点，尤其对于青春期少女来说心理压力大，很多女性患者不愿意将矫形支具穿戴到学校或公共场所。而 3D 打印技术可以设计时尚花型和不同的颜色，让支具更加时尚，这样患者才更愿意穿戴。同时，模塑成形技术制作的脊柱矫形支具整体重量还是偏重；而3D打印技术可以减轻支具总体重量，使穿戴更轻巧、舒适。

案例1

患者，女性，2002年出生，2017年2月发现脊柱侧弯，主弯在胸腰段，并向左弯，Cobb角为35°。脊柱力线整体偏左，骨盆偏右。穿戴3D打印的GBW支具后，支具内X线片侧弯度数为−2°（见图5-25）。

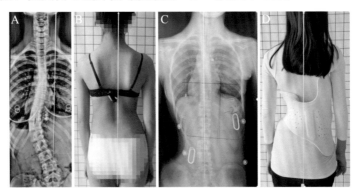

图5-25　A：初诊脊柱X线片；B：初诊体表；C：支具内脊柱X线片；D：3D打印GBW支具照

案例2

患者，女性，2004年出生，2017年7月发现脊柱侧弯，胸右侧弯（Cobb角为24°），随即定做了3D打印GBW支具，支具内脊柱X线片侧弯度数为3°，脊柱中线过矫（见图5-26）。到2019年1月为止，该患儿骨骼发育期结束，治疗结束。

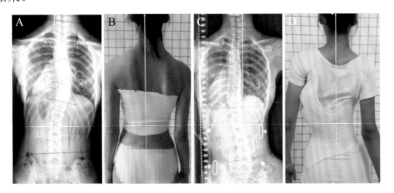

图5-26　A：初诊时脊柱X线片；B：初诊后背体表照；C：支具内脊柱X线片；
D：3D打印GBW支具照

2019 年 7 月，完全脱支具半年后拍摄脊柱 X 线片并复查，侧弯度数 Cobb 角为 12°，脊柱非常稳定（见图 5-27）。

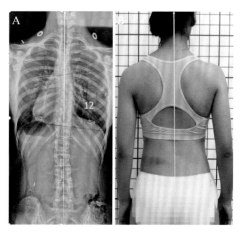

图 5-27　A：脱支具半年后脊柱 X 线片；B：后背体表照

第五节　脊柱侧弯支具的穿戴要求

一、穿戴脊柱侧弯支具方法

在支具下面穿一件贴身无缝纯棉内衣，衣服的长度要超过支具的长度。最好采取卧位穿戴支具。将矫形支具置于身体侧面，将其掰开穿入。调整好位置，注意将支具的主要压力点置于正确的位置。将搭扣穿过扣环，一只手推住矫形支具的压力面侧，另一只手将与之对应的搭扣带拉紧。先系最下面的搭扣，再系最上面的搭扣，重复拉紧每个搭扣，直到支具穿到医师或矫形技师所要求的位置。

二、支具的穿戴计划

医师或矫形技师根据患者具体情况决定支具穿戴时间，分为全日佩戴（每日 22 小时以上）和每日部分时间佩戴。以全日佩戴方式举例穿戴计划：患者第一次穿戴矫形支具时应在 1 ～ 2 小时内取下支具，检查皮肤状况，可用酒精擦拭皮肤受压区域；1 小时后再戴上，逐步增加支具穿戴时间。一般情况下，首次穿戴支具需要 2 周左右的适应时间；此后，全日佩戴支具时长为 22

小时以上，其余时间用作体操锻炼和处理个人卫生。第一次尝试晚上睡觉穿戴可选在周末，如确实难以入睡，可脱下矫形支具，第二天再试，直至适应。由于人体白天都在活动中，所以支具一般会有稍许窜动，属于正常现象。建议患者每天早上起床后和晚上睡觉前，重新穿戴矫形支具一次，以保证矫形支具的位置良好。

三、皮肤清洁和维护

建议患者每天洗澡，保持皮肤清洁。坚持按摩和热敷，直到皮肤有很好的耐受性。经常观察皮肤的颜色，正常情况下穿戴支具一段时间后，脱去支具，压力点的皮肤可以是樱桃红色，但在30分钟内消退。

矫形支具应按照医师或矫形技师要求系紧，避免上下窜动，以保证其矫正作用和避免磨破皮肤。严格按照医师或矫形技师的画线位置穿戴，不要私自拉紧或者调松。在适应期，支具穿戴可以适当松一些。

矫形支具穿戴一段时间后，受压力部位的皮肤会出现色素沉着，这属于正常现象，在治疗结束后会自然恢复。

禁止穿戴支具进行剧烈运动，如踢足球、打篮球等对抗运动，以免因长时间摩擦造成皮肤问题。禁止穿戴矫形支具进行爬山、长距离行走等活动，因为那样有可能会造成皮肤磨损，影响矫形支具的穿戴。

四、矫形支具的保养

定期用温和皂水清洗矫形支具，每周用酒精擦拭支具一次。不可烘烤、烈日照射矫形支具，避免挤压和用力碰撞，禁止自行修理或改造矫形支具，如有损坏应及时联系厂家或者调试技师修整。

五、佩戴矫形支具可能出现的副作用

佩戴矫形支具可能出现的副作用有：①皮肤溃烂和压疮；②身体局部发麻、发胀；③皮肤严重过敏；④天气炎热时，身体出汗过多，有可能引起中暑；⑤皮下囊肿；⑥肋骨疲劳骨裂；⑦肌肉萎缩。

六、其他注意事项

1. 患者应该每 3 个月复查一次，复查时带齐所有的 X 线片；每 6 个月脱掉支具 4 ～ 6 小时左右后，拍摄站立位全脊柱 X 线正位片。拍摄 X 线片时尽量穿戴铅衣，避免乳房、甲状腺等相关部位受到 X 线辐射。

2. 矫形支具一般在患者发育期穿戴。医生或矫形技师会根据患者的矫形情况提出更换建议，患者需遵医嘱。

3. 患者如果出现胳膊发麻或发胀，请及时联系厂家或者矫形技师调整支具。

4. 患者如果同时有扁平足等足部问题，建议定制鞋垫，配合支具矫形治疗。

5. 如果支具出现垫子脱落、搭扣铆钉脱落、搭扣不粘、扣环损坏等问题，及时联系厂家或矫形技师解决。

6. 建议矫形内衣长一些，将内裤、外裤都穿在矫形支具的外面，这样方便患者戴着支具上厕所。

7. 穿戴矫形支具期间，患者在吃饭时如果感觉有影响，可以适当调松支具的搭扣带，吃完饭 30 分钟后将带子拉紧到所要求的位置。

8. 女性患者穿戴矫形支具时，支具里面建议穿一件吸汗的无缝内衣即可，不建议再穿胸罩，尽量确保矫形支具内衣物平整且无皱褶。

七、停止使用脊柱侧弯支具的原则

1. 身体的生长速度明显变慢，增高幅度每年小于 1cm。

2. 脊柱侧弯度数 Cobb 角在 20° 以下。

3. 女孩月经初潮 3 年后。

4. 脊柱侧弯角度变化不明显，一年小于 5°。

5. 一般穿戴到患者骨骼发育结束（女孩为 15 周岁，男孩为 17 周岁）。脊柱侧弯经过矫正后 Cobb 角仍大于 30° 的患者，建议还需要延长支具穿戴时间 1 ～ 2 年。

第六节　支具治疗常见的问题

一、支具治疗会疼痛吗?

好的支具能矫正侧弯畸形，但又不会引起疼痛。真正有矫正作用的支具必须在施加矫正的压力区与之对应有足够的释放空间，引导患者的脊柱进行主动矫形动作，这样才能更有效，而通过支具对躯体的整体挤压是不能矫正的。有时从支具内X线片上看，挤压型支具的矫正效果令人非常满意，但如果支具引起疼痛而不能穿戴，矫正便无从谈起。

二、穿戴支具的预期矫正幅度有多大?

支具内矫正目标是使侧弯度数降低50%以上，但由于各种原因，有时可能实现不了。穿戴支具时侧弯矫正幅度取决于患者和单个支具的因素。

1. 患者相关因素

患者相关因素包括：①侧弯类型；②患者年龄；③侧弯的僵硬程度；④患者的自身能力；⑤依从性。

2. 支具相关因素

支具相关因素包括：①支具类型的独特性；②躯干不同节段施加矫形力的程度；③支具的适配情况。

在侧弯类型中，支具对单弧矫正的度数会多于双弧或三弧。在相同度数和侧弯类型的情况下，对11岁女孩侧弯的矫正比16岁女孩容易些。

三、Cobb 角 20°脊柱侧弯要穿戴支具吗?

对于这个问题要根据具体情况而定。

首先是年龄。对于7岁的小患者，由于其未到快速生长发育期，所以不需要全天穿戴支具，在夜间穿戴支具即可。对于16岁的少女，通常其不再有生长潜力，则没有必要支具治疗。而对于11岁的女孩，由于其正处于快速生长期，侧弯恶化的概率超过80%，则需要全日穿戴支具，如此才能矫正侧弯。

如果患者早期已佩戴支具且矫正效果良好，穿戴6个月后侧弯度数降到

15°以下，可以考虑缩短支具穿戴时间。

对于快速生长发育期的儿童，即使侧弯 Cobb 角为 15°，也应该（最低限度）部分时间穿戴支具。对于剃刀背（躯干的倾斜角）比较明显、骨盆有轻微侧移的情况，如果不进行矫正治疗，可能会影响预后。

四、怎样才是成功的支具治疗？

当脊柱侧弯恶化风险非常高时，通过支具治疗直至生长发育完成，侧弯度数一直稳定，并控制在 ±5°以内，可以认为是成功的支具治疗。如果患者有长高潜力并全日穿戴支具，则 Cobb 角在 20°~ 40°的侧弯有机会得到最终矫正。

对一些相对大龄、剩余生长发育空间较少的患者，穿戴设计合理的支具仍可改善外观，使躯干更对称。改善体态外观能减轻患者因脊柱侧弯造成的心理压力，从而减少对手术的需求。

然而，有些患者即使接受最好的支具治疗，最后也会放弃。另外，由于不能预测生长发育动态，原先很合适的支具也可能因患者长高而不再合适。如果只对支具做轻微改动或不做任何改动，每 3 个月复查时，患者会因快速长高而侧弯加重，这主要是由生长快速和生长时间不可预测所致的。支具变得不合适有很多因素，甚至因为费用问题而不能够及时更换支具。

总体来说，剩余生长发育空间多且全日制佩戴支具的患者，才能在 X 线片上最终实现矫正。

五、支具需要穿戴多久？

支具治疗的最佳时间是脊柱侧弯患儿青春期发育阶段，做生长矫形导向之用。在主要的长高阶段，患儿如果没穿戴支具，则侧弯度数可在数周内增加 20°~ 30°。在青春期生长结束时（女孩 15 岁，男孩 17 岁），侧弯度数通常很少在 1 年内增加 15°以上。支具治疗从业者需要注意，即使在青春期生长结束时，选择设计合理的有效支具，也可以明显改善外观和提高脊柱的稳定性。此时期的支具治疗有助于改善体态，减少患者手术需求。患者对保守治疗会更加配合，且自信心不断增加。

一般来说，在开始治疗时脊柱侧弯 Cobb 角小于 30°的患儿，依从性较好。女孩在 15 周岁后开始脱掉支具，男孩则要在 17 周岁以后。如果患儿侧弯 Cobb 角大于 30°，应延长穿戴时间，推迟脱支具的时间，以稳定治疗效果。在完全脱掉支具后，侧弯度数可能会有所反弹，但这不应该被视为恶化或加重。即使再延迟 1 年脱掉支具，侧弯度数也可能有同样幅度的增加。

六、支具治疗时，是否需要坚持康复治疗？

有针对性的物理治疗对明确侧弯类型的患者有积极的影响。然而，在生长期间，矫正支具应被视为最主要的治疗方法。儿童和青少年佩戴支具并不会减少肌肉活动。康复训练中心可以为患者提供心理支持，使其支具治疗更安心。当然，可以有效矫正和循证实践的物理治疗方法，在患者骨骼成熟时有助于改善和稳定治疗效果。如果物理治疗方法会引起过度的压力，那么使用有效支具至少应该是脊柱侧弯患者在快速生长期间的治疗首选。

患者在完全脱掉支具时要学会姿势控制，避免在日常活动中增加侧弯风险。如果患者从未接受过康复治疗，则需要根据侧弯类型和严重程度进行针对侧弯的强化训练。

（王佳齐　南晓峰）

参考文献

南小峰，谢华，王佳齐 . 德国施罗斯矫形体系治疗脊柱侧弯 . 杭州：浙江工商大学出版社，2019.

南小峰，赵立伟，王佳齐 . 脊柱侧弯保守治疗 100 例 . 杭州：浙江工商大学出版社，2021.

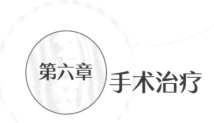

第六章 手术治疗

第一节　特发性脊柱侧弯的手术治疗

特发性脊柱侧弯是指原因不明的脊柱侧弯，是结构性脊柱侧弯中最常见、发生率最高的一种类型，约占总数的 75%～80%。根据发病年龄，其可分为婴儿型（0～3 岁）、少儿型（4～10 岁）和青少年型（＞10 岁）。

一、婴儿型及少儿型脊柱侧弯的治疗

支具治疗的指征为首诊时侧弯 Cobb 角＞25°，观察期间侧弯进展明显。如果支具治疗时侧弯进展迅速，应进行详细的神经系统检查及 MRI 检查，以确定是否存在颅脑或椎管内病变。如侧弯超过 50°，应放弃支具治疗。25%～65%的少儿型脊柱侧弯及全部的进展型婴儿型脊柱侧弯患者需要手术治疗。

手术方法的选择主要根据脊柱侧弯患者侧弯加重时的年龄。应首先考虑脊柱生长潜能。研究表明，单纯后路脊柱融合，脊柱侧弯仍可加重并且椎体的旋转畸形增加。多数作者认为，年龄小的患者如果单纯行后路脊柱融合，则其前方脊柱仍然继续生长，导致前方椎体高度增加，并导致融合区椎体旋转畸形加重，产生曲轴现象（crank shaft effect）。

（一）无须融合的脊柱内固定

对于年龄＜8 岁的脊柱侧弯患者，可以考虑采用不植骨融合的脊柱内固定方法，该方法仅适用于小部分脊柱侧弯患儿，因此一定要严格把握适应证。

手术要点：①仅在侧弯上下端椎处显露脊柱；②置入椎弓根螺钉；③在侧

弯上下端椎置钉处植骨融合；④经皮将金属棒插入筋膜下，使其连接两端椎的螺钉。

术后处理：手术后全日佩戴支具保护，每 6 ～ 12 个月调节金属棒长度，如有需要，更换新棒。这种技术允许脊柱继续生长，将脊柱融合延迟至骨骼发育成熟（见图 6-1 和图 6-2）。

该手术的缺陷：①每 6 ～ 12 个月就需要进行一次手术调节或更换棒；②术后需要佩戴支具。

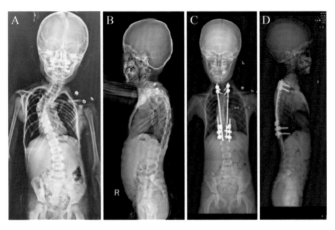

图 6-1　6 岁患儿，少儿型特发性脊柱侧弯。A：全脊柱正位 X 线片；B：全脊柱侧位 X 线片；C：生长棒置入术后全脊柱正位 X 线片；D：生长棒置入术后全脊柱侧位 X 线片

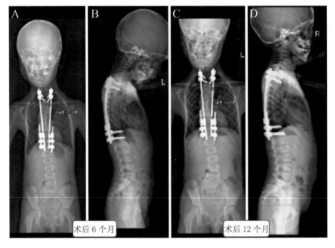

图 6-2　6 岁患儿，少儿型特发性脊柱侧弯。A 和 B：生长棒置入术后 6 个月复查全脊柱正侧位 X 线片；C 和 D：生长棒置入术后 12 个月复查全脊柱正侧位 X 线片

Lugue 和 Cardosa 报道了另一种无须融合的后路脊柱固定。他们主要应用 Lugue 棒（鲁氏棒）和椎板下钢丝固定。这种技术的优点在于无须调节内固定长度，脊柱生长时，伴随脊柱长度的增加，椎板下钢丝可以沿鲁氏棒滑动固定稳定，一般无须外固定。但 Rinsky 等报道该方法的并发症发生率高，其缺点为自发性脊柱融合使翻修术更加困难。

（二）脊柱内固定及植骨融合

为防止曲轴现象，有学者建议在婴儿和儿童患者不宜单纯行后路脊柱融合，而采取一期前路手术防止脊柱前方过度生长、二期后路脊柱矫正固定融合。这种方法的优点在于它可以消除曲轴现象，但是并发症也较多。

如何选择前路脊柱生长阻滞的时机和适应证是困扰脊柱外科医生的一大难题。几乎所有的婴儿型和大部分少儿型脊柱侧弯患者的 Risser 征为 0 级。Mardjetako 等推荐前路脊柱手术的指征：①年龄 ＜ 10 岁；②Y 形软骨未闭；③Risser 征 ＜ 0 级。

二、青少年型脊柱侧弯的治疗

虽然第三代脊柱侧弯矫正系统（如 CD、USS、TSRH 等）已相继推出，但是脊柱侧弯的治疗目的不变：矫正畸形（to gain correction）；获得稳定（to achieve stability）；维持平衡（to maintain balance）；尽可能缩减融合范围（to fuse as few segments as possible）。

青少年型脊柱侧弯的治疗原则为观察、支具和手术。具体治疗原则：脊柱侧弯 Cobb 角 ＜ 25°，应严密观察；如果每年进展 ＞ 5°并且 Cobb 角 ＞ 25°，应行支具治疗；如果 Cobb 角在 25°～ 40°，应行支具治疗；如果每年进展 ＞ 5°，且 Cobb 角在 40°～ 50°，那么脊柱侧弯进展的概率较大，因此如果患者发育未成熟，建议其手术治疗。对于发育成熟的患者，且 Cobb 角 ＞ 50°，建议手术治疗。

青少年特发性脊柱侧弯的手术治疗主要包括：手术入路选择；内植物选择；植骨融合方法选择；融合范围选择。

（一）手术入路选择

根据手术入路，脊柱侧弯矫正手术分为前路脊柱矫正融合、后路脊柱矫正融合、前后路联合脊柱矫正融合。

1. 前路脊柱矫正融合

对特发性脊柱侧弯患者，前路脊柱矫正融合的指征：①单纯的胸腰段；②腰段侧弯；③部分胸腰弯或以腰弯为主弯的双弯。

手术方法为前侧入路，根据需融合的部位，可选择开胸、胸腹联合切口、腹膜外斜切口等。通常采取凸侧入路。

优点：短节段融合；可以去旋转；脊柱缩短；可以全部矫正畸形。

缺点：暴露困难；技术要求高；固定到骶骨存在困难。

2. 后路脊柱矫正融合

优点：易暴露；死亡率低；有多种内植物可供选择。

缺点：长节段固定；无法去旋转；全部矫正困难。

3. 前后路联合脊柱矫正融合

以下情况需要前后路联合脊柱矫正融合手术。①侧弯僵硬；②患儿年龄＜10岁，Y形软骨未闭，Risser征为0级；③双弯：为减少融合节段，多保留远端运动节段。

（二）内植物选择

1. 前路矫正固定器械

1969年，德怀尔（Dwyer）设计了前路矫正脊柱侧弯的手术装置。但此装置存在一些缺点：无去旋转作用；矫正侧弯时易造成腰后凸畸形；随着躯干的扭动，椎体间融合不牢固，易形成假关节。

1970年，齐尔克（Zielke）改良了该手术器械，其优点是在矫正旋转畸形的同时矫正侧后凸，所以又称腹侧去旋转脊柱融合术（ventrale derotation spondylodesse，VDS）。另外，还有固定节段少、对畸形节段加压、无撑开的作用等优点，因此神经性损伤的发生率低。然而，此手术断棒的发生率较高。

目前，前路Isola、Moss Miami、TSRH及CDH等内固定系统克服了上述两种前路手术器械存在的缺点。

2. 后路矫正固定器械

哈林顿（Harrington）从1947年开始试图寻找既能提供内在稳定性又能起到矫正作用的方法来治疗脊柱侧弯，并研制了哈氏系统（Harrington system），应用它治疗大量继发于脊髓灰质炎的脊柱侧弯患者。随着手术技术的提高和内固定器械的改良，他于 1962 年进一步证实了手术的改善效果。Harrington 系统（哈氏系统）最重要的进步在于它增加了脊柱融合率。1962 年以后，最有意义的改良是改变了下撑开钩位置，将其从邻近关节突移到椎板下，这样减少了脱钩。此后 20 年间，哈氏系统的使用一直没有明显变化。Harrington 系统因在脊柱侧弯矫正历史中的功绩，被称为"第一代脊柱内固定系统"。

虽然哈氏系统是脊柱侧弯手术治疗乃至脊柱外科史上的一大革命，但它也存在一些不容忽视的问题，如内固定物脱出、矢状面结构不能控制以及术后需要佩戴石膏和支具等。

1973 年，鲁克（Luque）采用椎板下钢丝增加哈氏（Harrington）棒的固定，即所称的"第二代脊柱内固定系统"。它通过将固定点分散到多个椎体，创造更加稳定的结构。患者在手术后一般可以不用石膏外固定。后来，鲁克发现并不需要金属钩来固定，因此他发明了"L"形的光滑的鲁氏棒，它用椎板下钢丝在每个节段上固定"L"形棒。鲁氏棒最初用来治疗神经肌肉性脊柱侧弯，而后被广泛地用于治疗特发性脊柱侧弯。

椎板下穿钢丝技术要求较高，且易发生一些神经系统并发症，甚至有发生瘫痪的报道。这些问题的出现表明我们在客观上需要既能节段性固定脊椎又没有椎板下穿钢丝的危险性的新技术。在此历史背景下，德拉蒙德（Drummond）于 1984 年发明了 Wisconsin 系统。该系统联合使用哈氏棒、鲁氏棒和通过棘突行节段钢丝固定。其用钢丝固定至棘突，比椎板下穿钢丝容易得多且更安全，但是其稳定性和脊柱畸形的矫正远远不如椎板下穿钢丝的鲁氏系统，且该系统的旋转控制差，术后仍需要外固定。

随着生物力学研究的深入，对脊柱侧弯的认识也逐步增加。脊柱侧弯是一种立体的三维畸形。然而，前两代矫正系统最多只能达到二维矫正。为此，法国科特雷尔（Cotrel）和杜布鲁特（Dubousset）于 1984 年研制了可以放置多个位置，既能产生加压又能撑开的多钩固定系统，并且可以附加横向连接系统增强其稳定性，即 CD 系统。该设计既能提供节段性固定，又能达到三维矫正。由于 CD 系统不仅是器械的改进，而且在脊柱侧弯的矫正理论方面产生了一次革命，它的出现使脊柱侧弯的矫正进入了三维矫正的新时代，人们将它及其衍生出的内固定系统称为"第三代脊柱内固定系统"。

尽管 CD 系统对脊柱侧弯矫正功勋卓著，但是它本身仍存在设计上的缺陷，为了弥补这些缺陷，学者们相继研制了 TSRH、Isola、Moss Miami、USS 以及 CDH 等改良系统。目前，上述系统已成为国内外运用最广泛的治疗脊柱侧弯的内固定物。

（三）植骨融合方式选择

后路脊柱融合方法很多，它们的基本要点是取部分髂骨做小关节内外的融合。戈尔茨坦（Goldstein）手术的主要特点是在横突周围仔细解剖，除小关节外，还做横突间植骨。莫伊（Moe）手术是改良的侧方小关节内融合。这些手术方法虽然有所差异，但目的都是促进骨融合。因此，必须仔细清理骨组织上所有软组织碎屑，完全地去皮质，破坏小关节，并做大量植骨。

目前，植骨所用材料除自体松质骨外，还有同种异体骨以及其他骨移植替代材料。

（四）融合范围选择

融合范围选择非常重要，融合太短会导致弯曲弧度变长，融合太长则使脊柱活动不必要地受限。近年来，学者们更加强调腰椎活动度以及生活质量等，因而在融合范围选择上，提倡选择性融合。

1. 前路矫正固定融合范围选择

根据站立位相和弯曲（Bending）相决定融合范围。

（1）站立位相：若侧弯顶椎为椎体，融合顶椎上下各一个椎体；若侧弯顶椎为椎间盘，融合上下各两个椎体；若侧弯 Cobb 角＞50°，则融合上下各两个椎体。

（2）弯曲相：弯向凸侧时，端椎处第一个张开的椎间盘不需融合，以使上下节段发生矫正代偿；弯向凹侧时，远端椎体应当与骶椎平行。当两者不一致时，选择最长节段进行固定融合。

2. 后路固定融合范围选择

自 20 世纪初应用后路脊柱融合方法治疗脊柱侧弯畸形以来，关于如何准确地选择融合范围存在诸多争议，各种方法各具特点却又难以相互替代。目前，多数学者认为，后路下融合椎应选择在稳定椎或其上一椎体。

三、特发性脊柱侧弯手术的基本技术

（一）后路去旋转矫正技术

1. 后路去旋转技术的生物力学原理

传统的哈氏技术通过单一冠状面上的凹侧撑开，对脊柱侧弯进行矫正；而去旋转技术主要通过转棒，改变脊柱畸形的平面，而对侧弯进行矫正，其基本原理如下。

（1）前凸性胸椎侧弯：在凹侧的脊椎上置钩（钉）后，把棒预弯成矫正术后脊柱矢状面上所希望的后凸，即正常的 20°～40° 胸椎生理后凸。把预弯棒置入凹侧的钩（钉）内后，棒的预弯平面自然位于冠状面，与侧弯方向一致，然后把棒向凹侧旋转 90°，棒在冠状面上变为垂直，使侧弯得到矫正。由于棒的预弯平面此时已被转向矢状面，而使原胸椎的前凸变成后凸，所以胸椎的生理后凸获得了重建。

（2）腰椎侧弯：矫正的原理与胸椎侧弯相反，只是矫正先从凸侧开始，把预弯棒置于凸侧，然后向凸侧旋转 90°，以在矫正冠状面畸形的同时重建腰椎前凸。在后路去旋转技术中，首先被去旋转的预弯棒被称为"矫正棒"；而对侧的预弯棒不再被去旋转，仅用于固定已被矫正的脊柱，故被称为"稳定棒"。

（3）节段性撑开和压缩：所有的后路去旋转矫正技术还必须遵循另一个共同的生物力学原理，即撑开力可以矫正前凸畸形或产生后凸，而压缩力可以矫正后凸畸形或产生前凸，通过在胸椎凹侧使用节段性撑开力和在腰椎凸侧使用节段性压缩力，可以同时辅助改善冠状面和矢状面上的矫正，特别是在胸腰段脊柱使用压缩力可以矫正或防止交界性后凸畸形。

2. 去旋转矫正技术的优缺点

去旋转矫正技术把原脊柱侧弯在冠状面上的畸形弯度部分转向矢状面，使在矫正冠状面畸形的同时能在一定程度上矫正脊柱的旋转畸形，并重建矢状面正常的胸椎后凸和腰椎前凸，从而达到真正意义的三维矫正。使用去旋转矫正技术矫正脊柱侧弯有基本条件，如脊柱必须柔软、Cobb 角不大（如小

于 80°）、后凸畸形不严重、脊椎无明显结构性畸形等。所以文献中报道能使用标准去旋转矫正技术的适应证大多是特发性青少年脊柱侧弯。对于严重畸形（如 Cobb 角＞ 90°）或复杂畸形（如合并严重后凸畸形）和僵硬的脊柱侧弯患者，无法通过旋转单一预弯棒进行矫正，一方面在技术上不可能对棒行90°旋转，强行旋转可导致脱钩（钉）和脊椎后柱骨折，甚至强大的扭转力可引发神经并发症；另一方面，术中冠状面上的畸形程度并不是在矢状面上所希望的曲度。

去旋转矫正技术虽然可达到对畸形的三维矫正，但易出现在哈氏棒手术中罕见的特殊并发症，如术后双肩不等高、躯干倾斜、胸腰段后凸等。X 线片上则可表现为代偿弯加重、原发弯延长进入代偿弯、内固定偏离稳定区和上下融合端出现交界性后凸畸形等。常见的原因有以下几种。①远端融合水平选择错误，通常过短而忽略了腰弯。②近端融合水平选择错误，如忽略了高位胸弯。③术前没有认识到所存在的胸腰段交界性后凸。④钩形设计错误，特别是矫正力方向不正确，如在胸腰段脊柱区使用撑开力。⑤融合固定终止于弯曲的顶椎。⑥胸弯过度矫正而超过了腰弯的代偿能力。⑦生长不成熟的脊柱在单纯后路脊柱融合术后发生曲轴现象。

近年来，对手术疗效的评估和远期预后的判断不再局限于 Cobb 角的矫正和维持，而又增加了对融合远端脊柱的解剖功能状态的评价。有时，Cobb 角的矫正百分比虽然并不是很高，但融合远端脊柱长期保持平衡，无后凸畸形、无早期退变、无腰痛、无躯干倾斜等，仍然可认为初期治疗是满意的。

（二）后路平移矫正技术

1. 后路平移技术的生物力学原理

后路平移技术以 Colorado 技术（法国）、USS 技术（瑞士），以及 Isola、Moss-Miami（美国）等为代表。其原理为后路去旋转矫正脊柱侧弯畸形过程中，在矫正脊柱冠状面畸形的同时恢复矢状面的形态，有时脊柱过于僵硬而无法施行去旋转操作，或冠状面的畸形角度不一定与矢状面理想角度相符合，这时就需要后路平移技术和悬梁臂技术与后路去旋转技术相结合来获得理想的矫正效果。平移技术矫正原理就是把在矢状面上已预弯成所希望曲度的棒置于侧弯区，再通过钩和钉把脊椎依次横向拉向预弯棒而矫正侧弯。

2. 平移矫正技术的内固定要点

平移矫正力既可以在凹侧实现，也可以在凸侧实现。对于前凸型脊柱侧弯，可使用凹侧平移力，即先把预弯棒在凹侧行上下两端固定，然后在凹侧通过各种平移器械把侧弯的中间脊柱逐渐水平拉向预弯棒，在向中线牵引过程中，由于矫正棒的两端固定，所以此横向牵引力将偏移的脊柱向中线靠拢而矫正侧弯畸形。对于后凸型脊柱侧弯，可使用凸侧平移矫正力，即在凸侧上端脊椎内固定上把矫正棒固定后，用杠杆原理，通过矫正棒把顶椎区的脊柱往中线方向推压，这可同时矫正侧弯和后凸，即利用凸侧支撑力的悬梁臂杠杆原理。

还有一种情况，在伴有 L_4 椎体倾斜的长胸弯或胸腰段畸形，由于不可能通过旋转矫正棒在矫正冠状面脊柱侧弯畸形的同时又恢复矢状面胸段和腰段正常的后凸和前凸，也可采用凹侧悬梁臂技术。具体的步骤：先将矫正棒按照预期的矢状面角度进行预弯；然后将棒插入腰椎钉钩中并旋转，通过旋转可以将腰段的畸形曲度部分恢复为脊柱矢状面前凸；然后用悬梁臂技术将矫正棒由尾端向头端依次放入其余的钩（钉）中，按顺序拧紧每一个螺栓；伴随着第一根棒的安置和调整，可完成矫正。

3. 平移技术的优缺点

横向牵拉和悬梁臂矫正力的应用可使原来无法通过单纯去旋转得到满意矫正的畸形（如僵硬的侧弯或成人侧弯）获得满意的矫正。横向平移可以恢复患者躯干平衡，悬梁臂原理还可以矫正后凸畸形。但是，这两种矫正力的应用首先需要患者具有良好的骨内固定界面。骨质疏松或其他有影响骨质量疾病（如神经纤维瘤病）的患者在应用中可发生骨折。另外，悬梁臂技术还存在两个缺点：一方面，在内固定的两端产生向后的力量，在这些区域有产生非生理性交界性后凸的倾向；另一方面，畸形的凸侧棒的两端承受较大的应力集中，理论上易出现神经并发症。同时，在内固定的两端需要钳型、抱钩型或牢固的椎弓根内固定系统，以防止骨和内固定界面的破坏。

（三）后路原位弯棒矫正技术（Jackson 技术）

后路原位弯棒矫正技术（Jackson 技术）是把矫正棒根据脊柱侧弯的曲度预弯后置入椎弓根钉内，使用特制弯棒器对矫正棒进行冠状面和矢状面上的原位弯曲，使之成为所希望的弧度而矫正侧弯畸形。由于原位弯棒可对脊柱强加一个非常大的弯曲力，易造成骨折，甚至造成神经并发症，因而只能用于通过椎弓根钉矫正的腰椎侧弯，特别是成人侧弯。如果使用钩，不宜使用该技术，因为在原位弯棒时椎板钩的钩刃可在椎管内发生旋转而压迫脊髓。另外，原位弯棒前应先对脊柱进行充分松解，如关节突截骨等。

（四）胸椎侧弯的椎弓根螺钉内固定矫正技术

在众多三维矫正内固定技术中，钩－棒内固定技术的主要内置物是椎弓根钩和椎板钩，其安放比较容易，但与椎弓根螺钉相比，固定钩在受到力的作用时可发生微动而抵消一部分矫正力，使矫正力大小难以掌握；并且过大的矫正力可导致椎板骨折，在脊柱结构发育异常的患者中更易发生椎板骨折；此外，对脊柱的矫正力是通过固定钩作用于各脊椎上，无论是椎弓根钩还是椎板钩，其固定部位均在脊柱后柱，所承受的作用力需通过后柱传递到整个椎体，脊柱畸形的矫正程度相对有限。而椎弓根螺钉所承受的矫正力可直接作用到脊椎的三柱，能更有效地对脊柱发挥三维矫正作用。其固定不仅能使脊柱得到瞬间稳定，而且通过旋转固定棒，可达到在冠状面、矢状面及水平面的三维矫正效果。因此，与钩－棒系统相比，钉－棒系统具有较大的脊柱畸形矫正度，并且矫正可以得到有效维持。近年来，椎弓根螺钉内固定技术已被逐步应用于胸椎侧弯畸形的矫正治疗。Suk 等报告了应用胸椎椎弓根螺钉固定治疗脊柱侧弯的结果，通过比较证明钉－棒结构的矫正结果明显优于钩－棒、钩－钉－棒结构（见图 6-3）。

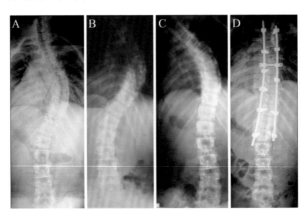

图 6-3　青少年型特发性脊柱侧弯。A：全脊柱正位 X 线片；B、C：全脊柱弯曲位 X 线片；D：钉－棒结构矫正特发性脊柱侧弯术后 X 线片

虽然钉－棒结构在脊柱矫正内固定中具有较明显的生物力学优势，但由于胸椎椎弓根的解剖特点，及与脊髓、大血管的紧邻关系，特别是脊柱畸形所导致的椎弓根形态的变化，椎弓根钉内固定在胸椎畸形矫正的应用中有损伤脊髓和大血管的潜在危险。这些严重并发症的出现往往与钻头或螺钉过度置入、椎弓根定位不佳和椎弓根骨折等有关。

由于不同平面的胸椎椎弓根周围均有重要组织结构毗邻，所以在对脊柱侧弯患者进行胸椎椎弓根螺钉固定之前，首先应考虑椎弓根的形态和三维结构变化。术前应认真阅读脊柱正侧位 X 线片，确定需要固定的椎弓根节段，并根据不同节段的椎弓根横径和进钉深度，选择不同的螺钉直径和长度。通过比较 X 线片与术中椎弓根和横突的位置关系，选择正确的进钉部位，对骨质发育较差或椎弓根直径过小但需要固定的椎体节段，可代之以椎弓根钩固定。在先天性脊柱畸形患者，应注意椎管、椎弓根及其相邻组织是否存在结构性畸形。

（五）严重脊柱侧弯的后路矫正技术

严重或复杂畸形（如合并严重后凸畸形）和僵硬脊柱无法通过单一预弯棒的旋转而矫正，一方面在技术上不可能达到对预弯棒行 90°旋转，强行旋转可导致脱钩（钉）和脊柱后柱骨折，甚至强大的扭转力可诱发神经并发症；另一方面，术中冠状面上的侧弯角度并不是矢状面上所希望的曲度。

对于此类患者，我们采用多棒分段三维矫正技术治疗严重复杂的脊柱侧弯。其基本原理之一是把严重的脊柱侧弯分解成两个部分，即僵硬的顶椎区和上下相对柔软的终椎区，然后进行分段矫正；或对存在两个僵硬侧弯的患者，先矫正胸弯，再向下延长矫正腰弯。这样可达到：①由于在顶椎区和终椎区分别施加矫正力可使侧弯获得最大的矫正；②脊柱不在短时间内受到侧弯大幅度矫正造成的牵拉力；③在获最大矫正时，保持或重建脊柱平衡。由于难以对顶椎区的预弯棒行 90°去旋转，部分旋转后的脊柱在冠状面上常处于失衡状态，所以通过同侧长棒的附加矫正或对短棒本身的延长可重建脊柱平衡，预防术后失代偿。

多棒分段三维矫正技术的具体适应证有严重前凸型胸椎侧弯、King Ⅴ型严重脊柱侧弯、伴胸腰交界性后凸的严重脊柱侧弯，伴严重躯干倾斜的严重脊柱侧弯及胸腰椎双主弯等。

手术尽可能在大脑皮层体感诱发电位监护下进行。在按三维矫正理论定出的顶椎、上下终椎、中间椎和中性椎等"战略性脊椎"上置钩或钉。

对于前凸型胸椎侧弯，先从凹侧开始矫正，可先在凹侧顶椎区置一短棒，并对其进行最大限度去旋转，后在同侧置预弯长棒，可附加一DDT把短棒向长棒横向牵拉以使顶椎区移向中线，对侧置稳定棒。

对于King V型严重脊柱侧弯，可先对下胸弯（凹侧）置长棒矫正，然后对上胸弯（凸侧）用短棒向上延长矫正，并附加一多米诺连接杆将短棒和长棒相连，最后在对侧放置稳定棒。

对于伴胸腰交界性后凸的严重脊柱侧弯，也可采用多棒分段的矫正方法，即先用长棒矫正胸弯的凹侧，对胸腰段的后凸区暂不矫正，然后在对侧置入稳定棒，最后对胸腰段后凸区使用压缩力，以在矫正此区侧弯畸形的同时矫正胸腰段后凸畸形，即使用短棒延长。

对于胸腰椎双主弯，可先用短棒分别矫正胸弯（凹侧）和腰弯（凸侧），然后用连接杆将两短棒连结固定；也可用短棒矫正较僵硬的胸弯，再在对侧使用一长棒矫正腰弯的同时固定胸弯凸侧，最后把胸弯凹侧的短棒用连接杆向远端腰弯延长矫正固定。

在使用本技术时，除对于钩（钉）型和融合水平的选择必须严格遵循三维矫正理论外，手术成功的关键因素还包括术前对内固定的钩（钉）型、连接区域、融合水平选择、矫正顺序的设计等。对多棒连接的区域和矫正顺序的选择变化较多，有时可有多种选择，原则仍然是在获得最大Cobb角矫正的同时，必须考虑不破坏或重建脊柱在矢状面和冠状面上的平衡。多棒分段矫正技术的创立使严重复杂脊柱侧弯的外科矫正成为可能，并且获得了较好的效果（见图6-4和图6-5）。

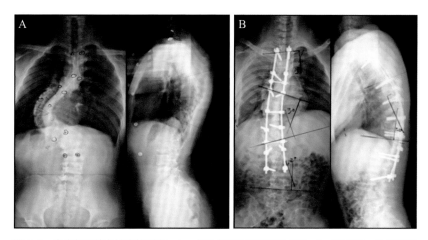

图 6-4　青少年型特发性脊柱侧弯。A：术前全脊柱正侧位 X 线片；B：使用钉－棒结构行脊柱侧弯矫正术后全脊柱正侧位 X 线片

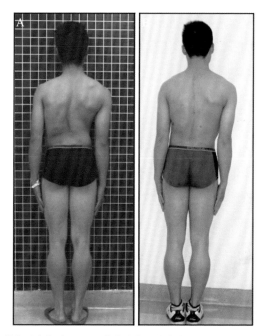

图 6-5　术前术后大体对照。A：术前患者正位大体照；B：术后患者正位大体照

（六）前路脊柱侧弯矫正术

1. 脊柱侧弯前路矫正手术（传统）的生物力学原理

目前，前路矫正手术的生物力学原理主要是通过椎体钉和棒在凸侧脊椎上对脊柱施加去旋转和压缩的矫正力，首先将矫正棒预弯成腰椎或胸腰段正

163

常的矢状面形态，置入椎体钉后进行旋棒，将原先冠状面的畸形曲度（部分）转移到矢状面，这样既矫正了脊椎的旋转畸形、减少冠状面的侧弯，同时又恢复正常的脊柱矢状面形态。在此基础上，再从凸侧进行椎体钉向顶椎区的加压，进一步矫正侧弯。该手术矫正过程使用压缩力以缩短脊柱，免除了对脊柱施加牵张力而可能出现的神经损伤。前路矫正手术创伤小，内固定融合的节段相对传统后路内固定手术少，使骨盆上方保留更多的自由椎间盘，从而使脊柱具有更大的自我代偿调节功能，这也更加符合生物力学原理。目前，脊柱前路矫正手术主要用于弯曲位 X 线片显示下腰椎能良好去旋转和水平化的腰椎侧弯和胸腰椎侧弯。有时，腰椎前路矫正手术可作为后路矫正手术的术前补充性手术，以改善矫正效果或节省下腰段融合节段。如对于胸腰椎双主弯，如果腰弯较大或较僵硬，可以先对腰弯进行前路松解和内固定矫正术，二期再对胸弯和腰弯进行后路矫正内固定，这样既可改善腰弯，也可使本来需后路固定至 L$_4$ 的手术变成只需固定融合至 L$_3$。

2. 前路矫正手术要点

前路矫正手术采用经胸腹膜外或经胸膜外腹膜后切口。患者取侧弯凸侧向上的侧卧位，手术台要突起 20°～30°，通常是在内固定最高位脊椎之上一或两个节段切除一根肋骨。在术中试行矫正前要将手术台放平。经胸腔的胸腰椎矫正手术需要在距胸壁 2cm 处切断膈肌。在椎体中线上结扎并切断节段血管，沿腰大肌内侧缘剥离，术中勿损伤腰丛神经。根据固定的范围，切除固定区内的椎间盘和终板软骨，仅留下凹侧部分纤维环作为张力带。每一节段的椎体螺钉要安放在与椎体后缘相等距离的位置，顶椎的椎体钉尽量偏后，以便更好地矫正椎体的旋转。按固定节段区的正常矢状面形态预弯棒，棒通常被弯成大约 20°。置棒前将植骨块置入椎间隙内。先固定顶椎的螺钉，用去旋转器械把侧弯的曲度转至矢状面，从而获得固定区脊柱的前凸化和去旋转。之后，从顶椎开始，在凸侧加压，引致进一步的侧弯矫正。达到矫正后，固定各螺丝钉上的固锁螺钉，依次缝合膈肌、胸膜等，放置胸腔闭式引流管及腹膜后引流管（见图 6-6 和图 6-7）。

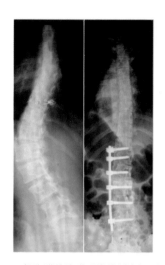

图 6-6 经胸膜外腹膜后脊柱侧弯矫形手术前后 X 片（男性，17 岁）

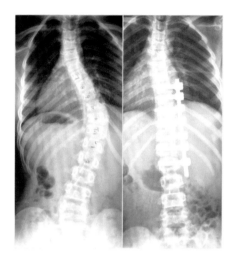

图 6-7 经胸腹膜外脊柱侧弯矫正手术前后 X 片（男性，15 岁）

3. 前路矫正手术的优缺点

胸腰椎和腰椎侧弯前路矫正手术由于矫正力直接作用于脊椎中旋转的椎体，可更好地矫正脊椎旋转。另外，前路矫正脊柱侧弯通过缩短而不是延长脊柱，理论上也可减少神经损害并发症。前路矫正手术可以融合较少的节段，使骨盆上方保留更多的可以活动的椎间盘关节，使远期下腰部的退变、失代偿以及下腰痛等并发症的发生明显减少。前路矫正手术可以保持更好的躯干平衡，特别适用于某些存在骨盆倾斜的患者。

在对胸腰弯或腰弯进行前路矫正时，要求畸形柔软、后凸畸形不严重、胸弯柔软，具有良好的代偿功能。目前存在的问题是术中因脊柱缩短而出现过度矫正，导致固定区远端出现椎间隙反向张开的楔形变。另外，压缩矫正力的过度使用可导致固定区上方出现交界性后凸。

约翰斯顿（Johnston）报道用得克萨斯州苏格兰礼仪医院（Texas Scottish Rite Hospital，TSRH）内固定前路治疗 18 例特发性腰椎和胸腰椎侧弯患者，术后随访 12～29 个月，矫正率为 73.5%，内固定螺钉脱出 2 例，未发生假关节，没有神经系统并发症，没有发现矫正丢失。

（七）严重脊柱侧弯前路松解术

通过脊柱前入路切除椎间盘、前纵韧带等组织，可以松解脊柱、改善后

路矫正术效果和减少神经系统并
发症的发生。其主要用于 Cobb 角
在 70°～80° 的脊柱侧弯，术后行
Halo- 股骨（或骨盆）牵引 2～3
周，二期再行后路矫正术。牵引重
量应逐渐增加，并密切观察是否有
脑神经损害，观察上下肢感觉，如
出现下肢麻木等神经症状，应立即
减轻牵引重量。如剃刀背畸形明
显，注意预防褥疮。目前一般不太
主张前路松解后立即在同一麻醉下
行后路矫正术，因为长时间的手术
暴露、低温、低血压、前路矫正手
术中的节段性血管结扎和后路矫正

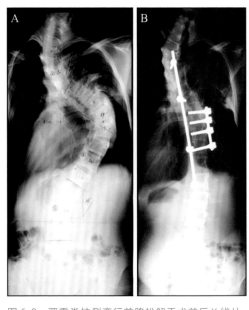

图 6-8 严重脊柱侧弯行前路松解手术前后 X 线片。
A：术前；B：术后

手术时的脊髓牵拉，可能增加一期矫正的神经并发症的发生风险（见图 6-8）。

（八）前路脊柱支撑性融合术

对于后凸型脊柱侧弯或伴严重交界性后凸畸形的脊柱侧弯，由于后路的
内固定和融合块在生物力学上位于负重轴的张力侧，术后易发生矫正丢失、
内固定断裂或移位、假关节或融合块折断等。为减少此类并发症的发生，可
在负重轴腹侧进行支撑性融合。根据所需支撑长度取自体胫骨内侧皮质长形
骨条（宽 1.0cm，长 15～25cm），取骨条时保持胫骨嵴的完整性。

患者取侧卧位，取脊柱侧弯的凹侧（或）凸侧入路，如：支撑融合区在
$T_4 \sim L_1$，行常规经胸入路；融合区在 $T_8 \sim L_4$，行经胸腹膜后入路；融合区在
$T_{11} \sim L_5$，行胸膜外腹膜后入路。骨膜下暴露融合区的全部椎体，对于呈严重
角状后凸的脊柱，对后凸窝内的椎体不一定完全暴露至椎体骨膜下，以免过
多损伤节段性血管。切除椎间盘后，对上下支撑椎体进行开槽。助手从后方
对后凸顶椎加压，使前方椎间隙张开，把适当长度的胫骨条嵌插植入。根据
嵌入后胫骨条的稳定性，可对植骨条进行一端或两端的螺钉固定，最后在后
凸窝内植入多余胫骨条和肋骨，并使植入骨块与椎体尽可能多地接触。

（九）可延长皮下置棒术（生长型内固定矫正术）

对于支具治疗失败的病例或初诊时畸形就严重而不适宜支具治疗的病例，需要行矫正手术。如果患者远未到骨骼生长的成熟期，如 Risser ＜ 1 级等，则不适合行单纯后路矫正植骨融合术（即终末性手术），因为后路融合使脊柱后柱生长停止（相当于后路骨骺阻滞），而脊柱前柱（即椎体）持续生长将使脊柱旋转和侧弯加重、躯干倾斜、双肩失衡，甚至骨盆倾斜等，这被称为曲轴效应（或曲轴现象）。为预防该并发症，可进行不融合的后路矫正术，即在脊柱侧弯的凹侧上下端椎置钩（钉）后，置入皮下撑开棒。以后每隔 8 ～ 12 个月或 Cobb 角每增加 15°进行一次小切口下的再撑开，到患者生长接近 Risser 征 4 级或初潮后 1 ～ 2 年，即可在拆除皮下棒的同时行最后一次内固定矫正融合术（即终末性手术）（见图 6-9）。该手术需反复进行，治疗周期长，且易发生术后脱钩（钉）和自发性融合等，因而不宜用于年龄过小的脊柱侧弯患者。为了防止脱钩（钉），可在上下钩（钉）区行局限性融合，如果使用新型内固定技术，可在侧弯的端椎上使用多钉、附加钉（棒），减小每个内固定应力。术后必须行支具治疗（通常为 Milwaukee 支具），以引导脊柱生长和保持躯干平衡。国内有不少哈氏皮下置棒失败的报道，原因之一是忽略了术后的支具治疗。国外有人为了改善该技术的效果，在首次皮下置棒撑开矫正的同时还进行前路顶椎区凸侧椎体的半侧骨骺阻滞，希望通过减慢脊柱凸侧一半的生长速度而动态改善矫正效果。

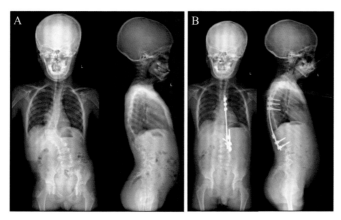

图 6-9　特发性脊柱侧弯患儿。A：术前全脊柱正侧位 X 线片；
B：可延长型皮下置棒术后全脊柱正侧位 X 线片

（十）前路骨骺阻滞加后路矫正术

对于不适合应用上述可延长皮下置棒术的患者（如畸形严重、已出现明显躯干倾斜、塌陷等失衡状态）或应用可延长皮下置棒术治疗失败的年幼患者（如早期出现自发性融合无法继续撑开或已出现脊柱曲轴现象），可提前进行终末性后路矫正术。但如果 Risser < 1 级，应在融合区（特别是顶椎区）同时行前路骨骺阻滞，以预防后路矫正术后出现畸形加重的曲轴现象。

前路骨骺阻滞术要求行椎体骨膜下剥离，切除所有的椎体生长软骨板，如果侧弯柔软和顶椎旋转不严重，可以先行后路矫正术，二期再行前路骨骺阻滞，甚至可以暂行观察，当出现早期加重时再行前路骨骺阻滞。该技术在脊柱生长停止前行脊椎融合，理论上干扰了脊柱的生长，影响身高和躯干发育。事实上，当有侧弯畸形的脊柱出现曲轴现象时，残留的脊柱生长潜能只会使畸形越来越严重，最后使胸廓严重变形。这种生长是一种"无效生长"，所以与其等待一个"长"而严重失衡的躯干，不如获得一个"短"而平衡的躯干，后者对于融合远端的脊柱在远期保持良好的解剖功能状态也是十分重要的。

（十一）凹侧胸廓抬高术

先天性和部分特发性脊柱侧弯因脊柱旋转和侧弯而导致胸廓畸形，出现凸侧的剃刀背畸形及凹侧的胸廓塌陷。目前，所有的后路三维矫正技术都无法矫正这种侧弯畸形和凹侧的胸廓塌陷。基于患者外观和心理方面的需要，虽然可以通过切除后方凸起的肋骨来达到改善外形的目的，但是这种手术以患者的肺功能丧失为代价。此时，可在顶椎区凹侧的肋横突关节处切断数条肋骨，将矫正棒置于胸膜肋骨间，抬高肋骨以矫正胸廓塌陷。此凹侧胸廓抬高手术不仅能改善患者的外形，而且可以提高患者的胸腔容积。

此手术为后路矫正的附加手术。手术时分离椎旁肌肉至凹侧横突尖部，沿肋骨轴线用电刀切开覆盖组织。在横突侧方沿肋骨切开骨膜 3cm 并用骨膜剥离器显露肋骨。在肋横突关节处剪断肋骨，注意保护胸膜，再用 Kocker 钳提起肋骨外侧段，使其向后覆盖在矫正棒上。咬骨钳修整断端的锯齿状面，且将浸有凝血酶的明胶海绵置于肋骨与胸膜之间，用以保护和止血。一般沿顶椎在凹侧切断 4 ～ 5 根肋骨。用可吸收线逐层缝合覆盖的组织，完成器械内固定和脊柱融合，留置胸壁引流管。

（十二）凸侧胸廓成形术

目前，无论用哪种内固定矫正器械都不能使胸段侧弯的肋骨畸形得到满意矫正。胸廓成形手术不仅可以改善患者的外观畸形，而且还可以为植骨融合提供大量的自体骨，避免再次取髂骨融合。但如果 CT 片显示凸侧肋骨由于明显的胸廓脊柱旋转极为靠近椎体，则应将其列为手术禁忌证。另外，胸廓成形手术对肺功能有一定影响，因此对术前肺功能较差的患者应尽量避免该手术。

1. 后路胸廓成形术

后路胸廓成形术可在后路矫正手术时在同一切口内完成，在骶棘肌外侧缘纵行切开肋骨表面覆盖的斜方肌、背阔肌和菱形肌；将肌肉拉向外侧，暴露最为明显的肋骨，纵行切开肋骨骨膜，用骨膜剥离器在骨膜下显露 5 ～ 6 根肋骨；在肋横突关节外侧剪断肋骨，用 Kocher 钳将断端提起，将肋骨剪断 7 ～ 9cm。术中注意保护胸膜，如有破裂可进行修补，破口过大则应做胸腔引流。该手术的肋骨切除数必须足够，否则被切除了肋骨的肋骨床下陷，术后外观反而不好（见图 6-10）。

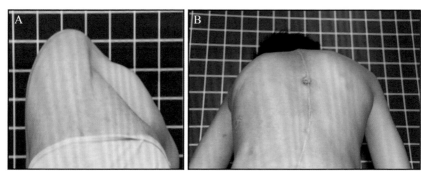

图 6-10　后路胸廓成形术术前术后对照。A：特发性脊柱侧弯患者术前剃刀背畸形；B：对特发性脊柱侧弯患者行侧弯矫正，后路胸廓成形术后剃刀背畸形好转

2. 前路胸廓成形术

前路胸廓成形术可在前路开胸脊柱松解或脊柱侧弯矫正时同时完成。肋骨畸形通常位于顶椎的上下数个椎体，所以需要切除的肋骨必须定位在顶椎

上下的 1 ~ 2 个肋骨。手术时，切开覆盖在肋骨上的胸膜，暴露需要切除的肋骨的后半部，通过肋骨骨膜剥离器分离骨膜，在腋后线处切断肋骨，用 Kocher 钳夹住肋骨的断端，将骨膜和肋间肌分离到肋横突关节，在肋横突关节处切除肋骨头。将切除的肋骨剪成长条状植入椎间隙。前路手术完成后，间断缝合肋骨骨膜和肋间肌。

（陈 琪 张 骏 黄亚增）

第二节　退变性脊柱侧弯的手术治疗

脊柱侧弯指脊柱在冠状面上一个或多个节段偏离身体中线向侧方形成弯曲，多数伴有脊柱旋转和矢状面上的后凸或前凸，肋骨、骨盆的旋转、倾斜畸形，以及椎旁韧带肌肉异常。脊柱侧弯研究会认定的脊柱侧弯诊断标准是在冠状面测量脊柱 Cobb 角 > 10°。退变性脊柱侧弯（degenerative scoliosis，DS）是指既往没有脊柱侧弯病史，在骨骼发育成熟后出现的进行性、非对称性退变导致的 Cobb 角 > 10° 的脊柱畸形，同时除外脊柱器质性病变因素（如创伤、肿瘤、感染、骨病等）所致的脊柱侧弯症，这是脊柱侧弯的一种亚型，主要表现为腰背痛、神经根性症状、间歇性跛行等，通常于 40 岁以后起病。

一、流行病学

随着我国人口老龄化进程的不断加剧，退变性脊柱侧弯的临床发病率逐年增加，目前已成为严重影响中老年健康的临床常见疾患之一。国内外流行病学研究表明，退变性脊柱侧弯的发生率为 2% ~ 68%，男性与女性的比例接近 1 : 2，自然病程下约 80% 的患者以每年 3° 的速度进展。日本一项为期 12 年的流行病学调查显示，在平均年龄 54.4 岁的人群中，初步筛查退变性脊柱侧弯的患病率约为 29.2%；随着年龄的增长，有 29.4% 的人发生退变性脊柱侧弯；并且患病率随着年龄的增长而增加，在 60 岁以上人群中高达 68%。

二、临床诊断

退变性脊柱侧弯的临床症状以腰痛、下肢放射痛和间歇性跛行最多见。其中，腰痛是最多见的首发症状，以"姿势性腰痛"为主，位置主要在下腰部，多在负重直立位时出现，长时间端坐、行走及劳累后加重，坐位或蹲下休息不能缓解，卧床休息后可以减轻；患者大部分存在腰弯和胸腰段弯，其中腰弯最多；存在神经根受压症状，表现为各种疼痛、麻木、肌肉麻痹、麻刺感、烧灼感或无力，可出现股神经牵拉试验或直腿抬高试验阳性，膝腱反射或跟腱反射减弱、消失等；可出现间歇性跛行。

影像学表现：X线片可显示椎体骨质疏松，椎体边缘骨质增生，小关节增生肥大，腰椎生理性前凸消失或轻度后凸畸形，脊柱侧弯弧顶区椎体常呈现楔形变或侧方压缩及旋转畸形，相邻椎体可出现侧方移位或滑脱。

三、分　型

基于影像学参数、临床表现及脊柱总体平衡状态等因素，目前有关退变性脊柱侧弯的分型系统有Simmons分型、Ploumis分型、Schwab分型、冠状面失平衡分型、Lenke-Silva分型、MISDEF分型等十余种。根据提出分型的时间、分型依据以及对临床治疗的指导意义等，可将上述常见分型系统初步分为以下五类。

（一）简易分型系统

1. Simmons 分型

2001年，Simmons根据手术方案的选择，将退变性腰椎侧弯畸形伴腰椎管狭窄分成两种亚型。Ⅰ型：不伴有或伴有轻微的椎体旋转畸形；Ⅱ型：伴有椎体旋转畸形和腰椎前凸减少。该分型未考虑椎体滑脱位移、冠状面和矢状面平衡等复杂因素，并且对椎体旋转、腰椎前凸丢失程度没有明确的量化及分级，故对临床手术指导意义不大。

2. Faldini 分型

2006年，Faldini等根据侧弯的进展因素，将退变性腰椎侧弯分为稳定型（A型）和不稳定型（B型），再根据关节突增生、椎间盘退变、中央椎管狭窄、椎间孔狭窄、矢状面失衡等因素，将A、B型各分出4种亚型，针对各种亚型再给出具体的减压及融合策略。该分型考虑了侧弯相关的退变性因素，但没有考虑躯干平衡及生活质量因素；手术策略上只简单强调单纯减压与融合内固定。目前，其临床应用尚不广泛，但对轻中度退变性脊柱侧弯仍有一定的参考价值。

3. Ploumis 分型

2007年，Ploumis 等根据椎体旋转、侧方滑移程度、脊柱整体平衡、临床症状特点等因素，将退变性腰椎侧弯合并椎管狭窄分为3型。Ⅰ型：椎体无旋转或者轻微旋转；Ⅱ型：椎体出现旋转脱位；Ⅲ型：椎体旋转脱位伴冠状面失衡或矢状面失衡。3个症状修正参数如下：A. 腰痛不伴放射痛；B. 来自腰骶部侧弯的坐骨神经痛伴或不伴腰背痛；C. 来自主侧弯的大腿痛伴或不伴腰背痛。然后，根据椎体侧方移位（是否大于6mm）和动力位下前后移位（是否大于2mm）给出具体手术策略。但针对矢状面失衡的患者，该分型笼统地认为需要行长节段固定，这可能会对临床治疗产生误导，也并未获得广泛接受和临床应用。

（二）基于影像学参数的 SRS/Schwab 分型系统

1. Schwab 分型

2006年，Schwab 等根据顶椎位置、腰椎前凸、椎体滑移程度3项影像学参数，将成人脊柱侧弯畸形分为5种弯曲类型。Ⅰ型：单胸弯（无其他侧弯）；Ⅱ型：上胸椎主侧弯（顶点在 $T_4 \sim T_8$）；Ⅲ型：下胸椎主侧弯（顶点在 $T_9 \sim T_{10}$）；Ⅳ型：胸腰主侧弯（顶点在 $T_{11} \sim L_1$）；Ⅴ型：腰椎主侧弯（顶点在 $L_2 \sim L_4$）。根据 $T_{12} \sim S_1$ 矢状面 Cobb 角大小的不同，将腰椎前凸修正型分为3型。A型：明显的腰前凸（> 40°）；B型：中度的腰前凸（0 ~ 40°）；C型：腰椎出现后凸。根据冠（矢）状面椎体间的最大滑移，将半脱位修正型分为3型。0型：任何节段均无椎体间半脱位；＋型：最大半脱位距离1 ~ 6mm；＋＋型：最大半脱位距离 > 7mm。但该分型系统仅根据影像学参数进行制定，未纳入临床症状等重要因素，对于手术方案的选择缺乏足够的指导价值。

2. SRS 分型

国际脊柱侧弯研究学会（SRS）根据站立位全脊柱冠状面和矢状面，提出了成人脊柱侧弯的 X 线片分型系统，将退变性脊柱侧弯分为 7 个亚型以及 3 个修正型，包括：Ⅰ 型单胸弯，Ⅱ 型双胸弯，Ⅲ 型双主弯，Ⅳ 型三主弯，Ⅴ 型胸腰弯，Ⅵ 型腰弯（新发），Ⅶ 型原发性矢状面畸形；区域性矢状面修正型（上胸椎、主胸椎、胸腰椎和腰椎），腰椎退变性修正型（退行性椎间盘疾病、滑移和交界性腰骶弯），整体平衡修正型（矢状面和冠状面）。该分型将整体平衡、局部畸形、脊柱退行性改变一起纳入参考范围，然而并未提供手术选择方案，且未纳入患者的临床表现，故该分型尚有待完善。

3. SRS-Schwab 分型

2012 年，国际脊柱侧弯研究学会综合 SRS 分型和 Schwab 分型的优点，提出了 SRS-Schwab 分型。该分型包括 4 种冠状面分型和 3 种矢状面修正型。冠状面分型如下。①T 型：胸弯为主型（顶椎在 T_9 或以上），腰弯 Cobb 角＜30°；②L 型：以胸腰弯或腰弯为主型（顶椎在 T_{10} 或以上），胸弯 Cobb 角＜30°；③D 型：双主侧弯型，胸腰弯或腰弯 Cobb 角＞30°，胸弯 Cobb 角＞30°；④N 型：不存在冠状面畸形，或所有冠状面的 Cobb 角＜30°。矢状面修正型如下。①骨盆入射角（pelvic incidence, PI）与腰椎前凸角（lumbar lordosis, LL）的匹配度（PI-LL）："0"（＜10°），"＋"（10°～20°），"＋＋"（＞20°）；②脊柱矢状面平衡（sagittal vertical axis, SVA）修正指数："0"（＜4.0cm），"＋"（4.0～9.5cm），"＋＋"（＞9.5cm）；③骨盆倾斜角（pelvic tilt, PT）修正指数："0"（＜20°），"＋"（20°～30°），"＋＋"（＞30°）。

目前，该分型已成为临床上应用广泛的分型方式之一。然而，退变性脊柱侧弯往往合并腰椎管狭窄、关节退变、韧带松弛等退行性改变，但在该分型系统中并未提及。

（三）综合分型系统

1. Lenke-Silva 分型

2010 年，Silva 等根据患者跛行及根性症状、后背痛、椎体前缘骨赘、椎体侧方滑移、Cobb 角、腰椎后凸、脊柱失衡 7 个方面，提出了 Lenke-Silva 6 级分型指导手术方案的选择。Ⅰ 级：同时存在跛行及根性症状、后背痛和椎体前缘骨赘；Ⅱ 级：仅有跛行及根性症状、后背痛；Ⅲ 级：冠状面

Cobb > 30°且存在大于 2mm 的侧方滑移；Ⅳ级：开始出现腰前凸消失；Ⅴ、Ⅵ级：不同于上述Ⅰ～Ⅳ级存在脊柱失衡，其区别在于脊柱的柔韧度是否大于30%。该分型根据不同等级，提供不同的治疗策略：保守治疗（仅存在轻微的跛行及根性症状、后背痛和椎体前缘骨赘）；单纯减压（Ⅰ级）；减压＋短节段固定融合（Ⅱ级）；减压＋腰弯固定融合（Ⅲ级）；减压＋前后路固定融合（Ⅳ级）；固定融合延伸至胸椎（Ⅴ级）；对特殊畸形进行截骨矫正（Ⅵ级）。该分型系统纳入了患者的临床症状并结合影像学参数，较 SRS-Schwab 分型临床应用简单、实用性强，为临床常用的分型方式之一。

2. Berjano 分型

2014 年，Berjano 和 Lamartina 根据退变责任节段和顶椎的关系分为4 型。Ⅰ型：责任节段位于非顶椎区域，只需融合责任节段；Ⅱ型：责任节段位于顶椎区域，则融合顶椎区；Ⅲ型：责任节段包括顶椎区和非顶椎区，脊柱无失衡，则融合主弯；Ⅳ型：脊柱失平衡，需长节段融合至胸椎。该分型根据临床症状责任节段与顶椎区的位置关系，在一定程度上可以指导具体融合节段的选择。

（四）针对冠状面失平衡的分型系统

2009 年，邱勇等考虑到退变性脊柱侧弯患者躯干倾斜与主弯侧弯的关系及术后腰痛是否缓解等因素，提出了冠状面失平衡分型系统。根据术前站立位全脊柱正位 X 线片冠状面失衡情况，将患者分为 3 型。A 型：C_7 铅垂线（C_7 plumb line,C_7PL）偏距骶骨中垂线(center sacral vertical line,CSVL) < 3cm；B 型：C_7PL 偏向腰椎主弯凹侧 > 3cm；C 型：C_7PL 偏向腰椎主弯凸侧 > 3cm。由此指导不同患者选择相应的截骨矫正策略。通过该分型可预测脊柱平衡恢复程度，但该分型未将矢状面失衡和非截骨手术治疗的患者包括在内。

（五）微创脊柱畸形手术（minimally invasive spinal deformity surgery,MISDEF）分型系统

1. MISDEF 分型

随着脊柱微创技术的不断发展,2014 年国际脊柱研究学会（International Spine Study Group, ISSG）基于影像学参数提出了 MISDEF 分型系统。该分型根据患者术前影像学参数分为3种类型。Ⅰ型：SVA＜6cm，PT＜25°，PI-LL＜10°，侧方滑移＜6mm，Cobb角＜20°；Ⅱ型：SVA＜6cm或SVA＞6cm的柔韧性侧弯，PT＜25°，PI-LL＜30°，侧弯Cobb角＞20°或胸椎后凸角（TK）＜60°；Ⅲ型：SVA＞6cm的僵硬性畸形，PI-LL≥30°和（或）TK≥60°。对于Ⅰ型，行单纯微创减压或融合滑移节段；对于Ⅱ型，对顶椎区或整个侧弯范围进行微创减压和椎间融合；而对于Ⅲ型，常需行三柱截骨矫正，必要时延伸固定至胸椎。

2. MISDEF2分型

为适应脊柱微创技术矫正能力的逐渐提高，在MISDEF分型的基础上进一步纳入脊柱是否僵硬、融合节段数量及范围、是否存在内固定手术治疗史等因素，提出了MISDEF2分型系统（分为4型）。对于Ⅰ型，建议行单纯减压或融合侧方滑移节段；对于Ⅱ型，建议行多节段微创手术联合减压、椎间融合；对于Ⅲ型，建议前后路微创手术干预，强调前柱的支撑重建或小切口PSO截骨；对于Ⅳ型，建议行开放截骨矫正术，必要时延伸固定至胸椎。MISDEF分型及后续改良分型系统意在指导评估成人脊柱畸形是否适合微创手术干预。随着微创技术的不断革新以及微创治疗理念的普及，该分型在未来拥有较广的应用前景。

目前，对退变性脊柱侧弯患者的手术方案选择尚缺乏共识。对于保守治疗无效的患者，可以Lenke-Silva 6级手术干预策略为基本参考，制定合适的手术方案；辅以Berjano分型系统对拟行短节段手术干预患者的具体融合节段进行判断；而对于存在明显冠状面失平衡的患者，现有的冠状面失平衡分型系统将为矫正位置选择和手术策略提供良好的指导价值。脊柱畸形微创手术干预分型系统（MISDEF分型及改良分型）将在一定程度上为退变性脊柱侧弯的微创手术干预指征提供参考。

四、手术治疗

成人脊柱畸形常见的手术适应证包括：①非手术治疗无效，生活质量显著下降；②进展性畸形和矢状面失平衡，同时临床症状与影像学变化相符。此外，侧弯Cobb角＞30°、滑脱＞6mm是畸形进展的高危因素，也是手术适应证。如果患者每年畸形进展大于10°或者滑脱增加大于3mm，伴有疼痛加重，则也需要手术固定。常用的手术方法包括单纯减压、减压加短节段融合、减压加长节段融合及畸形矫正。对于腰椎侧弯严重、顶椎有明显侧方滑脱的患者，往往需要减压、矫正加长节段融合来治疗。此外，是否进行手术治疗还需综合考虑患者症状、年龄、一般健康状况及对手术结果的预期等因素。如果决定行手术治疗，那么需要做详尽的术前准备，这是手术成功的关键。

（一）术前准备

成人脊柱畸形患者通常年龄在60～70岁，常伴有糖尿病和心血管疾病等能够显著影响手术效果（特别对于长节段的重建手术）的内科疾病。因此，很有必要进行跨学科围手术期风险分析，以便在术前对合并疾病进行合理处理。脊柱手术的高风险因素包括：手术时间长于6小时且融合超过6个节段，分期手术，以及患者术前有严重的内科合并疾病。对所有高风险患者均需要进行营养状态、肺功能、心脏功能和肝肾功能的术前评估，并将其作为高风险脊柱手术进行讨论。此外，应注重术前维生素D缺乏的检查，因其可能带来潜在的严重并发症。

（二）手术策略制定原则

对于脊柱畸形患者手术策略的制定，需要重视以下几个方面。①合理选择截骨术式及融合节段。应根据患者的症状、需求、一般健康状况等，结合影像学特征，综合考虑后制定手术方式。目前，关于上端融合椎的选择原则已有较明确的共识；然而，对于下端融合椎的选择仍存在争议。②重视矢状面平衡重建。SVA＜5cm可作为SVA重建的目标。矢状面平衡重建不足可导致残留后凸畸形，这是严重脊柱侧后凸畸形患者行三柱截骨术后内固定棒断裂的最主要风险因素。同时需注意的是，SVA并不是越小越好，需要尽量避免矫正过度。SVA过度矫正不仅会引起姿势性疼痛，还会增加近端交界性后凸（PJK）的发生。③重视冠状面平衡重建。冠状面失平衡是退变性脊柱侧弯患者常见的临床表现之一，也是成人脊柱畸形长节段矫正术后内固定失败的重要危险因素。此外，与矢状面单纯地需要矫正SVA前移不同，冠状面失平衡还需要考虑失平衡的方向与侧弯方向的关系。④加强对手术并发症的认识。退变性脊柱侧弯患者矫正内固定手术相关的并发症主要有神经系统并发症、大出血及内固定失败等。术中应良好地重建脊柱三维平衡、局部应用卫星棒强化并充分植骨；术后应规范抗骨质疏松治疗、避免外伤等，以期最大限度地降低内固定失败的发生率。⑤理智评判微创技术在退变性脊柱侧弯患者治疗中的作用。近年来，随着微创技术的迅速发展，国内外已有不少文献报道将微创技术应用于退变性脊柱侧弯的矫正手术，并取得较为理想的手术效果。然而，目前国内存在将微创手术适应证扩大化的趋势，不恰当的微创手术不仅无法改善退变性脊柱侧弯患者的外观畸形和生活质量，反而可能给患者造成不可挽回的创伤。因此，需要严格掌握微创手术的适应证。

（三）单纯减压手术

单纯减压手术的适应证主要有：①单纯的腿部疼痛（伴或不伴轻微腰背痛）；②Cobb角小于30°；③侧方滑移小于2mm；④冠状面和矢状面处于平衡状态。尽管同时伴有背部和腿部症状的患者需要融合手术，但如果患者手术风险很大，单纯减压术也是一种选择。对于伴有神经源性跛行、轻中度脊柱畸形及骨量降低的老年患者，单纯减压手术是最好的选择。对于行单纯减压手术的患者，应该意识到脊柱畸形进展的风险，远期可能需要行融合手术。手术方式包括前路间接减压、经椎间孔内镜减压、后开窗减压法和椎板切除减压术等，其中后两种手术较为常见。治疗的一般原则是，在仅接受单纯减压治疗的患者中，应尽可能多地保留关节突和后方韧带结构，以减少未来病情进展以及医源性不稳定的发生。

（四）融合手术

退变性脊柱侧弯融合节段的选择取决于脊柱畸形的严重程度、整体外观以及脊柱骨盆整体退变的情况。在融合节段的长短以及固定端椎的选择方面，目前尚没有普遍公认的准则。通常认为，对伴有神经根性症状的患者，可以行单纯融合固定或同时行减压术。短节段融合适用于固定伴有显著顶椎旋转或侧方滑移超过3mm的侧弯畸形。然而，如果伴有症状性冠状面或矢状面失平衡，那么长节段内固定矫正融合是明智的选择。

1. 短节段固定

不跨过端椎的短节段融合的主要目的在于稳定椎体，而不是矫正整体的脊柱畸形。短节段固定的主要优点在于麻醉风险较低。其典型适应证有：Cobb角 < 30°，可有节段性不稳定（侧方滑移超过 2mm）、背部和腿部疼痛，但不伴有冠状面及矢状面失平衡；如果存在不稳定，需要行足够的减压以缓解椎管狭窄和神经根受压。因此，对于广泛减压所引起的腰腿痛及节段不稳，也可以采取短节段固定的手术方式。

2. 长节段固定

长节段固定通常指远端固定到 L_5 或腰骶部，近端固定到 T_{10} 或以上，以更好地矫正冠状位的脊柱侧弯和恢复矢状位腰椎前凸。长节段固定的主要目的是同时恢复冠状位及矢状位的整体平衡，而不是单单矫正 Cobb 角。长节段固定主要适用于侧弯存在进展倾向的患者，如 Cobb 角大于 45°、侧方滑移大于 2mm 同时伴有冠状面及矢状面失平衡的患者。

在选择固定节段时，需注意固定节段不能终止在交界性后凸节段或者椎体滑脱节段；严重的旋转半脱位涉及的所有节段都必须包括在固定节段内。此外，后份缺如的椎体、存在任何方向的滑脱、旋转、交界性后凸、冠状位或矢状位顶椎或者存在退变的节段，均不可作为固定端椎。

3. 上端融合椎的选择

关于退变性脊柱侧弯患者手术融合节段的选择，上端融合椎（upper instrumented vertebra，UIV）的选择原则已有较为明确的共识。在选择上端融合椎时，应综合考虑以下几个方面。①拟终止节段的状态，即上端融合椎应为正常的椎体，不应终止于骨质疏松性骨折或先天性畸形的节段。②在冠状面上，上端融合椎及其头端的椎间隙应尽量水平化，且位于稳定区内，即上端融合椎应位于骶骨正中线 ±2cm 的范围内；同时，其应为或接近中立椎，不应低于侧弯上端椎，无明显椎体旋转。③邻近节段的椎间盘及关节突应均无明显退变，且相邻椎体在各平面上均稳定。④在矢状面上，当存在节段性胸椎或胸腰段后凸畸形（$T_5—T_{12} > 60°$；$T_{10}—L_2 \geq 20°$）时，融合节段应跨越后凸畸形区，常选择后凸畸形上端椎远端的矢状面稳定椎或中立椎，不应终止于畸形顶椎区。此外，也应避免矢状面上的上端融合椎相邻椎间隙的成角，选择在冠状面和矢状面上稳定、中立和水平的椎体作为上端融合椎。除上述几点外，选择上端融合椎时还应考虑脊柱侧弯严重程度、冠状面失平衡、顶椎偏移以及双肩平衡状态等因素。总之，对退变性脊柱侧弯近端融合椎的选择应充分考虑退变范围、弯型、病理解剖特点及矢状面序列等，以求获得冠状面和矢状面满意的矫正效果。

长节段融合时，当患者为双弯有较重的胸椎侧弯（40°～50°），明显的胸椎后凸或胸腰交界区后凸畸形（proximal junctional kyphosis，PJK），发生矢状面或冠状面失平衡，及骨质疏松严重时，需考虑延长至上胸椎（T_2～T_4）；而当患者处于正常的平衡状态时，可终止于下胸椎（T_{10}～T_{12}）。理论上，上端融合椎位于上胸椎区时，术后发生交界区后凸畸形的概率较小，但其围手术期并发症、假关节及再手术的发生率较高；当上端融合椎终止于下胸椎区时，手术创伤小，手术时间短，假关节及并发症的发生率低，手术花费少，且对功能的保护有优势，但其术后发生交界区后凸畸形的风险较高。综合来说，在矫正允许的情况下，更推荐终止于下胸椎区，以获得更显著的功能改善。目前认为，上端融合椎选择 T_{10} 或以上（有稳定肋骨的椎体），可以保护邻近节段的稳定性，减少术后交界区后凸畸形的发生，因为胸廓的存在使该段胸椎有更好的力学稳定性；而 T_{11}、T_{12} 节段无该优势。因此，更推荐将上端融合到 T_{10} 及近端。

综上所述，退变性脊柱侧弯患者上端融合椎应选择上端椎近端稳定、水平、中立的椎体，并充分考虑弯型、矢状面形态、躯干失平衡程度等的影响。在矫正条件允许的情况下，尽量选择下胸椎区作为上端融合椎，以减少术后并发症，可考虑 T_{10} 及其近端节段，以降低交界区后凸畸形的发生率。

4. 下端融合椎的选择

长节段融合下端融合椎（lower instrumented vertebra，LIV）通常选择固定到 L_5 或者腰骶部，但目前就下端融合椎终止于 L_5、S_1 还是髂骨，尚缺乏共识。从基本原则上讲，退变性脊柱侧弯远端融合到 L_5 适合于：①L_5/S_1 节段无或轻度退变，无结构性腰骶弯；②骨盆水平、局部腰骶骨盆参数较匹配；③L_5 椎体冠状面上倾斜＜15°；④整体无矢状面及冠状面失衡的患者。而融合到骶椎则适合于：①中重度 L_5/S_1 退变，椎管狭窄；②需要切除椎板减压；③L_5/S_1 节段由于腰椎滑脱或既往有减压手术史而导致不稳；④L_5 椎体倾斜＞15°；

⑤侧弯或后凸畸形累及腰骶部交界区；⑥融合节段长，上端融合椎位于 T_{12} 节段及以上；⑦有明显骨质疏松、腰椎前凸减少，或腰椎矢状面、冠状面失平衡的患者。无论有无 L_5/S_1 退变，当存在以下情况时，均应考虑延长固定至髂骨：①长节段融合5个节段及以上；②需行下腰椎的三柱截骨；③腰骶部畸形及明显骨盆倾斜；④重度腰椎滑脱、腰骶部不稳；⑤骶骨骨折或骶髂关节分离；⑥严重骨质疏松、骨量较差；⑦明显矢状面、冠状面双平面失代偿。目前较具争议的是，对于跨过胸腰段的长节段固定融合，远端 L_5/S_1 椎间盘正常或仅有轻度退变，是保留还是予以融合，尚有不同认识。

固定到 L_5 可以保留腰骶部运动，避免骶髂关节的压力，缩短手术时间，减少手术创伤，减少内植物相关并发症的发生，降低术后内固定失败和假关节形成的发生率，也可以避免骨盆固定。此外，保留 L_5-S_1 椎间盘使骨盆保留一些活动度，这对于对功能有要求的患者很重要，如自行车运动员。研究显示，融合到 L_5 和融合到 S_1 的术后临床疗效无统计学差异，但融合到 L_5 在术后返修率、融合失败、假关节形成率及因假关节形成而导致翻修的概率均低于融合到 S_1。但该手术方式使得 L_5-S_1 成为唯一的残留运动节段，L_5-S_1 椎间盘压力增大，导致椎间盘退变加速，由此可能带来远期的矢状面或冠状面失衡和翻修等问题。

加速 L_5/S_1 退变的因素包括：术前腰椎前凸丢失合并矢状面失平衡；术中矫正（如前凸）恢复不理想；术后需要加大骨盆后旋和调整下肢步态来维持站立姿势。对于上述情况，建议可以选择 S_1 作为下端融合椎，以利于获得匹配的骨盆入射角-腰椎前凸角（pelvic incidence-lumbar lordosis，PI-LL）、恢复矢状面平衡和防止保留 L_5-S_1 节段所带来的问题。但融合至 S_1 会造成更高的术后并发症发生率，特别是假关节形成。融合至 S_1 时的假关节形成是一个长期存在的问题，可导致内固定失败及矢状面失平衡，影响患者生活质量，并常需翻修手术。

从生物力学角度看，对于年龄＞65岁、严重骨质疏松、近端超过 T_{10} 水平、脊柱矢状面失代偿、冠状面失平衡及骨盆倾斜的患者，如果融合到 S_1，其螺钉所需承受的剪切应力将高达人体躯干重量的7倍，则发生螺钉松动、断裂和假关节形成的风险也较高。因此，对于以上高风险人群，建议固定至髂骨，使骶骨与髂骨之间形成四点锚定。同时，S_1 采用直径 7mm 双皮质骨螺钉；前方椎间，尤其在 L_4-L_5 和 L_5-S_1 水平，应用融合器支撑以分散应力和促进融合。另外，还可选择钴铬棒或卫星棒以增加固定强度。固定到髂骨有一些弊端，包括手术时间延长、显露范围更大，以及有可能需要前柱的支撑，以降低假关节的发生率。关于骶骨－骨盆固定方式的选择，髂骨螺钉由于存在术后疼痛、螺钉高切迹及上棒等问题，目前逐渐被经骶 2 骶髂（S_2 alar iliac，S_2AI）螺钉内固定方式所替代，经骶 2 骶髂螺钉可提供与髂骨钉相同的强度，且具有低切迹、手术成本低的优势，是一种值得推荐的骶骨－骨盆固定方式。

综合来看，下端融合椎选择 L_5 可保留运动节段且术后假关节的发生率低，但有远期邻近节段退变进展的风险，且易发生冠状面和矢状面失平衡；而终止于 S_1 有利于获得更满意的矢状面矫正，但手术创伤更大，术后 L_5-S_1 假关节及内固定失败的发生率高；骶骨－骨盆固定可以有效增加腰骶交界区内固定系统的力学强度和稳定性，但需要更长的手术时间及更大的显露范围。因此，对退变性脊柱侧弯患者下端融合椎的选择，应综合考虑局部和整体的畸形情况、患者主要临床表现和全身情况及 L_5-S_1 的退变程度，以期在兼顾减少并发症的同时达到有效缓解症状、恢复平衡和改善术后生活质量的外科治疗目标。

（五）矫正畸形

对严重脊柱畸形患者，常需行脊柱截骨术以矫正畸形。对于弯曲位 X 线片上畸形矫正率小于 30% 的患者，需要行截骨手术对脊柱进行松解和再平衡，以避免内固定物与椎体之间应力过于集中。根据截骨范围的不同，可将截骨术分为如下 6 大类。后柱：①关节突关节部分切除，②全关节突关节切除；部分椎体：③经椎弓根椎体截骨（pedicle subtraction osteotomy，PSO），④经椎间盘的椎弓根椎体截骨（transdiskal pedicle subtraction osteotomy，transdiskal PSO）；全部椎体：⑤全脊椎切除术（vertebral column resection，VCR）；多个椎体：⑥多节段全脊椎切除术（multiple vertebral column resection，multiple VCR）。

成人脊柱畸形存在两种矢状面畸形：①脊柱整体是平衡的，但局部存在前凸消失或者反向后凸；②脊柱整体和局部均失平衡。冠状面失平衡也可分为两种情况，即骨盆和双肩同向倾斜与反向倾斜。后柱截骨术是治疗脊柱局部失平衡的最佳选择。该手术方式的先决条件是椎间隙有活动度来矫正。如果椎间隙严重退变或很僵硬，则需要行前路松解。如果骨量不足，可行前方植骨提高融合率。对于脊柱整体的失平衡，可行 Smith-Petersen 截骨（Smith-Petersen osteotomy，SPO）和经椎弓根椎体截骨手术治疗。对于中垂线超过骶骨在 3cm 以内的，则选择 SPO 手术；如果患者骨量较差，则选择 PSO 手术方式以获得 30° 的后凸矫正（见本节"四、典型病例"中病例1）。对于同时伴有冠状位及矢状位畸形的患者，如果骨盆倾斜和双肩不等高同向，则选择 PSO 手术方式；反之，则最好选择全脊椎切除术。

前路手术仅在僵硬性脊柱畸形后路内固定无法完全矫正的情况下选用，通常与后路矫正联合使用，因为单纯的椎间融合无法矫正脊柱整体的矢状面形态。前路融合术可以进一步矫正腰椎的过度前凸和不平衡，提供椎间孔减压，通过分散应力来降低后路内植物失败的风险和假关节的发生率，尤其对吸烟、糖尿病、骨质疏松的患者。

（六）微创手术治疗

与传统开放手术相比，微创手术（minimally invasive surgery，MIS）具有组织损伤小、出血量少及并发症少的特点。微创手术治疗退变性脊柱侧弯的手术入路包括前路（MIS-ALIF）、后路（MIS-TLIF、MIS-PLIF）、侧方入路（XLIF、OLIF）以及近年来日趋成熟的前柱重建（ACR）MIS 技术。其中，侧方入路腰椎椎间融合术（lateral lumbar interbody fusion，LLIF）已被广泛应用于治疗各类腰椎退变性疾患。然而，微创手术治疗退变性脊柱侧弯也有诸多并发症，如与入路相关的并发症包括：大血管、腹膜、腹腔脏器损伤等前路并发症；椎旁肌损伤、神经根损伤等后路并发症；腰丛损伤等侧方入路并发症等。此外，适应证把握不当，还可能出现矫正不足（尤其是矢状面）、假关节形成等并发症。因此，严格掌握微创手术治疗退变性脊柱侧弯的适应证，对降低并发症的发生风险具有重要意义。

　　微创手术治疗退变性脊柱侧弯的最佳适应证需满足以下条件：①矢状面失平衡较轻（SVA ≤ 12cm，PT ≤ 25°，PI－LL 差值 ≤ 30°），脊柱柔韧性较好（弯曲位 X 线片侧弯矫正 > 30%），且预期所需矫正 SVA < 5cm；②临床表现以神经压迫的临床表现为主，侧弯进展缓慢；③骨量较好。对伴有严重或快速进展性矢状面和（或）冠状面失平衡、旋转畸形、腰椎滑脱或不稳的僵硬性退变性脊柱侧弯患者，常需后路开放手术行 PSO 等三柱截骨。而对于 SVA 在 12 ~ 20cm、PI－LL 差值在 30°~ 40° 的柔韧性较好的退变性脊柱侧弯患者，可根据医生经验及患者一般情况选择微创手术或开放手术。根据国际脊柱研究学会（ISSG）的脊柱畸形微创治疗决策流程（minimally invasive spinal deformity surgery，MISDEF），对于 I 型及 II 型患者，仅采用微创手术即可获得与开放手术相当的矫正效果和临床疗效；而对于 III 型患者，则需行开放截骨矫正。此外，MISDEF2 分型提出，对于退变性脊柱侧弯患者，除融合节段 > 5 个（包括 L_5/S_1）、需要融合的节段 > 10 个或预先存在多节段内固定的患者外，其余患者均可以用微创手术进行治疗。

　　冠状面和矢状面平衡重建是退变性脊柱侧弯治疗的重点和目标。侧方入路腰椎椎间融合术（LLIF）治疗退变性脊柱侧弯的优势有创伤小、植骨面积大、术后神经并发症少等。LLIF 矫正冠状位畸形的效果已得到众多研究的证实，但在恢复矢状面失衡方面仍存在一些争议。研究认为，单纯应用 LLIF 矫正矢状面畸形的效果有限，但通过联合后柱截骨、前纵韧带松解、应用带前凸角度的 cage 等，可以使矢状面严重失平衡的患者获得满意的矢状位矫正效果。

　　根据整个手术的侵入性及内固定方式的不同，LLIF 技术可以分为以下三类。①LLIF 单独融合器植入技术：主要针对有神经元受压症状的轻度退变性脊柱侧弯患者进行单节段和（或）短节段前柱融合减压术。②LLIF 联合经皮椎弓根螺钉内固定技术（circumferential minimally invasive surgical LLIF，cMIS-LLIF）：通过 LLIF 实现前柱融合并结合经皮椎弓根螺钉内固定技术实现节段性后路固定（见本节"四、典型病例"中病例 2）。③LLIF 联合后路开放技术（杂合技术）：将 LLIF 技术与传统的后路开放手术技术相结合，包括截骨术及后路开放内固定技术（见本节"四、典型病例"中病例 3 和病例 4）。

其中，cMIS-LLIF 及杂合技术多用于中重度脊柱畸形的患者。LLIF 可在除 L_5—S_1 外的所有腰椎节段进行，但 L_5—S_1 节段由于髂嵴和腹膜后血管的阻挡而手术难度较大。在手术入路选择上，因 L_1—L_2 至 L_4—L_5 的腰大肌与大血管间有明显的安全间隙，左侧入路间隙比右侧入路间隙平均大 3 ～ 5mm，故目前临床上 LLIF 多选择左侧入路，以避免血管损伤。但如果患者存在冠状面畸形，可选择凸侧入路，以降低术后神经并发症的发生率。

虽然 LLIF 治疗退变性脊柱侧弯患者有独特的优势，但亦不可忽视因手术入路改变所带来的特有的并发症。文献报道，LLIF 治疗退变性脊柱侧弯的术后并发症的发生率达 42% ～ 69%，主要包括腰骶丛神经损伤、腰大肌损伤、血管损伤、假关节形成、融合器沉降及 PJK 等。其中，最常见的是腰骶丛神经损伤和融合器沉降。腰骶丛神经损伤多为一过性，可在保守治疗后好转；而融合器沉降多发生于骨质疏松、终板处理过度等情况。

现有的临床研究表明，LLIF 在特定的退变性脊柱侧弯患者中可有效实现神经压迫症状缓解和脊柱力线失衡的矫正。目前，制约 LLIF 成为退变性脊柱侧弯主流治疗选择的最主要原因是其矢状面矫正能力不足，但是随着衍生技术的发展，此类问题也已得到初步解决。

五、典型病例

病例 1

患者，女性，67 岁，主因"反复腰痛伴左下肢疼痛麻木 10 年，加重 1 个月余"入院。诊断：①退变性脊柱侧弯（Lenke-Silva 6 级）；②脊柱后凸；③腰椎管狭窄症；④腰椎间盘突出；⑤骨质疏松症。查体：腰椎向左侧弯、后凸畸形，腰背部局部压痛；轻度跛行步态；左大腿、膝部外侧，小腿前外侧、后外侧及足背内外侧感觉减退，左下肢直腿抬高试验阳性，50°（＋）；左踇背伸肌力Ⅲ级、趾背伸肌力Ⅲ级，余左下肢肌力Ⅳ级。术前影像学参数：Cobb 角 28.3°，LL－18.8°，PI 37.6°，PT 25.9°，SS 11.7°，SVA 12.1cm。一期行后路 T_{10}-骨盆固定融合，多节段 PSO 截骨，L_5-S_1 椎间融合。术后（1 个月）影像学参数：Cobb 角 0°，LL 20.1°，PI 37.5°，PT 18.0°，SS 19.5°，SVA 0cm（见图 6-11）。

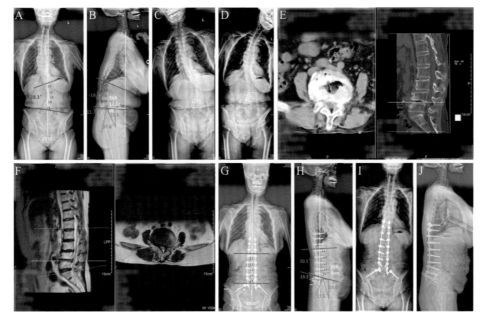

图 6-11　Lenke-Silva 6 级患者一期行后路多节段 SPO 截骨手术前后的影像学图片。A、B：术前全
脊柱正侧位片，可见腰椎严重侧弯合并后凸畸形；C、D：术前弯曲位 X 线片，可见腰椎活动度减少；
E 为术前 CT，F 为术前 MRI，可见腰椎管狭窄合并多节段椎间盘突出；G、H：术后 1 个月全脊柱正侧
位片，可见术后侧弯及腰椎前凸较术前有明显矫正；I、J：术后 4 年全脊柱正侧位片

病例 2

　　患者，男性，64 岁，主因"腰背部疼痛 10 年余"入院。诊断：①退变性
脊柱侧弯（Lenke-Silva 6 级）；②脊柱后凸；③腰椎间盘脱出伴坐骨神经痛；
④腰椎椎管狭窄；⑤骨质疏松。查体：腰椎向左侧弯、后凸畸形；轻度跛行状
态；双下肢肌力 V 级。术前影像学参数：Cobb 角 19°。一期行 L_2—L_5 前外侧入
路腰椎融合。术后（1 个月）影像学参数：Cobb 角 16°。一期术后 1 个月行二
期 L_1—L_5 后外侧入路腰椎融合术。术后影像学提示腰椎生理曲度较术前恢复
（见图 6-12）。

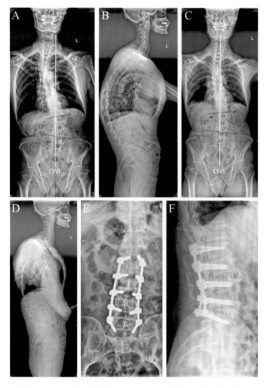

图 6-12　Lenke-Silva 6 级患者一期行前外侧腰椎融合，二期行后外侧腰椎融合手术前后影像学图片。A、B：术前全脊柱正侧位片，可见腰椎侧弯合并后凸畸形；C、D：一期行 L_2—L_5 前外侧入路腰椎融合术后 1 个月脊柱全长位片，可见脊柱畸形较术前有明显矫正；E、F：二期行 L_1—L_5 后外侧入路腰椎融合术后腰椎正侧位片

病例 3

患者，男性，66 岁，主因"反复腰痛伴双下肢疼痛麻木 5 年余，加重 3 个月余"入院。诊断：①退变性脊柱侧弯；②腰椎管狭窄症；③腰椎间盘突出症；④腰椎滑脱。查体：腰椎向左侧弯畸形；轻度跛行步态；腰背部局部压痛；双大腿、膝部外侧，小腿前外侧、后外侧及足背内外侧感觉减退，直腿抬高试验阴性；双侧踇背伸肌力Ⅲ级、趾背伸肌力Ⅲ级，余双下肢肌力Ⅳ级；双膝反射存在，跟腱反射减弱，双侧巴宾斯基征阴性；腰痛 VAS　7 分，下肢疼痛 VAS　7 分。术前影像学参数：Cobb 角 24°，LL　49°，PI　72°，PT　23°，SS　49°，SVA 1.98cm（见图 6-13）。

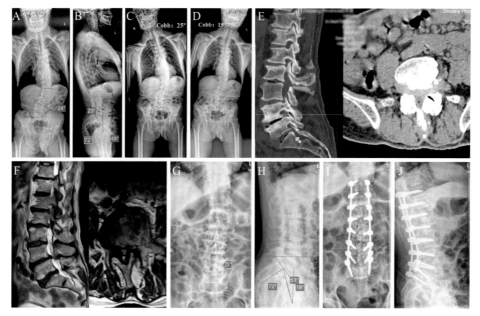

图 6-13　退变性脊柱侧弯患者一期行斜外侧腰椎椎间融合（OLIF），二期行肌间隙入路经椎间孔腰椎椎间融合（TLIF）手术前后影像学图片。A、B：术前全脊柱正侧位片，可见腰段侧弯；C、D：术前弯曲位 X 线片，可见腰椎活动度减少；E 为术前 CT，F 为术前 MRI，可见腰椎管狭窄、腰椎滑脱及多节段腰椎间盘突出；G、H：一期 OLIF 术后 1 个月全脊柱正侧位片，Cobb 角由术前 24°减小到 5°；I、J：二期行 TLIF 术后 1 个月全脊柱正侧位片，可见脊柱侧弯较术前明显改善

病例 4

　　患者，女性，主因"先天脊柱侧弯，加重伴右下肢疼痛 10 年余"入院。诊断：①先天性脊柱侧弯；②脊柱退行性病变。查体：腰椎向右侧弯畸形，腰背部局部压痛、叩击痛；双下肢肌力 Ⅴ 级。术前影像学参数：胸段 Cobb 角 33°，腰段 Cobb 角 38°。一期行 L_2—S_1 侧前方入路腰椎融合术。术后（1 个月）影像学参数：胸段 Cobb 角 19°，腰段 Cobb 角 36°。一期术后 1 个月行二期 T_8—S_2 后路截骨矫正长节段固定融合。末次随访（术后 18 个月）影像学参数：胸段 Cobb 角 17°，腰段 Cobb 角 22°（见图 6-14）。

（王　勋　冯法博）

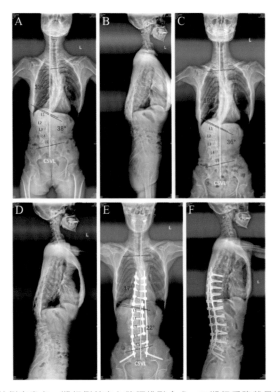

图 6-14　先天性脊柱侧弯患者一期行侧前方入路腰椎融合术，二期行后路截骨矫正长节段固定融合手术前后影像学图片。A、B：术前全脊柱正侧位片，可见胸椎、腰椎严重侧弯；C、D：一期行侧前方入路腰椎融合术后 1 个月全脊柱正侧位片，可见胸段侧弯矫正明显，腰段侧弯有所矫正；E、F：二期行后路截骨矫正长节段固定融合术后末次随访（术后 18 个月）时影像学图片，可见胸段、腰段侧弯明显矫正

参考文献

邱勇，王斌，朱锋，等．退变性腰椎侧弯的冠状面失衡分型及对截骨矫正术式选择的意义．中华骨科杂志，2009：418-423.

胥少汀，葛宝丰，徐印坎．实用骨科学．北京：人民军医出版社，2012.

Acosta FL, Liu J, Slimack N, et al. Changes in coronal and sagittal plane alignment following minimally invasive direct lateral interbody fusion for the treatment of degenerative lumbar disease in adults: a radiographic study. J Neurosurg Spine, 2011, 15: 92-96.

Aebi M, Arlet V, Webb JK. AO 脊柱手册：临床应用．陈仲强，袁文，译．济南：山东科学技术出版社，2016.

Berjano P, Lamartina C. Classification of degenerative segment disease in adults with deformity of the lumbar or thoracolumbar spine. Eur Spine J, 2014, 23: 1815-1824.

Brodner W, Mun Y W, Möller HB, et al. Short segment bone-on-bone instrumentation for single curve idiopathic scoliosis. Spine (Phila Pa 1976), 2003, 28(20): S224-S233.

Cho KJ, Suk SI, Park SR, et al. Risk factors of sagittal decompensation after long posterior instrumentation and fusion for degenerative lumbar scoliosis. Spine (Phila Pa 1976), 2010, 35: 1595-1601.

Choy W, Miller CA, Chan AK, et al. Evolution of the minimally invasive spinal deformity surgery algorithm: an evidence-based approach to surgical strategies for deformity correction. Neurosurg Clin N Am, 2018, 29: 399-406.

Cil A, Pekmezci M, Yazici M, et al. The validity of Lenke criteria for defining structural proximal thoracic curves in patients with adolescent idiopathic scoliosis. Spine (Phila Pa 1976), 2005, 30(22): 2550-2555.

Costanzo G, Zoccali C, Maykowski P, et al. The role of minimally invasive lateral lumbar interbody fusion in sagittal balance correction and spinal deformity. Eur Spine J, 2014, 23(Suppl 6): 699-704.

David TS, Vrahas MS. Perioperative lower urinary tract infections and deep sepsis in patients undergoing total joint arthroplasty. JJ-JotAAoOS, 2000, 8: 66-74.

Davis BJ, Gadgil A, Trivedi J, et al. Traction radiography performed under general anesthetic: a new technique for assessing idiopathic scoliosis curves. Spine (Phila Pa 1976), 2004, 29(21): 2466-2470.

Faldini C, Di Martino A, De Fine M, et al. Current classification systems for adult degenerative scoliosis. Musculoskelet Surg, 2013, 97: 1-8.

Helgeson MD, Pisano AJ, Fredericks DR Jr, et al. What's new in spine surgery. J Bone Joint Surg Am, 2023, 105(12): 901-907.

Jain A, Hassanzadeh H, Strike SA, et al. Pelvic Fixation in adult and pediatric spine surgery: historical perspective, indications, and techniques: AAOS exhibit selection. J Bone Joint Surg Am, 2015, 97: 1521-1528.

Jimbo S, Kobayashi T, Aono K, et al. Epidemiology of degenerative lumbar scoliosis: a community-based cohort study. Spine (Phila Pa 1976), 2012, 37: 1763-1770.

Katz AD, Singh H, Greenwood M, et al. Clinical and radiographic evaluation of multilevel lateral lumbar interbody fusion in adult degenerative scoliosis. Clinical spine surgery, 2019, 32: E386-E396.

Kim HJ, Boachie-Adjei O, Shaffrey CI, et al. Upper thoracic versus lower thoracic upper instrumented vertebrae endpoints have similar outcomes and complications in adult scoliosis. Spine (Phila Pa 1976), 2014, 39: E795-E799.

Kuklo TR. Principles for selecting fusion levels in adult spinal deformity with particular attention to lumbar curves and double major curves. Spine (Phila Pa 1976), 2006, 31: S132-S138.

Lee SM, Suk SI, Chung ER. Direct vertebral rotation: a new technique of three-dimensional deformity correction with segmental pedicle screw fixation in adolescent idiopathic scoliosis. Spine (Phila Pa 1976), 2004, 29(3): 343-349.

Lowe T, Berven SH, Schwab FJ, et al. The SRS classification for adult spinal deformity: building on the King/Moe and Lenke classification systems. Spine (Phila Pa 1976), 2006, 31: S119-S125.

McAfee PC, Cunningham BW, Hayes V, et al. Biomechanical analysis of rotational motions after disc arthroplasty: implications for patients with adult deformities. Spine (Phila Pa 1976), 2006, 31(19 Suppl): S152-S160.

McAfee PC, Shucosky E, Chotikul L, et al. Multilevel extreme lateral interbody fusion (XLIF) and osteotomies for 3-dimensional severe deformity: 25 consecutive cases. Int J Spine Surg, 2013, 7: e8-e19.

Min K, Waelchli B, Hahn F. Primary thoracoplasty and pedicle screw instrumentation in thoracic idiopathic scoliosis. Eur Spine J, 2005, 14(8): 777-782.

Mummaneni PV, Shaffrey CI, Lenke LG, et al. The minimally invasive spinal deformity surgery algorithm: a reproducible rational framework for decision making in minimally invasive spinal deformity surgery. Neurosurg Focus, 2014, 36: E6.

O'Shaughnessy BA, Bridwell KH, Lenke LG, et al. Does a long-fusion "T$_3$-sacrum" portend a worse outcome than a short-fusion "T$_{10}$-sacrum" in primary surgery for adult scoliosis? Spine (Phila Pa 1976), 2012, 37: 884-890.

Ploumis A, Transfledt EE, Denis F. Degenerative lumbar scoliosis associated with spinal stenosis. Spine, 2007, 7: 428-436.

Prommahachai A, Wittayapirot K, Jirarattanaphochai K, et al. Correction with instrumented fusion versus non-corrective surgery for degenerative lumbar scoliosis: a systematic review. J Med Assoc Thai, 2010, 93: 920-929.

Sardar ZM, Ouellet JA, Fischer DJ, et al. Outcomes in adult scoliosis patients who undergo spinal fusion stopping at L5 compared with extension to the sacrum. Evid Based Spine Care J, 2013, 4: 96-104.

Schwab F, Dubey A, Gamez L, et al. Adult scoliosis: prevalence, SF-36, and nutritional parameters in an elderly volunteer population. Spine (Phila Pa 1976), 2005, 30: 1082-1085.

Schwab F, Farcy JP, Bridwell K, et al. A clinical impact classification of scoliosis in the adult. Spine (Phila Pa 1976), 2006, 31: 2109-2114.

Schwab F, Ungar B, Blondel B, et al. Scoliosis Research Society-Schwab adult spinal deformity classification: a validation study. Spine (Phila Pa 1976), 2012, 37: 1077-1082.

Shen FH, Mason JR, Shimer AL, et al. Pelvic fixation for adult scoliosis. Eur Spine J, 2013, 22(Suppl 2): S265-S275.

Silva FE, Lenke LG. Adult degenerative scoliosis: evaluation and management. Neurosurg Focus, 2010, 28: E1.

Simmons ED. Surgical treatment of patients with lumbar spinal stenosis with associated scoliosis. Clin Orthop Relat Res, 2001, 384: 45-53.

Sponseller PD, Zimmerman RM, Ko PS, et al. Low profile pelvic fixation with the sacral alar iliac technique in the pediatric population improves results at two-year minimum follow-up. Spine (Phila Pa 1976), 2010, 35: 1887-1892.

Steib JP, Dumas R, Mitton D, et al. Surgical correction of scoliosis by in situ contouring: a detorsion analysis. Spine(Phila Pa 1976), 2004, 29(2): 193-199.

Storer SK, Vitale MG, Hyman JE, et al. Correction of adolescent idiopathic scoliosis using thoracic pedicle screw fixation versus hook constructs. J Pediatr Orthop, 2005, 25(4): 415-419.

Toyone T, Tanaka T, Kato D, et al. Anatomic changes in lateral spondylolisthesis associated with adult lumbar scoliosis. Spine (Phila Pa 1976), 2005, 30(22): E671-E675.

Vialle LR, Cheung KMC, Lawrence G. Lenke, Thieme, Adult Spinal Deformities. New York: Elsevier, 2016.

Villemure I, Aubin CE, Dansereau J, et al. Biomechanical simulations of the spine deformation process in adolescent idiopathic scoliosis from different pathogenesis hypotheses. Eur Spine J, 2004, 13(1): 83−90.

Wang K, Zhang C, Wu H, et al. The anatomic characteristics of the retroperitoneal oblique corridor to the L_1−S_1 intervertebral disc spaces. Spine (Phila Pa 1976), 2019, 44: E697−E706.

Zhu L, Wang JW, Zhang L, et al. Outcomes of oblique lateral interbody fusion for adult spinal deformity: a systematic review and meta−analysis. Global Spine J, 2022, 12: 142−154.

第七章 中医治疗方法

第一节 中医对脊柱侧弯的认识

脊柱位于人体正中，为"人体之大梁"。中医从经络、气血、脏腑等方面均已认识到脊柱的重要性。人体有十四正经、奇经八脉，其中多条经脉或其络属部分、筋经、络脉体系循行至脊柱，与脊柱关系最密切的为督脉和膀胱经。督脉位于人体后背正中，循行于脊柱之内，上至头脑，总督一身之阳气，为"阳脉之海"。《素问·气府论》有云："督脉气所发者，二十八穴……至骶下凡二十一节，脊椎法也。"督脉阳气充盛，则脊柱强健而活动自如。足太阳膀胱经循行于脊柱两侧，夹脊抵腰，是人体最长、腧穴最多的一条经脉，其第一侧线的背俞穴是五脏六腑之气输注于背部的腧穴，与相应脏腑的解剖位置高低基本一致，可治疗相应脏腑疾病，及与该脏腑相关的五官、肢体疾病。肾主骨，肝主筋，脾主肌肉，此三脏的功能与骨、筋、肉的强弱有着直接的关系，这决定了脊柱的动态平衡是否正常。《素问·六节藏象论》曰："肾者，主蛰，封藏之本，精之处也；其华在发，其充在骨……"肾为先天之本，藏有先天之精，能够通过蒸腾气化推动生殖之精成熟，发挥滋养全身骨骼及化生骨髓的功能。肾中精气充足，则骨质坚硬；骨髓充实，则脊柱强壮稳定。肝藏血，其充在筋。筋相当于现代医学的肌肉、韧带，需要血液的濡养才能发挥正常的生理功能，保证筋有血养而强健。若肝血不足，可能引起筋失濡养而软弱无力，宗筋纵弛，对骨骼、脊柱失去支撑作用，导致脊柱稳固性降低，易发生骨错缝、筋出槽。脾主运化，主肌肉，脾胃为后天之本，乃气血生化之源，肌肉的强健丰盈有赖于脾胃健旺的运化功能。脾胃的经络亦与脊柱相联络。《灵枢·经筋》云："足太阴之筋……其内者，着于脊。""足阳明之筋……上循胁属脊。"脾胃功能的强弱影响了脊柱的动态平衡。

中医古籍对脊柱侧弯描述较为接近的应为"龟背"，亦有"背偻""隆背"等。《小儿卫生总微论·龟背论》曰："小儿龟背者，由儿在婴小时，脊骨未成，强令独坐，则背隆阜……致背高隆起，若龟壳之状。"《慈幼新书·杂症》曰："龟背，小儿生下，不能保护，客风入于骨髓，或坐早劳伤气血，多成痼疾。"《医宗金鉴·幼科杂病心法要诀》曰："龟背坐早被风吹，伛偻背高状如龟。"《幼幼集成·龟胸龟背证治》曰："龟背生下不能保护，以客风入于骨髓，或儿坐早，劳伤气血，或咳嗽久，以致肺虚而肾亦无所生矣。肾主骨，风寒乘虚而入于骨髓，致精血不能流通，故成龟背。"从这些描述可以看出，中医认为该病是因先天禀赋不足、后天失养、外邪而为病的。

《素问·生气通天论》曰："骨正筋柔，气血以流，腠理以密，如是则骨气以精，谨道如法，长有天命。"故对脊柱侧弯的治疗当从筋骨、气血等方面整体调节，这也符合中医的整体观。

第二节　中医治疗脊柱侧弯的常用方法

一、中药治疗

脊柱侧弯常伴有腰脊或脊旁部位疼痛的表现，该症状属于中医"腰脊痛"的范畴。

（一）病　因

中医认为脊柱侧弯的发生主要因外邪侵袭、体虚年老、跌仆闪挫，引起经脉受阻、气血不畅；或肾气亏虚，腰脊失养；或气血阻滞，瘀血留滞，进而痹阻经脉、气血不通。

（二）病　机

主要病机概而论之为邪阻经脉，腰脊失养。导致脊柱侧弯的外邪主要有寒邪、湿邪、热邪等。寒为阴邪，其性收引，郁遏卫阳，凝滞营阴，以致腰脊气血不通；湿邪侵袭，其性黏滞，留着筋骨肌肉，闭阻气血，阳气不运，以致肌肉筋脉拘急而痛；感受热邪，常与湿合，或湿蕴生热而滞于腰脊，经脉不畅而生疼痛。内伤脊柱侧弯多与肾、肝、脾三脏有关：肾精亏虚导致骨髓空虚，偏于阴虚则腰脊不得濡养，偏于阳虚则腰脊不得温煦；肝血不足导致筋失濡养，宗筋纵弛；脾胃虚弱导致肌肉失养，松弛乏力。内外二因相互影响，风、寒、湿、热诸邪常因肾虚而乘袭，痹阻经脉，发生脊柱侧弯。本病的病变部位在肾，与膀胱经、督脉、带脉和足少阴肾经等经脉密切相关。

（三）辨证论治

1. 寒湿痹阻型

临床表现：脊柱侧弯伴有腰脊部冷痛，酸胀重着，转侧不利，静卧痛势不减，寒冷或阴雨天加重；舌质淡，苔白腻，脉沉而迟缓。

治法：散寒祛湿，温经通络。

代表方：甘姜苓术汤加减。

本方由干姜、白术、茯苓、甘草组成。若寒邪偏胜，腰脊冷痛拘急，加制附子、制川乌、制草乌、细辛温经散寒止痛；若湿邪偏胜，痛引下肢，酸胀无力，加苍术、薏苡仁、防己、五加皮祛湿；风湿相合，痛引肩背、腿膝，加防风、独活、秦艽祛风通络。

2. 湿热阻滞型

临床表现：脊柱侧弯伴有腰脊部疼痛，重着而灼热，暑湿阴雨天气加重，活动后或可减轻，身体困重，小便短赤，口干口渴；舌质红，苔黄腻，脉濡数或弦数。

治法：清热利湿，舒筋止痛。

代表方：四妙丸加减。

本方由黄柏、苍术、牛膝、薏苡仁组成。若腰脊痛重，加木瓜、络石藤以加强舒筋通络止痛功效；若兼有外邪身痛发热，加柴胡、防风、独活、羌活疏散表邪；若小便热赤不利，加泽泻、栀子、萆薢、车前草清热利湿；若湿热蕴久，耗伤阴津，口咽干燥，手足心热，加生地黄、知母、女贞子、墨旱莲。

3. 气滞血瘀型

临床表现：脊柱侧弯伴有腰脊疼痛如锥刺或如折，痛有定处，痛处拒按，日轻夜重，痛势轻者俯仰不利，重者不能转侧；舌质紫暗，或有瘀斑，脉涩。部分患者有跌仆闪挫病史。

治法：活血化瘀，理气通络。

代表方：身痛逐瘀汤加减。

本方由桃仁、红花、当归、川芎、香附、没药、五灵脂、地龙、牛膝、秦艽、羌活、甘草组成。若肾虚者腰脊痛日久，伴有体形消瘦、腰膝无力，加杜仲、续断、熟地黄、狗脊、桑寄生补肾强筋；若兼有风湿，身体困重、阴雨天加重，加独活、秦艽；若痛引胁肋，加柴胡、郁金理气通络；若瘀血明显，腰脊痛入夜更甚，加全蝎、蜈蚣等虫类药以通络止痛；若有跌仆、扭伤、挫闪病史，加乳香、延胡索、青皮行气活血止痛。

4. 肾虚型

临床表现：脊柱侧弯伴有腰脊部酸软疼痛，缠绵不愈，喜揉喜按，腰膝无力，遇劳更甚，卧则减轻，常反复发作。偏阴虚者心烦少寐，口燥咽干，面色潮红，手足心热；舌红少苔，脉弦细数。偏阳虚者局部发凉，喜温喜按，面色㿠白，肢冷畏寒，少气乏力；舌质淡，苔薄白，脉沉细无力。

治法：肾阴虚者，滋补肾阴、濡养、温煦筋脉；肾阳虚者，补肾壮阳，温煦筋脉。

代表方：左归丸、右归丸加减。

肾阴虚者用左归丸加减，左归丸由熟地黄、山茱萸、山药、枸杞、龟甲、鹿角胶、菟丝子、牛膝组成。肾阳虚者用右归丸加减，右归丸由肉桂、附子、鹿角胶、熟地黄、山药、山茱萸、枸杞子、菟丝子、杜仲、当归组成。

若肾阴不足，相火偏亢，可选用知柏地黄丸或大补阴丸；若虚劳腰脊痛，日久不愈，阴阳俱虚，阴虚内热，可选用杜仲丸；若无明显阴阳偏盛，可服用青娥丸补肾壮脊止痛；若房劳过度而致肾虚腰脊痛，可用血肉有情之品调理，如河车大造丸。

5. 脾虚型

临床表现：脊柱侧弯伴有腰脊部酸痛日久，消瘦乏力，肢体沉重，面色无华，纳少、腹胀、便溏，舌苔白腻，脉缓或弱。

代表方：防己黄芪汤加减。

本方由防己、甘草、黄芪、白术组成。若脾气亏虚甚或脏器下垂，加党参、升麻补中益气；呕吐者加半夏、生姜燥湿温中止呕；湿滞腹胀者加草果、槟榔燥湿行气温中。

二、中药外治法

临床中药外用药物大致可分为敷贴药、搽擦药、熏洗湿敷药与热熨药。

（一）敷贴药

外用药应用最多的剂型有药膏、膏药和药散三种。使用时将药物制剂直接敷贴在局部，使药力发挥作用，可收到较好疗效。正如吴师机论其功用：一是拔，二是截，凡病所结聚之处，拔之则病自出，无深入内陷之患；病所经由之处，截之则邪自断，无妄行传变之虞。

1. 药膏，又称敷药或软膏，将药碾成细末，然后选加饴糖、蜜、油、水、鲜草药汁、酒、醋或医用凡士林等，调匀如厚糊状，涂敷侧弯疼痛处。如消瘀止痛药膏、定痛膏、金黄膏、四黄膏、生肌玉红膏等。

2. 膏药，古称薄贴，是中医学外用药物的一种特有剂型。《肘后备急方》中就有膏药制法的记载。膏药是将药物碾成细末，配以香油、黄丹或蜂蜡等基质炼制而成，然后摊在皮纸或布上备用。临床应用时将膏药烘热烊化后贴于患处，如狗皮膏、万灵膏等。

3. 药散，又称药粉、掺药，将药物碾成极细的粉末，收贮瓶内备用。使用时可将药散直接撒于伤口处，或置于膏药上，将膏药烘热后贴于患处，如云南白药、丁桂散、桂麝散等。

（二）搽擦药

搽擦药始见于《素问·血气形志篇》"经络不通，病生于不仁，治之以按摩醪药"。醪药是配合按摩而涂搽的药酒。搽擦药可直接涂搽于伤处，或在施行理筋手法时配合推擦等手法使用，或在热敷熏洗后自我按摩时涂搽。

1. 酊剂，又称外用药酒或外用药水，用药与白酒、醋浸制而成，具有活血止痛、舒筋活络、追风祛寒的作用，如伤筋药水、正骨水等。

2. 油膏与油剂，指用香油把药物熬煎去渣后制成油剂，或加黄蜡或白蜡收膏炼制而成油膏，具有温经通络、消散瘀血的作用。适用于关节筋络寒湿冷痛等证，也可配合手法及练功前后作局部搓擦。如跌打万花油、活络油膏、伤油膏等。

（三）熏洗湿敷药

熏洗湿敷，古称"淋拓""淋渫""淋洗"或"淋浴"，是将药物置于锅或盆中加水煮沸后熏洗患处的一种方法。先用热气熏蒸患处，待水温稍减后用药水浸洗患处。冬季气温低，可在患处加盖棉垫，以保持热度。每日2次，每次15～30分钟，1帖药可熏洗数次。当药水因蒸发而减少时，可酌加适量水再煮沸熏洗，具有舒松关节筋络、疏导腠理、流通气血、活血止痛的作用，适用于关节强直拘挛、酸痛麻木或损伤兼夹风湿者。如散瘀和伤汤、海桐皮汤、八仙逍遥汤等。

（四）热熨药

热熨法是一种热疗方法。《普济方•折伤门》有"凡伤折者，有轻重浅深久新之异，治法亦有服食淋熨贴熁之殊"的记载。本法选用温经祛寒、行气活血止痛药物，加热后用布包裹，热熨患处，借助其热力作用于局部，适用于不宜外洗的腰脊躯体之新伤、陈伤。

1. 坎离砂，又称风寒砂，用铁砂加热后与醋水煎成药汁搅拌后制成，临用时加醋少许拌匀置于布袋中，数分钟内会自然发热，热熨患处，适用于陈伤兼有风湿证者。

2. 熨药，俗称"腾药"，将药置于布袋中，扎好袋口放在蒸锅中蒸气加热后熨患处，适用于各种风寒湿肿痛者，具有舒筋活络、消瘀退肿的作用，如正骨熨药等。

3. 其他，如用粗盐、黄沙、米糠、麸皮、吴茱萸等炒热后装入布袋中热熨患处。民间还采用葱姜豉盐炒热，布包罨脐上治风寒，适用于各种风寒湿型筋骨痹痛。

三、推拿治疗

推拿学认为，脊柱侧弯属于"脊僵病"范畴。脊为督脉所藏，藏经会脉，诸筋所系。先天禀赋不足，肝肾亏虚，骨失充盈，筋失濡养，以致筋骨柔弱，形成脊僵节黏之证；或后天失调，姿势不良，或风寒湿邪侵袭，客于脊隙骨节，气血凝滞，节窍黏结，筋肌拘挛，脊僵筋弛，发为本病。

（一）治疗原则

舒筋活血，解痉通络，理筋整复。

（二）手　法

㨰法、按法、揉法、弹拨法、摇法、扳法等。

（三）取穴与部位

心俞、肺俞、肝俞、肾俞、大肠俞、华佗夹脊等穴，以及膀胱经、脊柱侧弯相应节段。

（四）操　作

1. 㨰法

患者取俯卧位，医者用㨰法沿脊柱两侧膀胱经上、下往返操作，在侧弯节段做重点治疗，手法宜深沉缓和，时间约为 5 分钟，以舒筋活血、解痉通络、恢复肌平衡。

2. 按揉法

医者沿脊柱两侧的华佗夹脊穴施按揉法操作，在侧弯节段做重点治疗，以患者能忍受为度，时间约为 5 分钟；接着，医者在心俞、肺俞、肝俞、肾俞、大肠俞等穴施按揉法操作，以酸胀为度，时间约为 5 分钟；以舒筋活血、理筋通络，改善侧弯引起的脏腑症状（见图 7-1）。

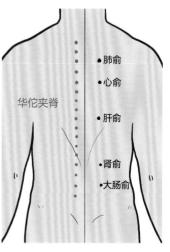

图 7-1　按揉穴位

3. 错动整复法

医者将两手掌置于侧弯节段两侧关节突关节处，近胸侧用小鱼际着力，对侧用大鱼际着力，先下压，再向两侧撑开，然后双手分别向手指方向用力形成错动整复，按侧弯脊椎逐节整复，以矫正关节突关节紊乱，有利于侧弯恢复。

4. 俯卧位侧扳法

医者立于侧弯侧，以一手掌抵按侧弯最明显处，另一手提起对侧下肢，做一推一扳的操作。操作时两手要同步，用力要稳实，不可用蛮力，重复操作 10 次，以矫正脊柱侧弯。

5. 直擦法

患者取俯卧位，医者在脊柱侧弯节段涂上介质，沿华佗夹脊、膀胱经施直擦法，以透热为度，以温经通络、舒筋解痉。

推拿治疗后，可用牵引床牵引。牵引重量以患者体重 60% 计，每日 1 次，每次 20 分钟，有利于矫正脊柱侧弯。

（五）注意事项

1. 治疗的关键是早发现、早确诊、早治疗。推拿治疗对特发性脊柱侧弯 Cobb 角＜ 25°的效果较好，对 Cobb 角 25°～ 45°有一定疗效，对结构性脊柱侧弯疗效较差。

2. 平时注意坐姿和书写姿势很重要，对已发生脊柱侧弯者更应矫正不良姿势。

3. 采用侧弯侧卧位，在侧弯节段下垫枕矫正侧弯，垫枕的高度视侧弯程度而定，坚持 3 个月可起到明显的矫正效果。

四、针灸治疗

（一）毫针针刺

针刺疗法是以中医理论为指导，使用针具刺激人体特定的穴位，以调整经络、气血、脏腑的功能，从而达到防病治病目的的一种方法。它是脊柱侧弯常用的治疗方法之一，具有通经活络、宣通气血、调整脏腑阴阳等功效，可起到止痛、消肿、解痉等作用，对脊柱侧弯造成的疼痛、肿胀、功能障碍等具有较好的疗效。

针刺选穴以督脉、膀胱经穴位以及华佗夹脊穴为主（见图 7-2）。膀胱经与华佗夹脊平行于督脉，对脊柱的平衡起着至关重要的作用，针刺督脉、膀胱经、华佗夹脊可激发人体阳气、活血通络、温经助阳，使脊柱两侧的肌肉得到充足的气血濡养，从而使僵硬板结的肌肉组织

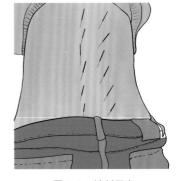

图 7-2　针刺示意

恢复柔软和弹性，脊柱两侧的肌肉拉力逐渐变得均衡，疾病随之而愈。

主穴：胸或腰部侧弯段双侧夹脊穴、百会、长强、肾俞（双）、脾俞（双）、足三里（双）、阳陵泉（双）、悬钟（双）（见图7-3）。

配穴：血瘀者加血海（双）、膈俞（双）；寒湿者加腰阳关、阴陵泉（双）；肾阳虚者加命门（见图7-4）。

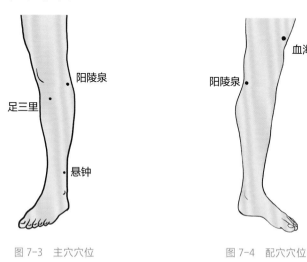

图7-3　主穴穴位　　　　　　　　　图7-4　配穴穴位

操作：侧弯段凹侧夹脊穴行捻转补法，凸侧夹脊穴行捻转泻法；其余针刺行平补平泻法。命门、双侧肾俞、脾俞及足三里行灸法。

（二）灸　法

灸，灼烧的意思。灸法主要是指借灸火的热力和药物的作用，对腧穴或病变部位进行烧灼、温熨，达到防治疾病目的的一种方法。《医学入门·针灸》指出："药之不及，针之不到，必须灸之。"灸法在临床上具有重要作用，常与针刺合用，相互补充，相辅相成。

灸治穴位同针刺取穴，以阿是穴、膀胱经为主（见图7-5）。局部的阿是穴、肾俞、气海俞、大肠俞，具有疏通腰部气血、舒筋通络止痛的功效；肝俞调节肝经气血，达到柔筋养筋的功效；脾俞，脾

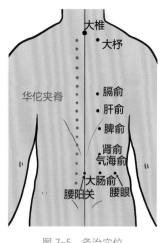

图7-5　灸治穴位

主肌肉，改善背部肌肉痉挛；阳陵泉是足少阳之合穴，筋会，具有舒筋和壮筋的作用，缓解脊柱侧弯引起的肌肉酸痛；腰阳关、腰眼，不仅能温煦肾阳、畅达气血，还可以疏通带脉和强壮腰脊。

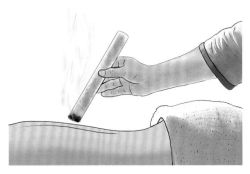

图 7-6　灸法

操作：可施温和灸、雀啄灸或回旋灸，艾条点燃的一端对准应灸的穴位，或定点，或像鸟雀啄食般上下移动，或反复旋转移动，使局部皮肤感觉温热而无灼痛为宜。一般每穴 10 ～ 15 分钟，至皮肤红晕为度（见图 7-6）。

（三）针刀疗法

《黄帝内经·素问》云："刺骨者无伤筋，刺筋者无伤肉，刺肉者无伤脉，刺脉者无伤皮，刺皮者无伤肉，刺肉者无伤筋，刺筋者无伤骨。"针刀疗法以此为基础，结合现代局部解剖和层次解剖知识，将针刺疗法与手术疗法有机结合，采用各种带刃针具对软组织进行刺激、切割、分离等，达到活血化瘀、舒筋通络、止痛除痹的治疗目的。

针刀疗法主要适用于各种软组织损伤引起的顽固性疼痛，部分骨关节退行性疾病（如颈椎病、腰椎间盘突出症、骨性关节炎等），肌肉、肌腱和韧带的慢性积累性损伤，肌紧张，损伤后遗症以及某些脊柱相关性内脏疾病。具体操作方法有 8 种，包括纵行疏通剥离法、横行剥离法、切开剥离法、铲磨削平法、瘢痕刮除法、骨痂凿开法、通透剥离法和切割肌纤维法。

治疗脊柱侧弯时，患者俯卧在治疗床上，定点定位，以脊柱侧弯的凸侧顶点，即椎体的棘间韧带定一点，以凹侧一侧的横突之间定一点，或代偿性脊柱侧弯 S 形脊柱病变的椎体后侧横突之间各定一点。常规消毒后，刀口线与脊柱纵轴垂直刺入，切开棘间韧带，感觉手下有松动感时出针。横突之间的定点，针体与平面垂直，刀口线平行于骶棘肌，进针深度到达横突背面骨平面时，先横行剥离 3 ～ 5 刀，然后调转刀峰，使刀口线与横突平行，移动刀锋到达横突边缘，沿横突边缘横突间韧带和横突间肌切开 2 ～ 3 刀，施术时防止刺伤脊椎和刺入腹腔，视患者脊柱侧弯的曲度每隔 5 ～ 7 天治疗一次。

第三节　脊柱侧弯不同流派的治疗方法

中医药历史悠久，在其漫长的发展过程中，由于学术渊源、师承关系、主治对象以及地域人文等，逐渐形成了各具特色的学术流派与分支，在当今学术领域有相当的影响。因篇幅有限，本节介绍以下几个流派。

一、刘氏正骨推拿流派

国医大师刘柏龄教授提出的二步十法手法通过恢复腰背部肌肉正常的肌力和韧性，使脊柱达到生物力学的平衡。

治疗手法共分两步，在全身麻醉下进行。

步骤一：用按、压、揉、推、擦五个轻手法。

按法：医者以双手拇指指腹沿脊柱两旁足太阳膀胱经，由颈部至腰骶部，自上而下点按，连续 3 次（见图 7-7）。

压法：医者双手交叉，以双手手掌部自第 1 胸椎开始，沿棘突即督脉向下按压至腰骶部，连续 3 次（见图 7-8）。

揉法：医者单手虎口张开，将拇指与其他 4 指分别置于两侧背俞穴，逐渐用力拨动（见图 7-9）。

视频 1　二步十法
之步骤一

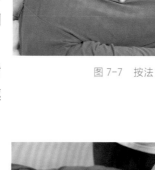
图 7-7　按法

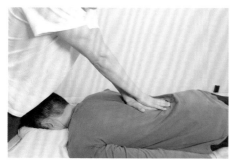
图 7-8　压法

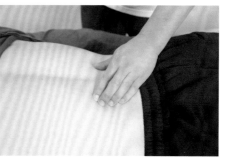
图 7-9　揉法

推法：医者以双手大鱼际自腰部正中向两侧分推（见图 7-10）。

擦法：医者以手背及掌指关节突出部于背部足太阳膀胱经及督脉自上向下滚动（见图 7-11）。

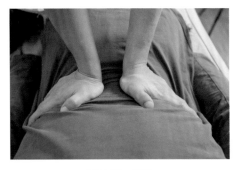

图 7-10　推法

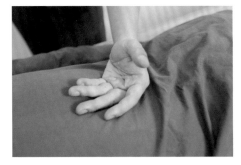

图 7-11　擦法

步骤二：用摇、抖、扳、盘、运五个重手法。

施法前准备：助手 1 站立于患者头侧，两手把持患者腋窝处；助手 2 站立于患者足侧，分别握住患者两踝部；2 位助手同时用力拔伸牵引，逐渐牵引至一定程度后，站于足侧的助手逐渐将双下肢提起，使肢体及髋部悬离床面。

视频 2　二步十法之步骤二

摇法：医者双手固定于侧弯椎体顶椎处，拇指缓缓持续用力按压，同时托起摇摆 3 ～ 5 次（见图 7-12）。

抖法：医者按压侧弯椎体顶椎的同时，助手牵拉用力上下抖动连续 3 次（见图 7-13）。

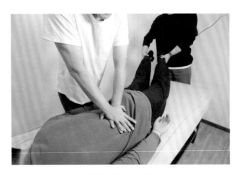

图 7-12　摇法

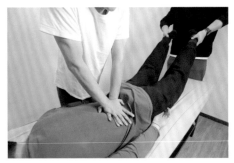

图 7-13　抖法

扳法：俯卧扳腿，一位医者一侧肘部继续作用于侧弯凸起处；助手一手按压凸侧向凹侧施加推力，另一手扳凹侧髂前下棘处，向凸侧扳3～5次，使脊柱侧弯部分矫正（见图7-14）。

盘法：患者取侧卧位，医者站在患者腹侧，一手从患肢下方绕过按住臀部，肘关节托住患者小腿；医者另一只手握住其膝部上方，于是医者前后移动患者躯体，使患者骨盆产生前后推拉动作，带动胸、腰椎活动（见图7-15）。然后，翻身到另一侧，方法同上。

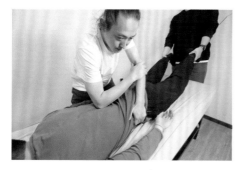

图 7-14　扳法

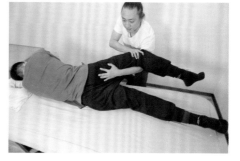

图 7-15　盘法

运法：医者用右手握住患者膝部，左手握其踝部，采用运展手法，使患肢作屈伸逐渐升高和略行拔伸的动作（见图7-16）。另一侧的方法同上。

二、分节段式脊柱推拿手法

全国名老中医范炳华教授分节段式脊柱推拿手法分三段进行整复。

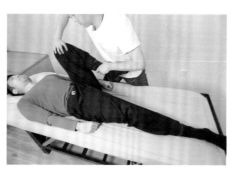

图 7-16　运法

（一）脊柱侧弯矫正手法

根据不同侧弯节段采取相应的手法。

中上段胸椎侧弯：患者取坐位，脊柱凹侧手臂屈肘上举置于颈部后侧；医者立于患者脊柱凹侧，一手掌根按于顶椎凸侧横突处垂直用力，另一手则从患者手臂屈肘上举侧的头侧穿过，按于顶椎凸侧的掌根上提并适当牵拉，当出现阻力时另一手反方向用力，双手协同配合发力（见图7-17）。

下段胸椎、胸腰段或腰椎侧弯：患者取俯卧位，医者立于患者脊柱凸侧，一手掌根置于顶椎凸侧横突处垂直用力，另一手上提对侧大腿并向脊柱凸侧牵拉，出现阻力时双手协同配合发力，听到"咔嚓"声说明手法成功（见图7-18）。

视频3　脊柱侧弯矫正手法

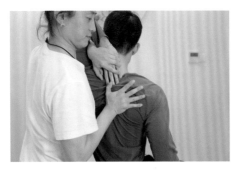

图7-17　中上段胸椎侧弯矫正手法

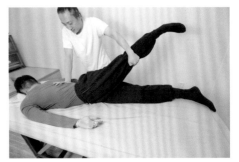

图7-18　腰椎侧弯矫正手法

（二）腰椎旋转整复手法

患者取侧卧位，患者上侧下肢屈髋屈膝90°，靠床侧下肢则伸直；医者面朝患者，一手掌置于患者肩部向背侧按压，另一手掌置于患者上侧臀部（若椎体旋转方向为靠床侧，则置于臀部的手为固定手，置于肩部的手为动力手；若椎体旋转方向为远离床侧，则置于臀部的手为动力手，置于肩部的手为固定手），当双手反方向用力处于最大阻力时，双手同时配合协同用力，听到"咔嚓"声说明手法成功（见图7-19和图7-20）。

视频4　腰椎旋转整复手法

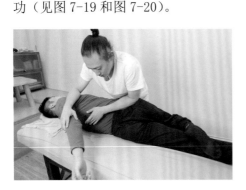

图7-19　腰椎旋转整复手法1

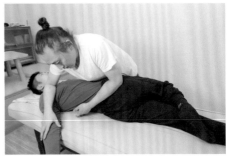

图7-20　腰椎旋转整复手法2

（三）骨盆旋转整复手法

视频 5　骨盆旋转整复手法

患者取侧卧位，患者上侧下肢屈髋屈膝 90°，另一侧下肢则伸直；医者面朝患者，用自身一侧下肢固定患者上侧下肢的小腿部，一手固定患者上侧肩部，另一手掌置于患者靠床侧下肢髂后上棘用力向腹侧按压，或置于坐骨结节处用力向头侧推（见图 7-21 和图 7-22），当双手反方向用力处于最大阻力时，双手同时配合协同用力，听到"咔嚓"声说明手法成功，最后采用"抱颈提胸法"结束治疗。

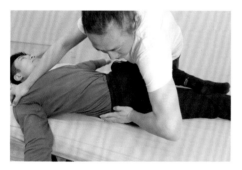
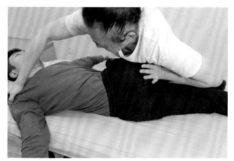

图 7-21　骨盆旋转整复手法 1　　　　图 7-22　骨盆旋转整复手法 2

三、南少林手法

南少林手法包括理筋手法和整脊手法。

（一）理筋手法

视频 6　南少林手法之理筋手法

推按：先以大拇指循经推按自至阳穴至腰阳关穴之间的督脉，再分别以大拇指循经推按患者腰部两侧的夹脊穴（见图 7-23 和图 7-24）。

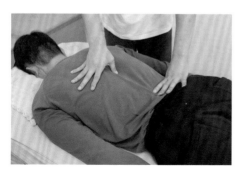
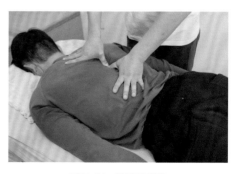

图 7-23　推按督脉　　　　　　　　图 7-24　推按夹脊穴

点穴：以大拇指指端按顺序分别点按至阳穴、命门穴、腰阳关穴，每穴点按1分钟（见图7-25）。

拨络：以拇指指端置于腰部肌肉、肌腱等组织一侧，做与其走行方向垂直的往返拨动，如弹拨琴弦状（见图7-26）。

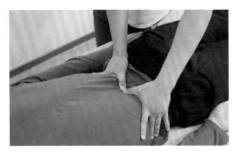

图 7-25　点穴

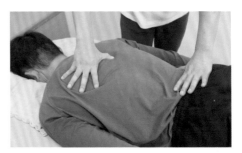

图 7-26　拨络

（二）整脊手法

定点斜扳法：患者取侧卧位，下侧下肢自然伸直稍屈曲，上侧下肢屈膝屈髋，医者面对患者站立。操作：患者双手交叉置于胸前，医者一手穿过患者腋下，钩手定点按压偏歪或隆起的棘突，一肘部按住患者肩前部，另一肘按护患者的髂嵴部，用力做相反方向的扳动，使腰部被动扭转到最大极限，医者力发于足，以身体整体发力做轻微闪动，左右各1次（见图7-27）。

视频 7　南少林手法之定点斜扳法

握踝伸腰法：患者取俯卧位，医者站在患侧床边。操作：医者用一手按压腰部患处棘突，另一手握住患者一侧踝部，慢慢向上提拉，使腰部后伸旋转至最大限度轻微闪动，重复5～6遍（见图7-28）。

视频 8　南少林手法之握踝伸腰法

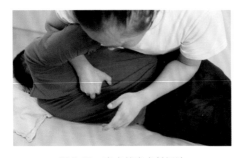

图 7-27　南少林定点斜扳法

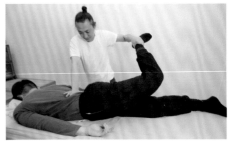

图 7-28　南少林握踝伸腰法

四、三步五法正脊术

全国第六批名老中医毛书歌教授的三步五法正脊术包括理筋松解、正脊治疗及功能锻炼3个步骤，其中正脊手法包括顶凸法、端提法、调颈法、还腰法、胸顶法5种手法。

顶凸法：根据脊柱全长片显示的侧弯点，以一手拇指指腹抵住侧弯顶点，另一手绕颈部反向旋推，形成交叉的剪切力，顺势旋转，指下有轻微错动感时，或听到弹响声，缓缓将脊柱恢复至中立位（见图7-29）。

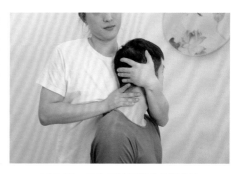

图 7-29　三步五法正脊术之顶凸法

视频 9　三步五法正脊术之顶凸法　　视频 10　三步五法正脊术之端提法

端提法：患者坐低凳，头后伸约15°，医者立其后方，双手托患者下颌，上胸部抵紧患者后枕部，向上提牵约1分钟，再左右旋转35°各3次，多可闻及弹响声（见图7-30和图7-31）。

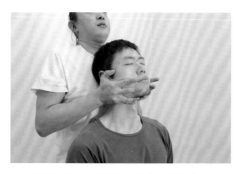

图 7-30　三步五法正脊术之端提法 1

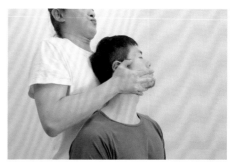

图 7-31　三步五法正脊术之端提法 2

调颈法：患者取坐位，医者立于侧后方，一手曲肘托住患者下颌部，提牵，另一手拇指顶住颈椎侧弯部推顶，双手同时用力，拇指下有轻微滑动感，也可听到关节弹响声，缓缓使头恢复中立位（见图7-32）。

视频 11　三步五法正脊术之调颈法

还腰法：根据脊柱全长片显示的侧弯点，医者以一手拇指指腹抵住侧弯顶点，另一手绕颈部顺势旋推，以腰 3 椎体左侧弯为例：患者取坐位，医者坐其后方，双手扶枕骨，左手拇指抵住左侧弯顶点，右手从患者右腋前绕于颈后，双手顺势用力，顺势旋转约 35°，指下有轻微错动感时，或听到弹响声，缓缓将脊柱恢复至中立位（见图 7-33）。

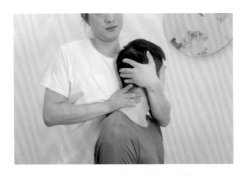
图 7-32　三步五法正脊术之调颈法

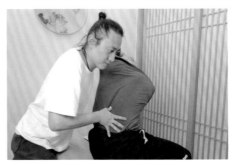
图 7-33　三步五法正脊术之还腰法

顶胸法：患者取站立位，双脚与肩同宽，医者立其后方，双手置于枕后，丁字步站定，一腿向前，双手托其枕部，医者将一大小约 3cm×4cm×5cm 的棉垫置于胸椎侧弯处，以前胸抵住棉垫，令患者后仰并吸气，双手同时用力上提，听到弹响声即结束动作（见图 7-34 和图 7-35）。

视频 12　三步五法
正脊术之顶胸法

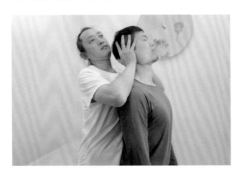
图 7-34　三步五法正脊术之顶胸法 1

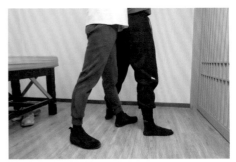
图 7-35　三步五法正脊术之顶胸法 2

五、龙氏俯卧牵抖冲压法

放松手法：患者取俯卧位，医者站在患者一侧，以掌揉法、拇指揉法沿着脊柱两侧肌肉、棘突、横突附着的肌腱处施术，手法柔和、轻松，时间为 15 ～ 20 分钟（见图 7-36 和图 7-37）。

视频 13　龙氏放松
手法

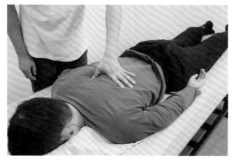
图 7-36　龙氏放松手法 1

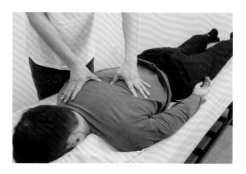
图 7-37　龙氏放松手法 2

俯卧牵抖冲压法：患者取俯卧位，双臂伸直上举，双手抓紧治疗床头。助手站于床尾，双手握患者双下肢。医者站于主要侧弯椎体棘突偏歪侧床边，面对其对侧肩部站立，将靠近治疗床一侧手的掌根部按在拟调整的椎体棘突，另一手重叠在其上（棘突偏左时，医者站左侧，右手掌根部按在椎体棘突旁，左手重叠在右手上方）。嘱患者放松，依据医者口令，助手与医者配合操作。当医者喊"1""2"时，助手握患者踝关节上部牵拉并上下抖动 1～2 次；当医者喊出"3"的瞬间，两人同时发力，医者双手向前上方冲压，助手先以轻力牵抖"长腿"2～3 次，以松解病椎错位"交锁"，再以较重力牵抖"短腿"3～4 次，以使椎间"复位"更完善（见图 7-38 和图 7-39）。以同样的方法逐个治疗侧弯节段所有椎体。

视频 14　龙氏俯卧牵抖冲压法

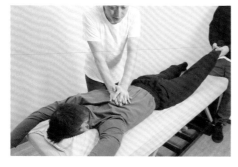
图 7-38　龙氏俯卧牵抖冲压法 1

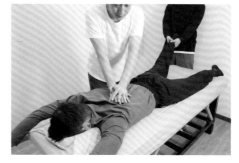
图 7-39　龙氏俯卧牵抖冲压法 2

六、三小定点脊诊整脊手法

王遵来教授三小定点脊诊整脊手法运用生物力学原理，由医者诊观脊柱及其两侧的异常变化，依靠手力功底在脊柱两侧查找阳性反应点，强调小角度、小力度、小幅度的三小复合力线模式，在松肌理筋的基础上，定点整脊，作用于阳性反应点，来达到高效的治疗作用。

视频 15　三小定点脊诊整脊手法

探查反应点：先让患者取俯卧位，使脊柱得到充分暴露以便手法治疗。医者先站于治疗床的正前方，用右手示指、中指指腹平等触压患者脊柱棘突两侧，自上而下缓慢移动，查找阳性反应点（见图7-40）。阳性反应点即椎旁出现的筋结、压痛点、痉挛点或者条索状物等。

松解反应点：医者将双手拇指或双掌掌根分别置于患者脊柱棘突两侧1～2cm处，自头部向腰骶部有节律地自上而下推按5～7次。在推按过程中，采用拇指或者肘部进行顺序的弹、拨、点、按等，对阳性反应点进行重点松解（见图7-41）。

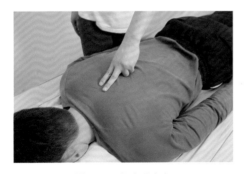

图 7-40　探查反应点

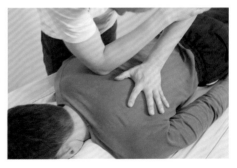

图 7-41　松解反应点

定点整脊：以右手掌根部豌豆骨固定阳性反应点，左手按压在右手之上，医者双手二力合一，向下垂直向外牵拉力呈弧形旋转至脊柱中线，常可听到弹响声或掌根下有移动感，触诊阳性反应点消失，操作中三力合一瞬间完成，以患者反作用力为主，医者发力为辅（见图7-42）。

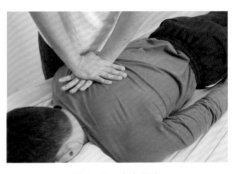

图 7-42　定点整脊

七、王国才整脊手法

山东省中医院王国才教授用㨰法、按揉法、弹拨法、提肩压胛法、旋拨法、旋肋法、腰椎后伸扳法、仰卧位腰椎旋转扳法、卷腰法。

视频 16　王国才整脊手法之放松手法

患者取俯卧位，医者以㨰法、按揉法等在患者脊柱两侧骶棘肌上操作，自上而下反复操作 3～5 遍，充分放松其背腰部肌肉。其中，凸侧应用弹拨等较重的手法，使痉挛的肌肉放松；凹侧应用㨰法、掌根揉法等较柔和的手法，促使萎缩的肌肉变得紧实（见图 7-43）。

视频 17　王国才整脊手法之旋拨法

沿脊柱棘突逐个做旋拨法：医者以一手拇指指腹抵于旋转的棘突凸侧，另一手掌根部按于拇指背面，两手协调用力，推棘突向对侧及外侧旋转扳动，可闻及弹响声（见图 7-44）；至腰部方向相反，两手叠按，以掌根着力逐个按压肋脊角。

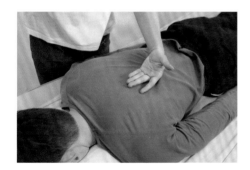

图 7-43　㨰法

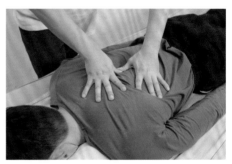

图 7-44　旋拨法

旋肋法：患者取俯卧位，双臂自然伸直放于体侧。医者双手叠按，下面的拇指顺着肋骨的走向贴按于肋角，上面的手以掌根按于下面的拇指上，由腰部发力，并带动双臂同时用力带动双手旋按，可闻及弹响声（见图 7-45）。

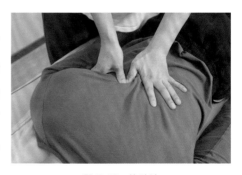

图 7-45　旋肋法

提肩压胛法：患者取俯卧位，健侧手臂自然伸直放于体侧，患侧上肢略抬肩。医者一手从患者患侧肩前至腋下握持其上臂，并用力向上及斜后方提肩；另一手掌心放于其肩胛骨内下缘抵住肩胛骨。嘱患者放松、自然呼吸，医者两手同时相对用力，一按一提，反复几次，幅度由小到大，缓缓用力，最后在扳机点位瞬间发力提肩压胛数次（见图7-46）。

腰椎后伸扳法：医者立于患者左侧，一手掌根部抵住患者侧弯的腰椎最高点向右侧向下按压，一手托其膝关节稍上部缓缓向左上方提起，两手协调向相反方向用力做扳动，手下有松动感并可闻及弹响声。然后，应用㨰、按、揉等放松性手法在肩背腰部操作（见图7-47）。随后，嘱患者取仰卧位，单侧下肢屈膝屈髋，做髋关节摇法。患者屈膝屈髋位下，医者一手压其小腿部向胸部靠拢拉伸髋关节，然后做仰卧位腰椎旋转扳法，左右各一次，最后做一遍卷腰法。

视频18 王国才整脊手法之旋肋法

视频19 王国才整脊手法之提肩压胛法

视频20 王国才整脊手法之腰椎后伸扳法

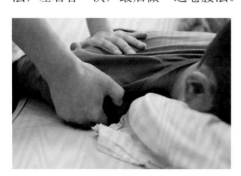

图7-46 提肩压胛法

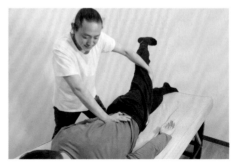

图7-47 腰椎后伸扳法

八、杠杆定位手法

杠杆定位手法是吕立江教授独创的整脊手法，以鹰嘴为支点，利用人体力学杠杆准确安全地整复侧弯畸形脊柱节段。

患者取俯卧位，全身放松，交叉双下肢。根据其全脊柱正位X线片所示的脊柱侧弯Cobb角最大的部位定位，医者将右肘关节鹰嘴置于定位处，双手抓住患者的双侧踝关节，通过力

视频21 杠杆定位手法

臂杠杆使脊柱前屈过伸，当遇到阻力时，用"巧力寸劲"向脊柱 Cobb 角顶点施力，以达到减小 Cobb 角、恢复脊柱曲度的目的（见图 7-48）。

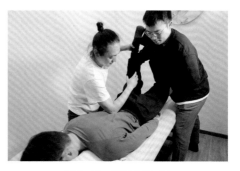

图 7-48　杠杆定位手法

九、倒悬推拿法

倒悬推拿法利用人体头部和躯干的自身重量，通过倒悬牵引脊柱椎体之间充分拉伸，使脊柱周围肌肉充分放松后行肌肉松解及整脊手法，矫正脊柱旋转畸形，通过牵引与推拿同步进行，相辅相成，使脊柱得到矫正，弥补了传统平行牵引时不能与推拿手法同时进行，只能单独操作，因而软组织无法得到充分放松，从而疗效欠佳的不足。

患者取俯卧位，倒悬 45°～60°，先以擦法、揉法沿脊柱两侧由上而下反复施术 6～8 遍；而后倒悬 90°，患者上肢轻抱头后，嘱其放松，左右前后摇晃上身，使其脊柱充分牵拉松动 3 分钟。接上式恢复 45°～60°，患者取俯卧位，沿脊柱两侧用拇指分筋、理筋法弹拨竖脊肌 3 分钟；随后，医者两手从上到下分推和直推脊柱。然后再次倒悬 90°，患者双手抱头，助手固定患者腰臀，医者一手穿过其一侧腋下，一手掌推住另一侧后背，医者与助手同时用力进行旋转扳法，可整复脊柱小关节紊乱。再让患者自然下垂倒悬 90°，患者上肢轻抱头，放松，小幅度左右前后摇晃 2 分钟，结束手法。

十、三步七法推拿手法

三步七法推拿手法为福建中医药大学附属康复医院特色疗法之一。其中，三步包括调肝脾肾、理筋骨肉，通调督脉、振奋阳气，拔伸整复、滑利关节；七法包括疏通肝脾肾三经法，调理肝脾肾三脏法，通调督脉法，疏通腰腿部经络法，腰骶部拍击法，脊柱复式间歇拔伸法，髋膝牵伸法。

视频 22　三步七法推拿手法之拔伸整复方法

调肝脾肾、理筋骨肉：依次循经推按患者大敦穴至中封穴之间的肝经、隐白穴至阴陵泉穴之间的脾经、然谷穴至复溜穴之间的肾经 30 次，力度以患者皮肤潮红、微热、酸胀为度。在推按肾经前，点按涌泉穴约1分钟。嘱患者取侧卧位，医者依次以一手拇指点按肝脾肾三脏的背俞穴，另一手掌心按压肝脾肾三脏的募穴，双手相对用力，持续1分钟，均做双侧，以患者局部发热、胃肠蠕动加快、传导为佳。

通调督脉、振奋阳气：以拇指指端循序点按风府穴、大椎穴、至阳穴、命门穴、腰阳关穴，每穴1分钟，力量以患者出现发热、酸胀为度。以点按、指揉、弹拨循经依次疏通患者腰骶部督脉、膀胱经和双侧夹脊穴，各3～5遍。注意事项：疏通膀胱经和双侧夹脊穴时，凹侧行轻刺激量手法，凸侧行重刺激量手法，病变节段重点治疗。循经平推过程中可涂按摩膏，以避免皮肤损伤。医者以虚掌拍击患者腰骶部3～5分钟，透热为度，以振奋阳气。

拔伸整复、滑利关节：两助手分别固定患者的双肩和两侧脚踝，同时用力使患者处于牵引状态（见图7-49），并停留30秒；然后，双手固定患者双侧髂前上棘，做腰段凹侧旋转15°摆动，再缓缓放松（见图7-50），间歇休息30秒为1次；分别固定患者的双上肢和双侧髂前上棘，做胸段凹侧旋转15°摆动（见图7-51），再缓缓放松，间歇休息30秒为1次。重复进行7遍。患者取仰卧位，医者固定患者下肢，使其处于屈膝屈髋位。然后，在骨盆不动的情况下，被动伸膝，角度以患者抬起后下肢有紧绷感为度。

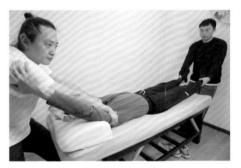

图 7-49　拔伸整复 1

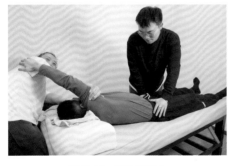

图 7-50　拔伸整复 2

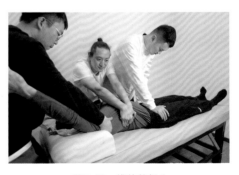

图 7-51　拔伸整复 3

第四节　脊柱的自我保健养生方法

一、膳　食

（一）常规调养

合理膳食营养，坚持长期预防性补钙，多食用含钙、磷高的食品，如鱼虾、海带、牛奶、干果、豆类等；合理活动，适当锻炼，多进行户外活动，避免肥胖；坚持科学的生活方式，不饮酒、不吸烟，少喝咖啡、浓茶，尤其绝经后妇女应加强自我保护意识，防摔、防碰。

（二）药膳食疗

◆ 黄芪虾皮汤：黄芪 20g，虾皮 50g。佐餐当汤服食。

◆ 芝麻核桃仁粉：黑芝麻 250g，核桃仁 250g，白砂糖 50g。研末加白糖，拌匀后温开水调服。

◆ 羊骨汤：新鲜羊骨 500g，羊肾 1 对。将新鲜羊骨洗净砸碎，与剖开洗净的羊肾同入锅中，加水适量，以大火烧开，撇去浮沫，加料酒、葱段、姜片、精盐，转小火煨炖 1～2 小时。佐餐当汤，随量饮汤吃羊肾。

◆ 猪肉枸杞汤：枸杞子 15g，猪肉适量切片，加水共煮，汤食用。

◆ 仙茅炖肉汤：仙茅、金樱子各 15g，猪肉适量。将药洗净捣碎布包，与肉同炖 1～2 小时。喝汤，每日 1～2 次。

二、功　法

中医传统功法，如太极拳、八段锦、易筋经、六字诀等，是调节身心的锻炼疗法，强调肢体运动、呼吸吐纳与意念配合相协调，尤其重视对心性的修养，在改善脊柱侧弯患者肌肉平衡方面有一定疗效，在改善患者呼吸功能和心理问题方面也展现了较好的辅助治疗效果。

因篇幅所限，这里主要介绍改良版易筋经与脊柱功。

（一）改良版易筋经

易筋经是推拿导引技术的基本功法之一，相传为达摩所创，注重姿势、呼吸与意念的协调锻炼，是一种静中求动、改变筋肉、强身健体的功法，通过伸筋拔骨达到骨正筋柔的作用。这里介绍针对脊柱侧弯的改良版易筋经。

第1步打躬式：左脚向左平跨1步，两脚间距离与肩等宽，屈髋屈膝呈马步状，双掌心掩耳，十指抱头，鸣天鼓21次；随呼吸，两肘内收抱头，从头、颈、胸、腰、骶椎开始，缓慢前屈；再随呼吸，抬头、颈、胸、腰、骶椎。反复数次后身体回正。

第2步韦驮献杵3式：左脚向左平跨1步，两脚间距离与肩等宽；随呼吸，两手臂内旋，双上肢徐徐提起至肩高；随呼吸，屈肘伸腕，伸肘合掌，双手尽力向外伸，保持背部肌肉紧张；深呼吸3次后，两臂外旋，伸肘，前臂内旋分掌，至双上肢呈一直线，掌心向下，四指并拢，双手尽力向外伸展；深呼吸3次，两掌从身前抬起，过胸后旋前臂，翻掌伸腕，掌心朝天，两掌上托，高过头顶，肘微屈，仰头，目观中指，随势足跟提起，以足前掌着地支撑身体；深呼吸3次后，缓慢放下双手。

第3步倒拽九牛尾：左脚向左大跨1步，屈膝屈髋呈马步状，身体向左呈左弓箭步，双手向内收紧；深呼吸3次后，身体右转，呈右弓箭步，双手向内收紧。反复数次后身体回正。

第4步三盘落地式：左脚向左平跨1步，双手叉腰，挺胸直腰，目视前方，足尖内扣，屈膝下蹲呈马裆势，内旋前臂，翻掌下按，掌心朝下随呼吸俯掌置于膝盖上部，两肩放松，前胸微挺，头如顶物，双目前视，随呼吸屈髋屈膝下蹲，深呼吸3次，身体回正。

第5步工尾式：两脚并拢，身体直立，两手自然放于身体两侧，随着呼吸踮起脚跟，顿落足跟，翘起脚趾，反复数次。

锻炼第1个月，两侧肌肉对称发力，配合腹式呼吸；第2个月发力时，凹侧大于凸侧，配合腹式呼吸及凹侧呼吸。

（二）脊柱功

在临床上，脊柱功是为了防治脊柱疾病，在古代功法基础上总结而成的一套锻炼脊柱功能的功法。多年临床实践证实这是一套行之有效的脊柱疾病防治功法。锻炼脊柱功时，强调松静柱立，动作舒展大方，使脊柱得到左右上下的全面伸展。练习步骤如下。

1. 预备式

两脚与肩同宽，自然静立，悬头松肩，虚腋垂手，平静呼吸（见图7-52）。

2. 望月观星

两手慢慢从两侧提起，双手叉腰，拇指朝后，含胸拔背，松腰收臀，颈椎慢慢后仰，仰至观望天空，含视日、月、星、辰片刻（见图7-53和图7-54）。

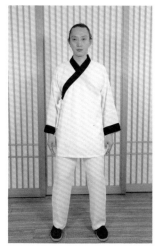
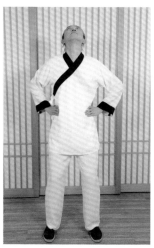
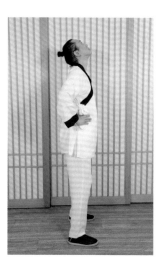

图 7-52　预备式　　　　图 7-53　望月观星1　　　　图 7-54　望月观星2

3. 仙鹤点水

两手从腰间旋腕划弧，手背相对，手心向外，向前伸展，伸尽时，下颌同时前伸，意想下颌似仙鹤前嘴，点饮前方仙水，然后缩颈回收，两手向上扩胸，身体后仰，两眼向上（见图7-55至图7-58）。反复7次。

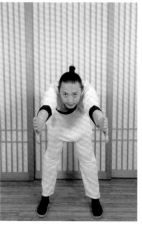
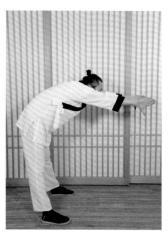

图 7-55　仙鹤点水1　　　　图 7-56　仙鹤点水2

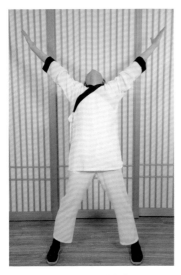

图 7-57　仙鹤点水 3

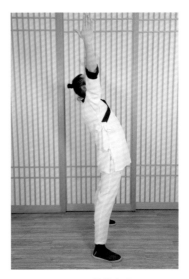

图 7-58　仙鹤点水 4

4. 左顾右盼

双手叉腰，头向左尽力转动，眼看左后方；再向右尽力转头，眼观右后方（见图 7-59 和图 7-60）。转动幅度尽量大，速度尽量慢，重复 7 次。左转时呼气，头转正时吸气；右转时呼气，头转正时吸气。

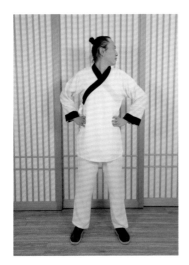

图 7-59　左顾右盼 1

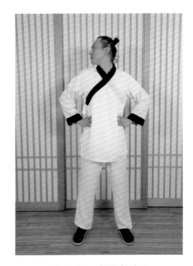

图 7-60　左顾右盼 2

5. 颈项相争

双手从腰间慢慢上提，双手交叉握住枕后，两手臂尽力外展，头项用力向后，双手用力前推，手臂与颈项对抗用力（见图 7-61 和图 7-62）。反复 7 次，放松复原。

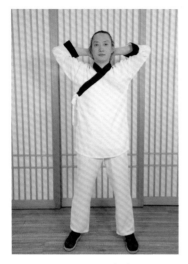

图 7-61 颈项相争 1

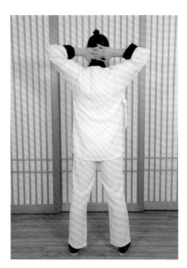

图 7-62 颈项相争 2

6. 轮转双臂

左脚向前跨一大步，转体 90° 呈弓箭步，前弓后箭，左手变手掌，向前划弧，以左肩关节为中心轮转手臂，意念想象展臂弧度由小到大，直至无穷（见图 7-63 和图 7-64）。摇转 7 次，呼吸自然。右侧方同左，放松复原。

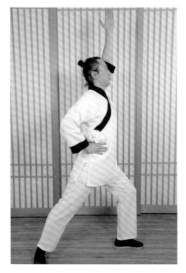

图 7-63 轮转双臂 1

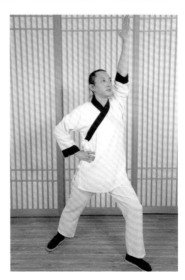

图 7-64 轮转双臂 2

7. 引气归元

双手向两侧捧气贯顶，引气回归下丹田（见图 7-65）。每天早晚各练一次，每次练 20 ～ 40 分钟。

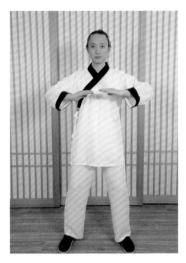

图 7-65　引气归元

（杨　婷　吴雨伦）

参考文献

范炳华 . 推拿治疗学 . 第 10 版 . 北京：中国中医药出版社，2016.

吕立江 . 推拿功法学 . 第 10 版 . 北京：中国中医药出版社，2016.

施杞 . 常见脊柱病的针灸推拿预防和护养 . 上海：复旦大学出版社，2016.

王国才 . 推拿手法学 . 北京：中国中医药出版社，2003.

第八章 常见合并症及处理

第一节 心理问题

脊柱侧弯作为一种形体畸形疾病，严重影响患者的外观和运动功能。毫无疑问，长期的畸形状态会严重影响患者的心理状态，导致悲观、消极、孤僻等一系列心理问题，而这些心理问题也会影响患者的治疗效果及长期治疗的依从性。因此，在治疗脊柱侧弯的同时需积极关注患者的心理状态，完善评估，积极干预，有助于达到更好的康复状态。

一、常见心理问题

（一）焦虑情绪

焦虑情绪是最常见的心理问题之一，如莫名的紧张、担心、害怕，对自己的处境感到不安、恐惧、坐立不安、来回踱步，严重者可达到失控的状态。一些细微的身体不适就可引起患者的过度关注、高度警觉，在就医过程中反复询问或将疾病的预后设想得非常严重，整日愁眉苦脸、多思多虑。

（二）抑郁情绪

患者在长期畸形的情形下，易引发负面情绪，如情绪低落、闷闷不乐、兴趣下降，社会交往或活动减少，尽量避免必须面对人群所带来的压力，患者常感到沮丧、悲伤、痛苦，严重者甚至会产生自责、消极的念头，甚至出现消极的行为。

（三）躯体症状

心理上的压力也会引起生理上的不适症状，可表现为多个系统的多组躯体症状，这些症状常无器质性病变基础，或以当前的器质性因素不能完全解释，如：心慌、心悸、濒死感；呼吸困难、堵塞感；食欲下降、反酸、嗳气、腹胀、腹泻、打嗝；头痛、头晕、手脚麻木、出汗；尿频、尿急、夜尿增多等。患者常为此到不同的科室进行反复检查，虽然报告单可以让患者短暂释怀，但躯体症状常反复出现且症状多变，因此更加重患者的焦虑症状。

（四）睡眠症状

脊柱侧弯导致的畸形可直接导致患者不能获得相对舒服的睡姿而影响睡眠，其伴发的一系列情绪问题也可导致睡眠障碍，如焦虑可导致入睡困难、眠浅、多梦，抑郁可导致早醒、再入睡困难、白天困倦、嗜睡等。躯体化的症状也会导致睡眠障碍的发生，上述症状可以在无情绪问题的状态下单独发生，也可以加重情绪障碍。

（五）认知行为改变

长期的形体畸形，除带给患者巨大的心理压力外，还会导致认知行为改变。患者变得孤僻、冷淡、易怒、自卑、不爱分享，也不喜欢与人交往。此外，脊柱侧弯患者的职业规划和选择常受到一定程度限制，导致一些患者不能从事心目中理想的职业甚至不能工作，也会导致患者认知偏差，对自我产生怀疑，对社会产生敌对情绪。

二、心理问题的干预及处理

大量研究显示，积极的心理疏导和干预不仅可以减轻心理压力，改善患者的心理健康水平、获得更好的生活质量，而且可以在特殊治疗阶段（如术前、术后、佩戴矫形器时）让患者更好地缓解紧张情绪、提高治疗依从性，对预后产生积极的作用。因此，识别患者存在的心理问题，并及时给予心理康复干预，是至关重要的。常用的干预方法如下。

（一）心理干预

1. 支持性心理治疗

在一般情况下，首选支持性心理治疗，目标是帮助患者学会应对症状发作，以防更加严重的心理疾病发生，或帮助他们处理一些暂时的困难。例如：

患者: 我马上要手术了,现在非常紧张、害怕,万一手术效果不好,怎么办?

心理治疗师: 别担心,给你做手术的医生经验非常丰富,有很多成功的案例,而且手术后肯定不会比现在差。

这是一种支持性的表达方法,心理治疗师可以像父母一样给予患者安慰、鼓励和赞许,可以帮助患者了解这是人本能的一种防御性机制,这在一定的合适范围内是有益于身体的。接纳自己的紧张不安,减轻对病情的担心,常能改变自己对待困难的态度,最终走出困境。心理治疗师还可以帮助患者寻求家人支持、社会及福利机构的帮助等。常用的心理支持治疗包括倾听、解释、鼓励、保证、指导等。

(1)倾听:了解和掌握患者存在的心理问题或心理障碍,帮助患者宣泄负面情绪,释放内心的痛苦、体验。心理治疗师可以为其提供言语上的支持,如"我了解""你一定很担心";也可以握着患者的手,轻拍他的背,表示你在倾听,并且非常同情他的遭遇。

(2)解释:用通俗、实事求是的语言向患者解释脊柱侧弯的临床表现、治疗方法和康复预后,消除患者因对疾病缺乏了解或过度解读而产生的心理压力。

(3)鼓励:针对患者的具体情况,给予适当的鼓励,如鼓励他做一些家务、进行一些娱乐活动,以转移注意力;而不是鼓励他做实际上做不到的事情,尤其是受形体畸形限制而无法完成的事情。

(4)保证:心理治疗师需要了解疾病的情况,客观、明确地告知患者预后,以唤起他对治疗的希望。例如:"你目前不能工作,出现紧张、担心情绪,这是正常的。等手术后,你会慢慢恢复,会找到合适的工作。"对大多数人而言,"正常化"是一种恰当的保证技术,但切勿信口开河、轻易许诺。

(5)指导:指点和示意患者做什么、怎么做,以减轻其心理压力。例如,在术前可以指导患者做一些放松训练,减少其对手术的关注,术后适当展开康复运动,增加治疗的信心。

2. 焦点短期解决治疗

除支持性心理治疗外，还可以针对患者的某个特殊心理状况，焦点解决短期心理问题。这种心理治疗方法强调如何解决问题，而非发现问题的原因，以正向的、朝向未来的、朝向目标的积极态度促使改变的发生。寻找成功的经验，从一小步的改变做起，逐步减轻患者的困扰。其治疗过程主要包含两个部分：一是在患者的主观架构中，发展出正向描述的、小的、具体的、设定良好的正向目标；二是以"例外"为根基，发展出多元的解决策略。其主要技术包括提问技术、正常化技术、预设性询问技术、刻度化询问技术、赞许技术、奇迹询问技术、例外询问技术、应对询问技术等。

（1）提问技术：以开放式的问题为主，如"你最近遇到的最困难的事情是什么？""面对矫形器，你有什么感受？""这些感受持续多长时间了？"；减少"为什么"的使用。该技术的运用是要澄清心理问题。

（2）正常化技术：如当患者抱怨"我太丑了，没法上学（没法上班），将来也不会有人喜欢我"时，心理治疗师可以回复"你目前的状态的确很容易让人焦虑，任何一个人遇到你这样的情况都会感到担忧难过的"。目的是提醒患者不要过度关注自己的问题，要跳出来看问题，或从积极的角度看问题。

（3）预设性询问技术：采用一些暗示性语言，以影响、改变患者的想法，引导其往积极方面思考。建议在建立良好关系的前提下使用该技术，如"你希望自己有什么样的身体状况？""你今天来想要获得什么帮助？"。使用"帮"这样的词语，暗示患者需要为自己负责任，心理治疗师只是帮忙，至于如何帮忙，需要患者自己告诉心理治疗师，以逐渐提高患者的自主性。

（4）刻度化询问技术：利用数值协助患者以比较具体的、形象的方式描述一些抽象的概念或体验，如"假如你以最好的状态给自己评分为10分，最差的状态为1分，你会给自己的状态评几分？"

（5）赞许技术：当患者出现积极的变化或心理治疗师发现积极的因素时，给予患者发自内心的欣赏。患者为寻求进步采取的任何行动和努力都值得赞许，因为这也是他为达成目标所作出的尝试。在实施这项技术时，需注意避免一些可能起反作用的赞美，如不贴近事实的、患者深受其苦的、太过刻意的，以及太夸张致患者都不太敢相信的赞美。

（6）奇迹询问技术：是一种最具焦点特色的谈话技术，其始终向患者传递这样一个信息——未来是可以创造的。例如，对于极度焦虑、深陷痛苦的患者，心理治疗师可以采取"水晶球"式的问句——"如果在你的面前有一个水晶球，想象一下，在你治愈后，你会看到你的生活有什么不一样？"该技术的关键在于患者想要什么样的生活，而不是探讨问题的原因。然后，心理治疗师引导患者找出适合自己的解决方法，并引导患者去想象。当他的问题不再是问题时，他的生活景象会如何，将他的焦点从现在的问题转移到未来的比较满意的生活。

（7）例外询问技术：凡事均有例外，有例外就有解决的方法。心理治疗师的职责是协助患者找出例外，引导他去看他所抱怨的问题没有发生或没有那么严重时，到底发生了什么事。通过例外，引导患者思考解决方案，增加患者的自信。例如：

心理治疗师："你刚才说，当你没有想到有人会盯着你看的时候，你可以勇敢地走出去，是吗？"

患者："好像是的，我有时跟朋友一块玩得很开心，就会忘记自己是一个患者，但只要一安静下来，我就会想到自己的问题，不由自主地变得胆怯、紧张。"

心理治疗师："那你在玩的时候，是怎么让自己忘记的呢？"

患者："在玩的时候，我主要投入到怎么玩中，好像自然就忘记了疾病的事情。"

（8）应对询问技术：相信患者一定为解决自己的问题而努力过，心理治疗师有必要让患者意识到，他已经做了很多努力，而且是有效果的。例如，对于长期遭受侧弯折磨的患者，可以说"我真的难以想象，在这么困难的情况下，你是怎么做的，才能一步一步走到今天"，以此引导患者去看自己做了什么使情况没有变得更糟。其中隐含着患者具备解决问题的一定力量和资源。

3. 行为矫正技术

患者可以通过学习和训练，调整或改变原来的异常行为，代之以新的健康行为，从而达到心理康复。在实施过程中，首先要向患者示范正确的行为，然后对示范的动作进行恰当的描述，并给予重复指导。此外，还要安排大量练习，确保患者掌握技能的重要环节。当患者的模仿行为出现错误时，应及时给予矫正。常用的矫正方法有松弛疗法、系统脱敏疗法、满贯疗法、厌恶疗法等。

（1）松弛疗法：一个人的心情、反应包含"情绪"和"躯体"两部分。松弛疗法可以由人的意识控制随意肌肉的运动，使其松弛，继而放松情绪，培养轻松的心情，促进心理康复。

（2）系统脱敏疗法：首先，通过松弛训练让患者学会放松，使其在出现情绪反应时能运用放松进行对抗；接着，将引起患者焦虑或恐惧反应的场景，按焦虑、恐惧强度由弱到强的顺序排列；然后，向患者描述最低级别引起焦虑的场景，可用图片、音频、视频、模型、实物等代替，等患者放松之后，再展示更高级别的场景，直到患者完全放松为止。

（3）满贯疗法：又称冲击疗法，其与系统脱敏疗法的顺序刚好相反，它不需要放松训练，而是一下子向患者呈现最强烈或大量的恐惧、焦虑刺激，使患者因焦虑、紧张而出现心慌、心悸、呼吸困难、面色发白、四肢发冷等自主神经系统反应。当患者发现最可怕的灾难没有发生时，焦虑反应也就相应消退了。经过反复刺激，让患者觉得没有什么了不起的，慢慢地就不害怕了。但对于一些体质虚弱、既往有心脏病、高血压和承受力弱的患者，不能使用该方法，以免发生意外。

（4）厌恶疗法：将患者需要帮助的心理问题或异常行为，与某种不愉快或厌恶性的刺激结合起来，当症状出现时，立即给予一种厌恶性的惩罚性的刺激，从而使患者对心理问题或异常行为产生厌恶而使其逐渐消退。

此外，还有一些心理康复方法，如家庭治疗、集体心理治疗，也可以起到很好的作用。家庭成员、患友之间的互相鼓励、支持也能起到心灵抚慰和积极的引导作用。上述心理康复方法均应在专业心理治疗师的指导下进行，尤其是满贯疗法导致的急性焦虑发作可能导致血压升高、心率加快，故必须在确保患者安全的情况下实施。

（二）药物干预

有些心理问题，如刺激因素太强、个体承受能力较弱，可能会转向抑郁发作、焦虑障碍、急性惊恐发作、急性应激障碍、创伤后应激障碍等较为严重的心理障碍。这些心理障碍可引起明显的痛苦体验，职业或其他重要方面的功能受损。除给予紧急危机干预和心理治疗外，必要时还要寻求精神科医生的帮助；精神科医生可对患者进行药物治疗，如应用抗抑郁药、抗焦虑药、镇静催眠药等，帮助其脱离心理困境，解除躯体不适，快速恢复心理健康。药物一定要在精神科医生充分评估的基础上个体化使用。

总之，脊柱侧弯所带来的心理压力和心理问题不容小觑，高度关注患者的心理健康，并采取切实、有效的心理康复措施，不仅有利于促进个体心理康复，最大限度地提高心理健康水平，还能提高其生活质量和治疗依从性，为康复提供保障和支撑。

（廖峥娈）

第二节　呼吸功能

一、脊柱侧弯对肺功能的影响

脊柱侧弯是一个复杂的三维畸形，它不仅包含冠状面的侧向弯曲，也包括横断面的轴向旋转，及矢状面的前凸或后凸畸形。正常胸廓呈扁平状，前后径小于左右径，在发生脊柱侧弯时，由于位于凸侧的肋骨发生移位和旋转，导致凸侧胸廓隆起、肋骨成角，进而导致该侧胸腔的冠状径缩短，而凹侧肋骨塌陷使该侧胸腔矢状径缩短。这些骨性结构的畸形改变不仅使胸腔容积缩小，肺组织受压，肺弹性减退，而且可导致肺血管、大气道以及广泛小气道扭曲、狭窄，最终可导致循环障碍、肺通气功能障碍，进而降低肺活量和呼气流速，严重者可导致肺组织弥散功能障碍、静脉-动脉血分流等而影响呼吸功能。

研究表明，肺功能的改变与 Cobb 角大小有关，肺活量减小越明显，并且手术风险越大，有的 Cobb 角越大，甚至影响睡眠。因此，对于脊柱侧弯患者，在无手术禁忌的情况下，应尽早手术。

二、术前肺功能评定

术前肺功能评定可以在一定程度上预测术后并发症的发生风险。随着人们寿命的延长，更多的老年人会选择手术治疗。考虑到老年人相关的并发症和人口老龄化的问题，建议进行术前肺功能检查。通过肺功能检查，可以了解肺功能有无受损及受损的程度，气道有无阻塞及阻塞程度，气体交换机制有无损伤，对治疗有无效果及手术风险有多大等。因此，术前肺功能评定具有重要的临床意义。

注意事项：在肺功能评定前，受试者应当避免吸烟、饮酒、剧烈活动和过度进食，也不要穿过于紧身的衣物。操作者在进行评定前，都会认真仔细地向受试者解释肺功能评定的方法、步骤和注意事项，如有不清楚之处，应当即提出。每位受试者都尽量放松，听从操作者的指挥，努力配合检查。受试者与操作者之间良好的互动配合是获得肺功能准确数据的关键。为防止肺功能评定过程中受试者晕厥、跌倒，受试者一般取坐位，如有不适，应及时告知操作者，以免发生意外。评定结束后，少数人会有轻度的头晕、胸闷、口唇麻木的感觉，只要适当休息，这些症状很快就会好转、消失。

急性心肌梗死、心功能不全、高热、剧咳、自发性气胸、严重的未被控制的高血压、两周内有咯血者，均不宜行肺功能评定。总之，肺功能检查已越来越受到重视，每位受试者只要正确了解肺功能评定的意义，积极配合，一定能获得准确的数据，极大地帮助疾病诊断和治疗。

三、肺功能评定

肺功能评定的主要目的是了解呼吸功能状态，有助于评价肺部的机械功能，判断是否存在限制性、阻塞性、混合性和弥散功能障碍性肺疾病。常规肺功能检测内容主要包括肺通气功能检测、弥散功能检测、支气管激发试验、支气管舒张试验，不同指标反映了肺功能的不同方面。对肺部疾病的诊断，需要在对患者进行肺功能评定后进行。

（一）肺通气功能检测

肺通气功能检测是肺功能评定中最基本的项目。肺通气功能检测包括肺泡的含气量、气流在气道中的流速及其影响。根据肺、胸廓扩张和回缩的程度，肺内容纳的气量发生相应改变，可分为4种基础容积（潮气量、补吸气容积、补呼气容积、残气量）和4种容量（肺活量、深吸气量、肺总量、功能残气量）。

1. 肺容积

肺的4种容积指标包括潮气量（tidal volume，TV）、补吸气容积（inspiratory reserve volume，IRV）、补呼气容积（expiratory reserve volume，ERV）和残气量（residual capacity，RV）。潮气量是平静呼吸时每次吸入或呼出的气量（参考值：成人约500mL）；补吸气容积是平静吸气末所能吸入的最大气量（参考值：成年男性约2400mL，女性约1700mL）；补呼气容积是平静呼气末所能继续呼出的最大气量（参考值：成年男性约800mL，女性约600mL）；残气量是补呼气后残留于肺内的气量（参考值：成年男性约1500mL，女性约1000mL）。残气量的变化有助于判断某些疾病的状态。残气量增加意味着即使患者已经作出最大努力也不能从肺部呼出多余气体。这种现象会导致肺过度充气，且肺组织中已经发生某些变化，可能会导致胸壁的机械性改变。

2. 肺容量

肺容量为两个或多个肺容积值相加的结果。肺容量包括肺总量（total lung capacity，TLC）、肺活量（vital capacity，VC）、深吸气量（inspiratory capacity，IC）和功能残气量（functional residual capacity，FRC）。肺总量是在最大吸气结束后肺内所含气体总量（参考值：成年男性约5000mL，女性约3500mL）。肺总量增加可见于过度充气，下降可见于限制性肺疾病。肺活量是深吸气后做最大呼气所能呼出的气量（参考值：成年男性约3500mL，女性约2500mL）。肺活量降低常见于肺实质病变、气道阻塞和胸廓活动受限等疾病。深吸气量是平静呼吸后所能吸入肺内的最大气量。功能残气量是平静呼气末残留在肺内的气量，它可以防止每次呼吸时动脉血氧分压出现大的波动（参考值：成年男性约2300mL，女性约1500mL）。

3. 通气功能

通气功能又称动态肺容量，通常指单位时间内随呼吸运动而进出肺脏的气量和流速。

每分钟静息通气量（minute ventilation，VE）指静息状态下每分钟吸入或呼出的气量，即潮气量与呼吸频率的乘积，也是维持基础代谢所需要的每分通气量（参考值：成年男性约 6.6L，女性约 5.0L）。

最大自主通气量（maximal voluntary ventilation，MVV）为单位时间内最大的呼吸量，通常以每分钟最快速度和最大幅度的深呼吸测得通气总量。这是一项简单的负荷试验，用以衡量肺组织的弹性、气管阻力、胸廓的弹性和呼吸肌的力量（参考值：成年男性约 106L，女性约 85L），实测值 ＜80% 预计值为异常。

用力肺活量（forced vital capacity，FVC）和第一秒用力呼气容积（forced expiratory volume in one second，FEV_1）是指最大吸气至肺总量位后，以最大的努力、最快的速度所能呼出的最大气量。第一秒用力呼气容积（FEV_1）是指最大吸气至肺总量位后 1 秒之内的快速呼出量。临床上常以 FEV_1 或 $FEV_1/FVC\%$ 表示，大部分正常人 1 秒能呼出 FVC 的 70% ～80%（参考值：成年男性约 3.2L，女性约 2.3L）。

最大呼气中段流量（maximal mid-expiratory flow，MMEF）是根据用力肺活量曲线而计算得出用力呼出 25% ～75% 的平均流量（参考值：成年男性约 4L/s，女性约为 2.8L/s）。由于其排除掉呼气初始与用力有关的肺容量，以及呼气终末呼气速度明显减低的肺容量，所以能够更灵敏地反映气道阻塞情况，并且能反映小气道功能。

肺泡通气量（alveolar ventilation，VA）是指安静状态下每分钟进入呼吸性细支气管及肺泡与气体交换的有效通气量，肺泡通气量的大小因人而异，一般为 3 ～5L，呼吸中枢疾患、神经肌肉疾患、胸部疾患以及气道阻力增高，均可导致肺泡通气量降低。

通气储量百分比（VR%）：最大通气量减去每分钟静息通气量称为通气储量，常作为胸外科术前肺功能的估计，以通气储量百分比（VR%）表示。VR% 正常值 ＞93%；低于 86%，提示通气储备不佳，胸外科手术须慎重考虑；低于

70%，则禁忌胸外科手术。

流量－容积曲线：有助于诊断肺疾病，流量会先上升到一个峰值，然后缓慢下降到残气量。在限制性、阻塞性肺疾病患者，肺容量在 75% 以下时，流速会明显变慢。

（二）弥散功能检测

弥散功能检测是指检测某种气体通过肺泡膜从肺泡向毛细血管扩散到达血液内，并与红细胞中血红蛋白结合的能力，来判断肺部气体交换能力的一种方法。临床上常用一口气呼吸法测定 CO 弥散量。

受检者取坐位，加鼻夹，含口嘴平静呼吸 3 ～ 5 次后，缓慢呼气至残气位，继之吸入含 0.3% 的 CO、10% 的 He、20% 的 O_2 以及 N_2 的混合气体，待受试者吸气至肺总量位，屏气 10 秒后呼气。在呼气过程中，气体中水蒸气被吸收，连续测定 CO 及 He 浓度，然后通过公式计算出屏气阶段的 CO 弥散量。

该方法简便、无创、易操作、快捷，相对测定精确性为中等，但易受通气血流比例失衡的影响；不宜用于运动试验；因需屏气 10 秒，不适用于严重气短的患者；因需足够的采样容积，不能用于 FVC＜ 1L 的患者；可用于筛选检查和临床诊断。

（三）支气管激发试验的测定

支气管激发试验是诊断气道高反应性最主要的定性和定量方法。用特异性或非特异性刺激，激发气管收缩，以测定气管反应性。一般用非特异性物质（如组胺、乙酰甲胆碱、冷空气或不等渗盐水）及运动进行激发。如吸入乙酰甲胆碱进行激发试验，吸入药物浓度一般以 0.03 ～ 0.06mg/mL 开始，倍数递增。每吸入一定浓度后，测 FEV_1，以 FEV_1 下降 20% 时的药物浓度（PC_{20}）或药物累积量（PD_{20}）为判定气道反应性的指标，气道反应性越高，此值越低。检查结束后，受试者如出现胸闷、喘息、呼吸困难、呛咳及咳嗽加重等不适，及时吸入支气管解痉药物（如硫酸沙丁胺醇）缓解症状。

对 FEV_1 ＞ 70% 预计值的患者，在安全性评估并且能耐受的情况下谨慎完成支气管激发试验；对 60% ＜ FEV_1 ≤ 70% 预计值者，需做好充足准备且严密观察下进行；对 FEV1 ≤ 60% 预计值者，禁止进行支气管激发试验。

（四）支气管舒张试验的测定

为了解气道阻塞或狭窄的可复性，在吸入支气管舒张剂后测定用力肺活量（FVC）曲线。

测定方法：测定前12小时，停止口服支气管舒张剂；测定前4小时，不能进行支气管舒张剂雾化吸入。受试者进行FVC曲线描记后，吸入支气管舒张剂（喘乐宁气雾剂，也称沙丁胺醇气雾剂），每揿含沙丁胺醇100μg，10分钟后再测定FVC，比较喷雾吸入前后FEV的增加率。试验的关键是做有效的雾化吸入，方法为嘱受试者口含雾化器，让受试者深呼气达残气量位，然后开始经口深慢吸气，吸气时间持续1～2秒，直至吸入肺总量位后再屏气5～10秒，然后重复上述动作，每次吸入间隔30秒，直至达到预先设定的吸入药量400μg。评价标准一般采用FEV_1并按下列标准计算改善率。正常人无改善，COPD患者可稍有改善，改善率在15%以上才判为阳性。改善率在15%～24%为轻度可逆，改善率在25%～40%为中度可逆，改善率在40%以上为高度可逆。支气管哮喘患者改善率均在25%以上。

总的来说，肺功能改变可以影响一个人的身体状况。随着年龄增长和疾病本身的进展，肺容积和流量会有所下降。肺功能检查对于评定患者的呼吸能力，以及在术前预测术后并发症，有很重要的意义，对高风险患者尤为重要。

四、手术治疗的呼吸功能训练

（一）术前呼吸功能训练

脊柱侧弯降低了肺活量，使肺泡与动脉的氧分压差增加，因此胸段侧弯肺功能的训练尤为重要。脊柱侧弯手术是脊柱外科中难度较大、过程复杂的手术，术后伤口疼痛及麻醉的作用使肺活量和最大呼吸功能减小，手术后并发症及呼吸衰竭的风险大大增加。因此，术前呼吸功能训练很重要，具体方法如下。

1. 吹气球

取坐位或立位，先深吸一口气，然后含住气球进气嘴，尽力将肺内气体吹入气球内，将气球吹至最大，每次5分钟，3～4次/天，选择合适的气球，一般推荐容量为800～1000mL。

2. 吹水瓶

各准备一个空瓶和盛水瓶，盛水瓶用活塞封闭，插入两根橡皮管，将其中一根橡皮管与空瓶相接，患者取半卧位或坐位，吹另一根橡皮管，直至将盛水瓶中的水吹入空瓶中。

3. 缩唇呼吸

患者取放松体位，用鼻子吸气，鼓起上腹部，屏气 1～2 秒，然后嘴呈缩唇状缓慢呼气（见图 8-1），犹如吹口哨样，吸气与呼气时间控制在 1：3 或 1：2。手术前 1～2 周开始训练，每次 10～20 分钟，2～4 次/天。

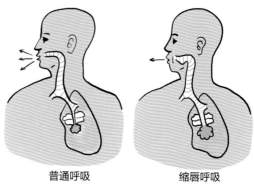

普通呼吸　　　　缩唇呼吸

图 8-1　普通呼吸与缩唇呼吸

4. 腹式呼吸

患者取坐位或平卧位，轻度屈曲髋关节、膝关节，放松整个腹肌，将双手分别放在上腹和胸前。治疗师一手放在患者的肩部，另一手放在患者的腹部，与患者的手重叠，嘱患者以鼻吸气，吸气时腹部轻轻上抬；呼气时腹肌收紧，腹部逐渐凹陷下去，慢慢从口吐气（见图 8-2）。深呼吸达到术后肺通气、有效气体交换后，有利于增加横膈上下移动的幅度，改善患者呼吸和肺功能，防止发生肺不张、肺部感染。于术前 1～2 周开始训练，5～20 分钟/次，5～8 次/天。

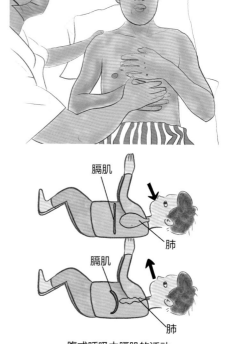

膈肌

肺

膈肌

肺

腹式呼吸中膈肌的活动

图 8-2　腹式呼吸

235

5. 激励式肺量计

患者含住口件并保证密闭不漏气，然后进行深慢吸气，通过视觉反馈激励患者完成吸气动作，随后在最大吸气位屏气 2 ～ 3 秒。通过增加患者的吸气容量，减少术后并发症。

6. 有效咳嗽

患者取坐位或站位，身体稍前倾，深吸一口气，在吸气末屏住呼吸 2 ～ 3 秒后用力快速咳嗽，使气流在呼吸道内迅速通过，达到排除分泌物的目的，放松后再进入下一个循环。注意避免在进食及饮水后进行，以免引起食物反流。于术前 1 ～ 2 周开始训练，10 ～ 20 分钟 / 次，5 ～ 10 次 / 天。

（二）术后呼吸功能训练

脊柱侧弯患者由于长时间脊柱畸形和麻醉等，术后可能会出现肺部不完全扩张，涉及胸腔的手术可能会出现气胸等，这些均可导致呼吸困难。术后的伤口疼痛也是影响患者自主咳嗽和深呼吸的常见因素之一，因此在缓解疼痛的前提下进行早期呼吸功能训练可以排除痰液，减轻肺不张。具体方法如下。

1. 咳痰训练

术后痰液的咳出是非常重要的，痰液潴留可使通气效率变低，易发生肺不张，气道刺激引起咳嗽反射造成疼痛，消耗患者很大能量。麻醉和插管也能刺激患者产生分泌物增加。气道内分泌物一般在术后 1 ～ 2 日增多，7 ～ 10 日逐渐减少，与疼痛强度变化的趋势是相一致的。利用强力的呼气（Huffing）咳痰是必要的，可固定创伤的部位。

咳痰训练时，首先确定排痰部位，然后在可能的情况下，取与体位排痰相近的体位，注意引流管的位置不宜脱出，充分固定在胸部减轻疼痛，在末梢部施以轻叩和振动，然后进行强力的呼气或小且连续的咳嗽。对开胸术后的患者，在与创伤相连的肋骨前侧方予以压迫以减轻疼痛。对胸廓成形术后的患者，在残留的肋骨处可加 0.5kg 的重物压迫，尽量采用腹式呼吸。腹部外科术后应抑制腹部的活动，尽可能地采用胸式呼吸进行咳嗽。排痰前后听诊呼吸音，确认痰是否咳出。如患儿年龄过小，无法自主排痰，可采用背部叩击法刺激排痰，15 分钟 / 次，注意观察患者反应，但应避开用餐时间。

2. 呼吸功能训练

在限制性通气障碍呼吸训练中，术后肺活量可减少到术前的 40% ～ 50%，1 周后也不能恢复到 60%；上腹部手术后，肺活量可减少 25%。因此，呼吸功能训练的第一目的是预防由以上结果引起的肺不张；第二是预防术后肺容量的减少，使其尽早恢复功能。此时，残存肺的膨胀是必要的，必须注意胸膜的粘连，特别是长期的深吸气被抑制，横膈膜易发生粘连而不能下降，肺活量大幅减少。随着患者体力活动的恢复，术前增加肺活量的训练可继续进行，推荐患者通过阻抗性吸气策略，即对着一个固定的阻力器重复进行最大吸气肺活量动作的训练。若患者在练习过程中出现胸闷、头晕、心跳过快、口唇发麻等，需暂停休息，待不适症状恢复后再作练习。

脊柱侧弯患者手术前因胸廓严重变形而导致肺受压和变形，肺功能失调，是出现呼吸道并发症的高危人群之一。因此，术前呼吸功能训练、有效的术后呼吸管理可以提高患者对手术的耐受力，预防和减少术后呼吸衰竭的发生，并提高脊柱侧弯患者围手术期间的安全性。

五、支具内呼吸功能训练

研究报道显示，接受支具治疗患者的肺容量各项指标都较治疗前下降，尤其是功能残气量平均下降 26%；支具治疗还会限制患者肺组织生长发育，使膈肌变弱，加重哮喘等肺部疾患的病情。因此，根据患者自身条件选择呼吸训练，提升肺功能，避免由佩戴支具导致的肺功能下降。

具体方式如下：

1. 扩胸运动 2 次 / 天，15 ～ 20 分钟 / 次，扩胸时两肩尽量后伸。

2. 爬楼梯 2 次 / 天，15 ～ 20 分钟 / 次。

3. 深呼吸锻炼或吹气球 3 次 / 天，10 ～ 20 分钟 / 次。

4. 快步走或慢跑 1 次 / 天，20 分钟 / 次。

旋转成角呼吸法是德国施罗斯矫形体操最为核心的理念，就是在练习体操吸气时，使凹侧突出，改善体表的对称度，改善侧弯，改善剃刀背。不仅在脱掉支具练习体操时要进行呼吸训练，在平时戴支具时也要进行呼吸训练。因为戴支具时，凸侧被支具抑制，凹侧打开，所以通过不断地进行支具内吸气运动，可以使凹侧不断地向外鼓出，改善剃刀背。

六、其他保守治疗的呼吸功能训练

对于选择其他非手术治疗方案（包括理疗、体操疗法、石膏等）的患者，我们首先判断其脊柱侧弯的程度是否会对呼吸造成影响，主要看脊柱侧弯发生的位置和度数。若侧弯发生在腰椎且度数低于60°，则对呼吸的影响较小；若发生在上胸椎且度数超过60°，则会导致患者出现胸廓变形等问题，使患者出现不同程度的呼吸功能受限，表现在走路、上下楼梯等日常活动中会出现气短、气促等症状。为此，有必要进行适当的呼吸功能训练，具体方式如下。

1. 旋转成角呼吸

旋转成角呼吸是一种有意识和导向的三维呼吸，患者有意识地将呼吸引导到胸廓的凹位，以松解活动受限的肋骨，以空气填充通气较少的肺部，促进正确姿势（见图8-3）。就如同一个钢圈瘪了，通过呼吸尽量使其复原。其主要包括以下两种方式。

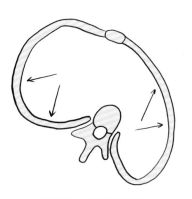

图 8-3　旋转成角呼吸

（1）扩张凹侧胸廓的呼吸练习：在腹式呼吸的基础上，吸气时将注意力集中于凹侧胸廓，充分吸气纵向舒展凹侧肋骨，扩张凹侧受压缩的胸廓，并对胸廓产生反向的推动力，矫正侧弯畸形所致的胸廓偏移和旋转。

（2）矫正呼吸：在腹式呼吸的基础上，吸气时将注意力集中于凹侧腹部，使前方腹部鼓起，腰部侧面及背面吸气时均充分扩张，打开脊柱凹侧的躯干，使周围肌肉筋膜延展、放松，为椎体还纳提供更多空间。

2. 呼吸辅助手法

治疗师两手拇指放在患者腋窝正中间的位置，一手中指放在患者前胸部胸骨剑突延长线上，另一手食指放在背部肩胛骨下缘（见图8-4），先配合患者呼吸向骨盆斜下方

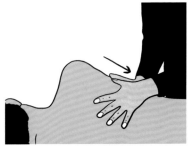

图 8-4　呼吸辅助手法

方向按压缓解局部筋膜张力，然后配合手部震颤刺激凹侧胸廓撑开，增加凹侧肺通气量。

3. 胸部扩张运动

患者取放松体位，治疗师将手置于患者活动度减少的胸壁上进行胸部运动，嘱患者主动吸气，在吸气末通常需屏气3秒，然后完成被动呼气的过程。在深吸气末，采用一种"嗅气"（sniff）策略使肺容积进一步增加。

4. 肌肉延长技术

嘱患者吸气时通过自我牵伸，或治疗师辅助牵伸三角肌、胸大肌、胸锁乳突肌等辅助呼吸肌群，在呼气过程中有意识或反射性地松弛，以增加肺活量和肩部活动范围。

5. 呼吸控制

患者取坐位或高侧卧位，将患者或治疗师的一只手，或两者各一只手，重叠放在患者的上胸部，在患者吸气时，手应感觉到随之向上、向外升起；呼气时，手感觉到向下、向内沉。运用下胸部，并鼓励放松上胸部和肩部的正常的潮式呼吸，以改善重度脊柱侧弯患者进行轻微体力活动时出现的气促症状，增加运动耐量。

6. 呼吸操

患者取放松体位，全身肌群放松，结合腹式呼吸、缩唇呼吸，平举上臂吸气，下垂双臂呼气，平伸上肢吸气，双手压腹呼气，可与扩胸、弯腰、下蹲等日常动作相结合，3～5次/天，5～10分钟/次，改善日常活动时胸闷、呼吸困难等症状。

注意：进行呼吸功能训练时，以自身感觉为主，有效但不过度，感觉稍累即止，切勿因过度锻炼而引发呼吸衰竭；锻炼过程中不断进行肺功能检测，以了解呼吸功能训练的效果。

（曾雅琴　戴允兰）

第三节　围手术期并发症

随着脊柱侧弯各类手术的开展，新的术式也不断涌现，患者矫正术后由于麻醉、手术创伤、术中出血及脏器位置的改变等，易发生心肺功能不全、胸腔积液、肺不张、肺炎、肠系膜上动脉综合征、脊髓神经受损等严重的甚至危及生命的并发症。并发症的发生率高低是多种因素综合作用的结果，与脊柱侧弯本身特征及治疗方法的特殊性有关。临床上，认识到引发并发症的高危因素有利于降低并发症的发生率。

一、迟发性感染

脊柱侧弯矫形术后并发迟发性感染是一种严重的并发症。避免及控制深部感染的发生是保证治疗效果的重要一环。

1. 做好围手术期管理，术前准备用物要齐全，手术间严格消毒，术中避免人员频繁出入手术间，严格控制手术间人数。

2. 从首次手术选择切口起，关注今后延长的操作尽可能不在内固定直接覆盖的皮肤上进行，避免在内固定器械上方形成大量组织瘢痕。

3. 使用体外磁力等技术减少侵入性手术操作次数，同时积极改善患者的营养状况。

4. 短期内行 2 次手术者，术前应做好切口皮肤的准备，术后保持病房环境相对温度和湿度，及时更换清洁的被褥和患服。密切观察伤口渗血和伤口引流通畅情况，严格无菌操作和合理应用抗菌药物。

5. 一旦发生迟发性感染，早期要积极地进行清创处理，严重时应去除所有植入物，并彻底清除炎性肉芽组织，充分冲洗引流伤口并达到一期愈合。

二、肺部并发症

矫形手术后常见的肺部并发症有肺不张、肺炎、胸腔积液和乳糜胸。

（一）胸腔积液

胸腔积液是指胸膜的脏层与壁层间有较多的液体积聚，主要原因是矫形术后置管时间短，过早拔管致引流不彻底，引起胸腔积液。置管后应密切观察患者生命体征变化，保持各种管道通畅，防止扭曲、受压、折叠和脱落，观察穿刺处敷料有无渗血，给予超声雾化吸入，鼓励患者有效咳嗽、咳痰、深呼吸。咳嗽排痰时，护士按压患者两侧胸部，以减轻其伤口疼痛。

（二）乳糜胸

乳糜胸是由不同原因导致胸导管破裂或阻塞，使乳糜液溢入胸腔所致的。由于胸导管包绕脊柱，故胸椎前路手术的解剖和暴露有可能损伤胸导管主干及分支而产生乳糜胸。术后应嘱患者进食低脂饮食，静脉补充脂肪乳、白蛋白等支持治疗，保持胸腔引流通畅，做好疾病解释及心理护理。

三、脊髓神经损伤

脊柱矫形术中有可能因脊髓牵拉或缺血引起脊髓损伤，手术所致的脊髓神经损伤一般在麻醉清醒后就能表现出来，但术后脊髓水肿、血运障碍或硬膜外血肿压迫仍可引起迟发性脊髓神经损伤，其发生率与脊柱侧弯的病因类型有关。

1. 脊柱侧弯矫形手术操作复杂，方案选择需谨慎，选择个体化的手术治疗方案，术前对高危患者进行排查，仔细拟订手术计划，进行患者唤醒训练，直到手术当日结束。

2. 术中需行脊髓神经电生理等有效监测，同时需要精密的手术和默契的手术配合。

3. 无论手术平面高低，患者清醒后应密切观察及评估下肢感觉、运动功能及括约肌功能等，并与术前比较。在术后 24 小时内，应每 2 小时检查 1 次；术后 24 ～ 48 小时内，每 4 ～ 6 小时检查 1 次。如患者有肢体麻木、剧烈疼痛等主诉，或其他感觉减退或运动障碍，要求立即进行神经系统检查。部分患者虽然检查正常，但仍有主诉症状，应立即处理。可行激素冲击疗法，并应用脱水药物及神经营养药物，包括甘露醇注射液、甲钴胺注射液等，同时注意保暖。

四、肠系膜上动脉压迫综合征

脊柱侧弯矫正后，使脊柱前的软组织由原来的松弛状态变得紧张，术中过度牵拉迷走神经、肠系膜上动脉，脊柱由曲变直，腰椎前凸有所增加，腹壁肌肉收缩力下降，内脏下垂加重，压迫十二指肠横部产生梗阻。

1. 患者术后早期发生腹痛、恶心、喷射性呕吐，应警惕肠系膜上动脉综合征。如有，应采取以下措施：禁食、禁饮、补液，安置患者左侧卧位，给予腹部按摩，认真检查，及时给氧，必要时胃肠减压，并做好相关的解释沟通工作。

2. 关注患者的心理需求，以及提升其对治疗的信心，必要时可加用抗抑郁药物，如帕罗西汀、阿米替林等，以提高治疗的成功率以及患者的生活质量。

3. 治疗该病常需要置鼻空肠管或者中心静脉置管，早期经鼻空肠管给予肠内营养可减轻患者的临床症状，改善营养状况，增加体质量，扩大肠系膜上动脉与主动脉之间的夹角，显著改善患者的营养状况。

五、疼 痛

因手术创伤大，疼痛成为术后最常见的问题之一。术后疼痛不仅影响患者术后呼吸功能、胃肠道功能、睡眠质量、康复锻炼等，而且会延长患者住院时间，影响患者生活质量。

1. 术前向患者及其家属介绍当前的病情、先进的医疗技术和医疗设备，帮助其树立战胜疾病的信心。

2. 术后持续 48 小时微量给予止痛泵，后根据疼痛评分量表评分，应用非阿片类或阿片类药物。

3. 及时倾听患者的主诉，让患者听舒缓的音乐或做其感兴趣的事情，以分散其注意力。

4. 鼓励患者术后前 3 天尽量侧向切口侧，可用腹带包扎，或咳嗽时用手轻压切口，减轻因切口处张力增高而引起的疼痛，同时有利于保持引流管通畅。

5. 可采用相应的物理治疗，如肌电生物反馈疗法、经皮神经电刺激等。

六、出　血

因手术创伤大，如出血量多，易致患者血容量不足而发生休克。

1. 术后应心电监护，记录 24 小时出入量。严密观察面色、血压、脉搏的变化。

2. 术后 6 小时，每 30 分钟测量 1 次；稳定后，改为每小时测量 1 次，至术后第 2 天。

3. 注意创口渗血及引流量的情况，术后 24 小时引流量一般不超过 500mL，如引流液过多、脉搏增快、血压下降，应警惕潜在失血性休克的可能。

七、深静脉血栓

术后早期活动，卧床期间可对患侧肢体进行被动运动、按摩，可应用间断充气加压仪每天治疗 2 次，同时指导患者在床上主动进行双下肢屈伸运动，防止深静脉血栓发生及肌肉失用性萎缩，为下床活动创造条件。若四肢静脉彩超检查结果为阳性：

1. 注意患肢制动并抬高 10°～15°，勿热敷按摩等。

2. 严密观察患肢周径的变化，局部有无红、肿、热等现象及足背动脉搏动的情况。

3. 尽量避免选用患肢静脉输液或采血等。

4. 应用抗血栓药物治疗，注意观察有无出血倾向及肺栓塞表现，必要时行下腔静脉滤器植入术。

八、假关节形成

假关节形成也称植骨不愈合，一般定义为术后 1 年仍无可靠的骨性愈合。假关节形成的原因主要有内固定物周围感染、内固定松动、融合范围不足、营养吸收不良、磷缺乏、钙缺乏、维生素 D 缺乏或贫血等，表现多为内固定区域疼痛，常于活动时诱发。影像学上可表现为内固定物在过伸过曲位上的移位、椎弓根周围的透亮线及矫正丢失。

1. 早期发现及治疗非常重要，可避免内固定失败、神经损伤及矫正丢失等。

2. 良好的植骨床准备。

3. 危险区域（如胸腰交界部、腰骶交界部、后凸区等）充足的植骨材料应用。必要时选择360°融合。

九、腹　胀

腹胀是脊柱侧弯手术后常见并发症，尤其在儿童，由于手术牵拉或维持过度矫正的位置，早期活动少，自控力差，故胃肠功能恢复慢，易发生腹胀。

1. 患者清醒后立即指导其做肢体的主动活动。

2. 嘱患者未排气不可进食，待胃肠蠕动排气后方可进食。

3. 顺时针按摩腹部5～10分钟或下腹部热敷每天3～4次，促进胃肠道蠕动、排气，预防腹胀。

4. 必要时进行胃肠减压或肛管排气。

十、脑脊液漏

特发性脊柱侧弯患者行手术治疗后，其韧带硬脊膜弱化，腰骶部硬脊膜扩张，如硬脊膜损伤未及时发现或处理不当，易引起硬脊囊撕裂，发生脑脊液漏。

术后密切观察引流液的量和性质，如患者引流量较正常多，且呈淡红色或淡黄色清亮液体，也可能在无明显诱因下出现头痛、头晕，且在翻身或抬高头部时加重，提示有脑脊液漏的可能。

1. 采取头低足高位绝对卧床休息，夹闭或拔出切口引流管，伤口加压包扎，延期拔除伤口引流管以及预防性应用抗菌药物。

2. 严格无菌操作，有效固定导管，做好相应的标识；对置管患者加强巡视，密切观察引流液的颜色、性状，每天评估导管是否需要继续留置，病情允许时尽早拔除。做好患者及家属的健康宣教，防止导管滑脱，告知患者及家属导管滑脱后的应急方法。

3. 预防卧床并发症，如肺部感染、尿路感染、便秘、双下肢深静脉血栓、压力性损伤等。

十一、腰背肌肌力减退

以下情况将进一步导致术后腰背肌肌力减退：脊柱侧弯畸形，肌肉力量失去平衡，可导致肌肉劳损性腰背痛，术后未进行康复，单纯卧床休息；术后康复计划不佳或实施不当；术后血肿、粘连或疤痕压迫；术后过早负重劳作；功能锻炼不良等。而主动功能锻炼可以减少患者对疾病的恐惧及关注，改变对疼痛的态度和观念，改善患者主动参与社会活动的能力。

1. 术后进行腹肌和背肌锻炼即可，每组练习 20～30 次，每天练习 2～3 组。

2. 做好术后患者支具佩戴的指导。

3. 半年内不得做上身前屈动作，避免提重物，尽量减少脊柱活动，不穿高跟鞋，保持正确的走路姿势，以便逐渐恢复正常生活。

十二、压力性损伤

脊柱侧弯手术患者在长时间制动下，因身体局部组织长期过度受压引起血液循环障碍，造成皮肤局部组织损伤。

1. 保持患者床单位及骶尾部皮肤清洁干燥，对皮肤较干燥者可涂油保护。

2. 术后 6 小时视情况可酌情行轴线翻身，一位护士将手置于患者肩胛部及臀部，轻轻地将患者转向一侧呈 45°侧卧位；另一位护士在对侧于背、腰部、膝下各垫一软枕，使患者舒适，翻身时避免拖拉，严防脊柱扭曲、折屈及钉棒矫形系统折断或脱钩。

3. 动态评估患者压力性损伤评分，必要时可安置气垫床减压保护，建立翻身卡，加强交接班。

4. 指导患者进食优质高蛋白饮食，提高皮肤抵抗力。

5. 如已发生压力性损伤，则缩短翻身间隔时间，及时根据创面情况选择合适的敷料进行处理。

十三、内固定物失效

对于肋骨骨折，近端固定环松动是内固定失效并发症的最主要原因。

1. 术前应评估患者的骨质强度是否足够，术中选择足够直径的肋骨固定，注意肋骨环垂直于肋骨放置能降低肋骨骨折近端固定环松动的风险。

2. 由于肋骨支撑相对软弱，所以每次延长操作时要控制延长长度，过度延长可能造成肋骨应力过大而导致切割和（或）骨折。

3. 为防止术后撑开棍打断、钩滑脱或关节突骨折等，俯卧位时尽量使腹部悬空，头偏向一侧，双臂放在头部的两侧，用软枕同时垫高双肩、双肋、髂前上棘和耻骨联合处。

4. 做好体位管理。向患者宣教术后 1 周卧床，不可自行翻身。床上搬动时动作要一致，严防脊柱扭曲，在手术医生指导下根据脊柱矫正的度数保持脊柱的矫正位。术后第 1 天，X 线检查内固定松动和假关节形成的情况；术后应用支具固定 3 ～ 6 个月。

脊柱侧弯矫形术后应严密观察有无并发症发生，通过密切观察和采取相应的预防措施，及时有效地发挥以预防为主的作用，减少并发症的发生，减轻患者的痛苦，提高患者生存质量。

（葛秋华）

参考文献

陈萧霖，陈仲强，曾岩，等 . 成人退变性脊柱侧弯长节段固定融合术后远期并发症研究进展 . 国际骨科学杂志，2017, 38(1): 22-27.

程洪斌，刘学彬，伊龙，等 . CT 引导下脊髓内穿刺骨髓间充质细胞移植治疗脊髓损伤后遗症 60 例临床疗效分析 . 神经疾病与精神卫生，2010, 10(2): 160-161.

党爱林 . 脊柱侧弯矫形术围手术期护理的研究进展 . 中华现代护理杂志，2011(8): 984-988.

封素华，林勇 . 特发性脊柱侧突肺功能损害及其手术对肺功能影响的研究 . 辽宁医学杂志，2005, 19(5): 254-255.

郝冉，吴志宏，韩江娜 . 脊柱侧弯对呼吸功能的影响 . 中国医学科学院学报，2011, 33(1): 102-106.

金立丹 . 胸腔镜下脊柱侧弯矫形术并发症的观察与护理 . 中国高等医学教育，2012(5): 131-132.

经惠薪，傅巧美，陈文月. 成人脊柱侧弯矫形术后并发症的护理. 中华现代护理杂志，2013, 19(1): 75-76.

乐国安. 咨询心理学. 天津：南开大学出版社，2018.

冷佳俐，胡增祥，刘艳. 不同护理模式对脊柱侧弯手术患者生存质量的研究现状与进展. 国际护理学杂志，2012, 31(4): 585-588.

黎小霞，张伟玲，肖萍，等. 重度脊柱侧弯患者围术期呼吸道护理. 现代临床护理，2013(10): 49-52.

李冉然. 脊柱侧弯患者围手术期肺部感染管理的探讨. 中国伤残医学，2014, 22(5): 286-287.

李小金，曾丽雯，韩秀兰，等. 渐进式康复护理模式在重度脊柱侧弯行矫正术后患者中的应用. 中国康复医学杂志，2015, 30(10): 1046-1048.

林崇德. 临床心理学. 北京：人民教育出版社，2019.

卢海霖，王宇，邑晓东，等. 关于神经肌肉型脊柱侧弯术后并发症的 Meta 分析. 中华临床医师杂志（电子版），2013, 7(11): 4920-4925.

陆林. 沈渔邨精神病学. 第 6 版. 北京：人民卫生出版社，2018.

南小峰. 德国施罗斯矫形体系治疗脊柱侧弯. 杭州：浙江工商大学出版社，2019.

普赖尔，普拉萨德. 成人和儿童呼吸与心脏问题的物理治疗. 喻鹏铭，车国卫，主译. 北京：北京大学医学出版社，2011.

王肖龙. 内科学. 上海：上海科学技术出版社，2020.

向娜，李杨. 青少年特发性脊柱侧弯患者术后疼痛评估与控制的研究进展. 解放军护理杂志，2016, 33(22): 29-32.

荀琳，刘敏，李娜，等. 生长发育期脊柱侧弯患者围手术期心理疏导. 中国矫形外科杂志，2021, 29(14): 1333-1335.

恽晓平. 康复疗法评定学. 北京：华夏出版社，2014.

张彦，鲍琨，陈博昌. 儿童早发性脊柱侧弯非融合手术治疗的并发症分析. 中华小儿外科杂志，2016, 37(8): 568-572.

赵海燕，周开颜. 脊柱侧弯的临床治疗与护理进展. 河北医学，2015, 21(9): 1537-1539.

Kennedy JD, Roberson CF, Olinsky A, et al. Pulmonary restrictive effect of bracing in mold idiopathic scoliosis. Thorax, 1987, 42(12): 959-961.

第一节　姿势性脊柱侧弯案例

姿势性脊柱侧弯，也称假性脊柱侧弯，还不能认定是脊柱的结构性畸形。由于人体脊柱有侧向弯曲的功能，所以如果患者没有站立好，拍摄 X 线片会有脊柱侧弯的现象。若患者做亚当测试（Adam test）时并未出现背部倾斜角 ATR（剃刀背），则诊断为姿势性脊柱侧弯，建议观察即可。我们通过实际案例来分析。

案例 1

患儿，男，2011 年出生。2020 年 6 月，家长发现患儿有高低肩，随即到当地医院就诊拍片检查，从站立位脊柱 X 线片测量胸椎向右侧弯 Cobb 角为 15°，主诊医生建议支具矫形治疗（见图 9-1）。家长又联系笔者咨询，了解是否有更好的治疗方法。给患儿做进一步检查发现，虽然 X 线片示 Cobb 角为 15°，但体表检查脊柱无旋转，ATR 角度为正常范围（见图 9-2）。综合分析后考虑该脊柱侧弯是姿势性的，建议

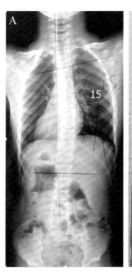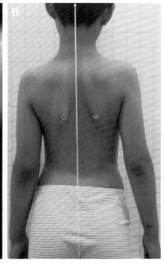

图 9-1　初诊时脊柱 X 线片（A）和后背体表照（B）

暂时观察，每3个月复诊一次。观察期间要求增加适当的体育锻炼，并要注意避免或减少脊柱额外负重。2020年10月，拍X线片复查，Cobb角度数在10°以内，基本正常（见图9-3）。

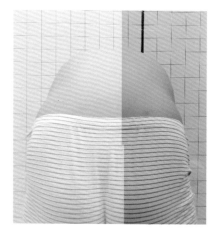

图9-2　初诊时剃刀背正常

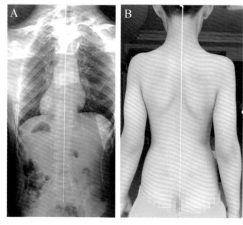

图9-3　复查时脊柱X线片（A）和后背体表照（B）

案例2

患儿，女，2013年出生。2020年5月，家长发现患儿体态不好，就到当地儿童医院拍片检查，从X线片上测量脊柱向右侧弯Cobb角约为15°。主诊医生建议支具干预，家长随即带患儿至支具公司定做了矫形支具（见图9-4）。穿戴支具拍摄X线检查，脊柱反向侧弯20°。家长担心侧弯过度矫形，联系笔者咨询。

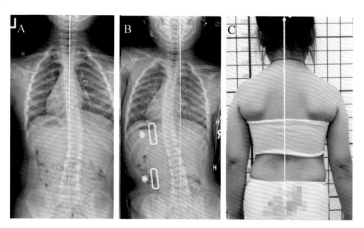

图9-4　初诊时脊柱X线片（A）、穿戴支具脊柱X线片（B）和初诊后背体表照（C）

经检查发现，患儿虽然有 15°
的脊柱侧弯，但做亚当测试时背部
倾斜角 ATR 只有 2°，在正常范围
之内（见图 9-5）。因此，判定为
假性脊柱侧弯，怀疑患儿在拍片时
没有站直。同时，建议患儿暂时不
要进行支具矫形，每周游泳 2～3
次，每次约 1 小时。尽量减少患儿

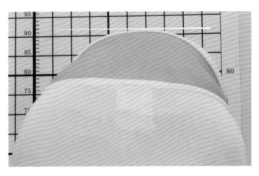

图 9-5　亚当测试剃刀背在正常范围内

脊柱额外负重，多参加户外运动，定期复查。

2020 年 12 月，家长带患儿拍摄 X 线片复查，脊柱侧弯度数已回到 10°以
内（见图 9-6），脊柱侧弯基本正常。体态虽略有不正，但只需要继续跟踪，
建议随访即可。

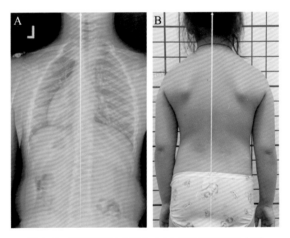

图 9-6　复查时脊柱 X 线片（A）和后背体表照（B）

第二节　先天性脊柱侧弯案例

先天性脊柱侧弯，即患儿出生后通过影像学检查发现有先天性的椎体异
常。根据畸形的类型分类，主要分为形成障碍、分节不良和混合畸形等。形
成障碍最典型的例子如半椎体变形（见图 9-7）。典型的分节不良为骨桥，即

两个或多个椎体一侧或双侧的骨性连接。混合型即同一患者同时有以上两种畸形。目前，尚无法得知先天性脊柱侧弯的真正发病原因，大多数学者认为环境、遗传、维生素缺乏、化学物质、有毒物质等诸多因素可以在脊柱生长发育中不同阶段参与和影响脊柱侧弯的形成。

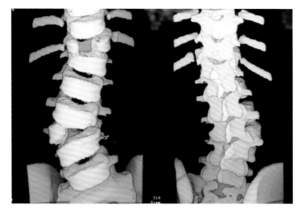

图 9-7 腰椎半椎体合并 T_{12} 椎体闭合不全

先天性脊柱侧弯由于椎体畸形，在患儿生长过程中易加重，脊柱通常也会比较僵硬，治疗相对复杂，且治疗周期也较长。一般要先进行手术矫形，摘除致病椎体，再通过支具维持手术结果，直到生长发育结束。若医生认为患儿手术时机不成熟，会建议先保守治疗，再择机进行手术治疗。另外，也有此类患者一直采用支具来控制侧弯，最终避免了手术。

一、配合手术

案例 3（先手术治疗，后支具矫形）

患儿，男，2005 年出生，患有先天性脊柱侧弯，第 12 胸椎呈半椎体。在患儿 4 岁（2009 年）时，做手术摘除半椎体，并通过内固定融合上下两个椎体，术后脊柱侧弯得到完全矫正。8 岁（2013 年）复查时（见图 9-8），其胸腰段侧弯接近 20°，骨盆也出现不水平的情况。考虑到患儿生长发育接近青春期，侧弯有进一步加重的风险，建议穿戴色努式支具（见图 9-9），每天 12 小时，阻止侧弯加重。穿戴色努式支具后进行脊柱 X 线片检查（见图 9-10）。

每半年复查一次，每年更换新的支具。经过约 7 年的治疗，到 2020 年，患儿生长发育基本结束，停止支具矫形治疗（图 9-11）。

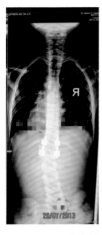

图 9-8 2013 年脊柱 X 线片

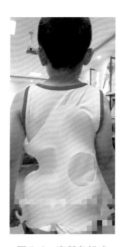

图 9-9 穿戴色努式矫形支具

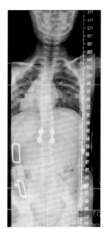

图 9-10 支具内脊柱 X 线片

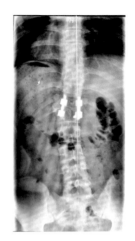

图 9-11 2020 年治疗结束时脊柱 X 线片

从 2013 年到 2020 年的 7 年时间内，该病例脊柱侧弯度数基本不变，没有进展，安全度过了生长发育期。值得注意的是，先天性脊柱侧弯的患儿，手术后侧弯的度数往往还是会随着骨骼的生长发育而缓慢增加，此时就需要同时使用支具来维持术后的效果，直到生长发育结束。

案例 4（先手术治疗，后支具维持）

患儿，男，2010 年出生，先天性脊柱侧弯，手术治疗后还有 18° 的侧弯，脊柱整体比较僵硬，需要使用支具来维持手术治疗效果，阻止侧弯继续加重。初诊时脊柱 X 线片和后背体表照见图 9-12，可见手术后脊柱依然偏右侧弯。如果不加以控制，脊柱侧弯会继续加重。穿戴色努式支具后的脊柱 X 线片和背部照见图 9-13，显示穿戴支具后，脊柱侧弯度数减少到 6°，脊柱中线回正。该患儿还在继续跟踪治疗中。

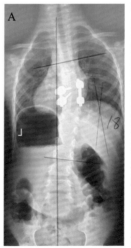
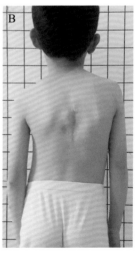

图 9-12 初诊时脊柱 X 线片（A）和背部照（B）

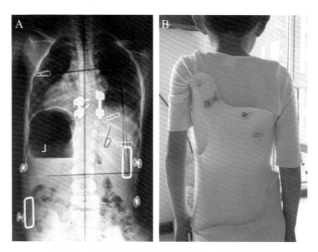

图 9-13　穿戴支具脊柱 X 线片（A）和背部照（B）

二、无法手术

案例 5（无法手术）

患儿，女，2012 年出生，先天性脊柱侧弯（见图 9-14），侧弯位置较高，并且合并部分肋骨融合。医院检查后认为早期无法手术，需要支具维持。

穿戴支具前，脊柱整体偏右；穿戴支具后，脊柱中线回正（见图 9-15）。该患儿仍在跟踪治疗中。

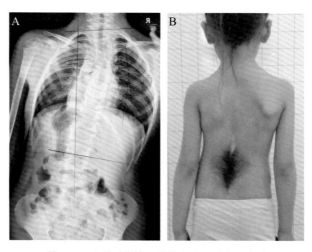

图 9-14　初诊时脊柱 X 线片（A）和背部照（B）

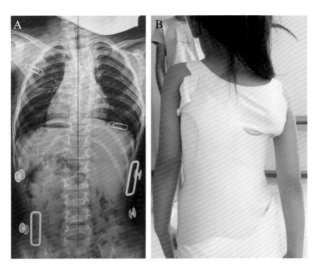

图 9-15　穿戴支具脊柱 X 线片（A）和背部照（B）

案例 6（支具维持，避免手术）

患儿，女，2007 年出生，诊断有先天性脊柱侧弯，胸腰段向右侧弯（见图 9-16），侧弯度数在整个发育过程中并无明显增加。进入青春期后，担心侧弯度数会加重，选择使用色努式支具维持度数。

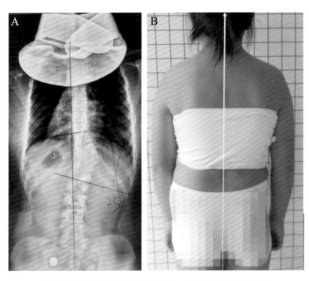

图 9-16　初诊时脊柱 X 线片（A）和背部照（B）

穿戴支具前，脊柱偏右；穿戴支具后，脊柱中线回正（见图 9-17）。

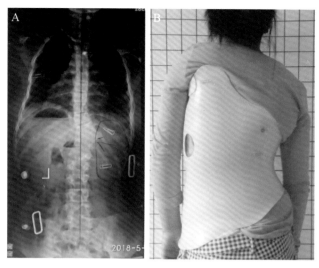

图 9-17 穿戴支具脊柱 X 线片（A）和背部照（B）

第三节 其他病因引起的脊柱侧弯案例

有些脊柱侧弯是有病因的，是继发出现的脊柱问题，主要有小胖威利综合征、马凡综合征、腿长不一、神经纤维瘤病等。

一、小胖威利综合征引起的脊柱侧弯

小胖威利综合征的正式医学名为普瑞德－威利氏症候群（Prader-Willi syndrome），俗称"小胖威利"，是 15 号染色体异常的一种疾病。约 70% 患者患病是因为来自父亲的 15 号染色体有缺失，其发生率约为 1/1.5 万，临床症状复杂。

大多数小胖威利综合征患者有生长激素缺乏，目前已有研究报告使用生长激素注射来协助他们成长，可以改善身高、身体脂肪分布、呼吸状况以解决睡眠呼吸障碍问题，增加肌肉数目以促进运动技能，协助增加骨密度以避免骨质疏松。

该疾病同时会引起高血糖、高血脂、肌肉力量不足、脊柱侧弯等。对于这类脊柱侧弯的治疗，由于患儿一般体形较胖，支具矫形较为困难，所以治疗的主要目的是尽量阻止侧弯进一步加重。

案例 7

患儿，男，2009 年出生，小胖威利综合征，胸部向右弯曲 Cobb 角为 30°，腰部向左弯曲 Cobb 角为 20°（见图 9-18）。

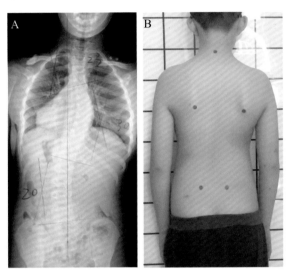

图 9-18　初诊时脊柱 X 线片（A）和后背体表照（B）

2018 年 5 月，患儿开始进行支具矫正，通过连续 3 个支具矫形治疗，胸弯 Cobb 角减为 18°，腰弯 Cobb 角减为 14°，后背体表对称（见图 9-19）。该患儿仍在继续跟踪随访中。

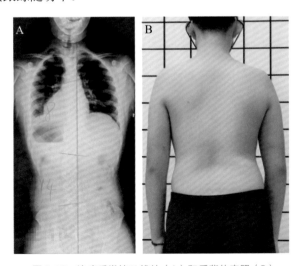

图 9-19　治疗后脊柱 X 线片（A）和后背体表照（B）

二、腿长不一与脊柱侧弯

案例 8

患儿，女，2006 年出生，左侧股骨曾发生骨折，骨折愈合后，X 线片上明显可见左股骨骨皮质增厚（见图 9-20），刺激左下肢生长较快，右下肢生长相对较慢，导致骨盆不水平，进而引起脊柱侧弯（见图 9-21）。其腰部向右侧弯 11°，胸部向左侧弯 12°。

治疗方案：通过增高鞋垫将腿长调整一致，保持骨盆水平；穿戴 GBW 矫形支具，同时锻炼腰背肌，增强肌肉力量。

每 3 个月复查一次，调整鞋垫高度和支具矫形力度。经过 2 年多的矫正治疗，患儿骨骼发育结束，脊柱侧弯度数稳定（见图 9-22）。

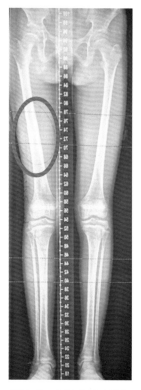

图 9-20 下肢全长 X 线片

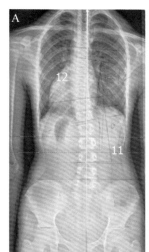
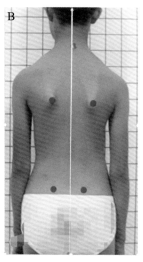

图 9-21 初诊时脊柱 X 线片（A）和后背体表照（B）

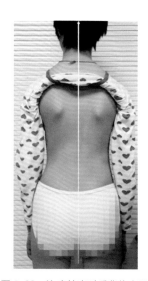

图 9-22 治疗结束时后背体表照

案例 9

患儿，女，2007 年出生，2019 年 4 月发现脊柱侧弯，胸部向右侧弯 Cobb 角为 25°，腰部向左侧弯 Cobb 角为 35°（见图 9-23）。脊柱严重偏移向左侧，骨盆偏移向右侧。此时，患儿骨龄 Risser 征为 3 级，无月经，表明患儿仍在生长发育期，需要抓紧治疗，以免错过最佳矫形时机。对于脊柱侧弯患儿来说，生长发育期是矫形干预的黄金时间。

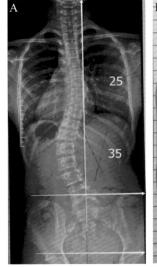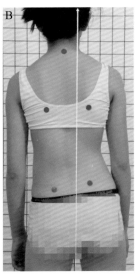

图 9-23　初诊时脊柱 X 线片（A）和后背体表照（B）

为该患儿配制 GBW 侧弯矫形支具，并配合施罗斯体操训练。2020 年 5 月复查，患儿脊柱侧弯度数减小，体表也有改善，但身体依然偏左（见图 9-24）。综合分析考虑患儿因长时间脊柱偏左，导致继发性长短腿，需要定制鞋垫来调整骨盆水平度。对比初诊和复查 X 线片发现骨盆有倾斜，双侧股骨头连线也同样倾斜，提示双侧下肢长度有差异。

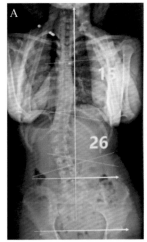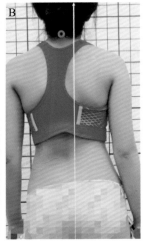

图 9-24　复查脊柱 X 线片（A）和后背体表照（B）

根据检查结果，对该患儿进行足底 3D 扫描分析。报告显示，左足有轻度扁平（见图 9-25）。下肢长度测量显示，左下肢较右下肢短 2cm，需要定制鞋垫（见图 9-26 和图 9-27）来解决足底和腿长问题。

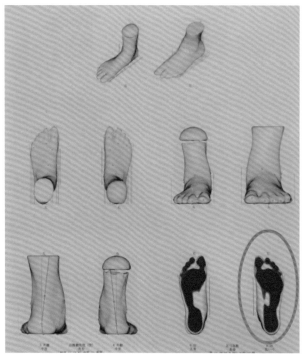

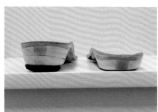

图 9-26　鞋垫（左侧增高 2cm）

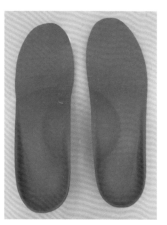

图 9-25　足检报告

图 9-27　鞋垫上面观

　　患儿穿上增高鞋垫后，拍照对比骨盆高度水平和后背，显示体表和两侧腰线都非常对称（见图 9-28）。第一个支具穿戴 1 年后，检查发现已经不适合再使用，随即更换第二个 GBW 矫形支具。支具内的脊柱矫形效果非常理想（见图 9-29），腰部矫正到 0°，胸部矫正到 2°。

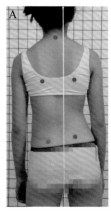
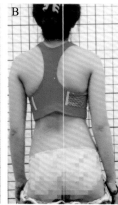
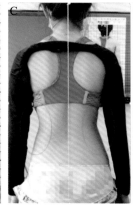

图 9-28　初诊体表照（A），无鞋垫复查体表（B），左侧增加 2cm 体表照（C）

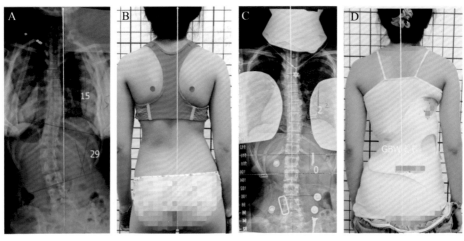

图 9-29　穿戴支具前脊柱 X 线片（A）、后体表照（B），支具内脊柱 X 线片（C）、后背体表照（D）

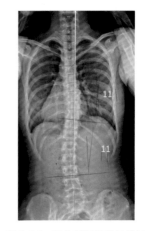

图 9-30　脱支具后脊柱 X 线片

2020 年 12 月，脱支具重新拍摄 X 线片复查，胸弯、腰弯的侧弯度数都减小到约 11°（见图 9-30）。患儿仍需要加强腰背肌锻炼，穿戴支具维持治疗效果，待生长发育完全结束后，逐渐脱掉支具，确保脊柱的最终矫形效果。

三、神经纤维瘤病引起的脊柱侧弯

神经纤维瘤病（neurofibromatosis，NF）是一种良性的周围神经疾病，属于常染色体显性遗传病。其在组织学上起源于周围神经鞘神经内膜的结缔组织，常累及起源于外胚层的器官，如神经系统、眼和皮肤等，是常见的神经皮肤综合征之一。少数患者出生即出现骨骼发育异常，脊柱侧弯。

案例 10

患儿，男，2003 年出生，神经纤维瘤引起脊柱侧弯，胸弯 Cobb 角为 25°，腰弯 Cobb 角为 54°。该患儿来就诊时骨龄较大，且是由神经纤维瘤引起的脊柱侧弯，选择矫形支具的目的是维持度数，防止脊柱侧弯继续恶化。穿戴支具后，胸弯 Cobb 角为 14°，腰弯 Cobb 角为 22°（见图 9-31）。

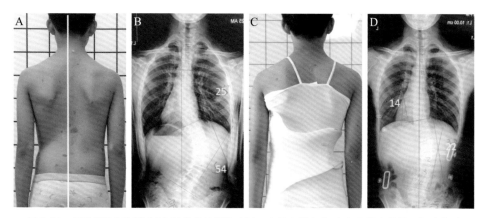

图 9-31　初诊后背体表照（A）和脊柱 X 线片（B），穿戴支具照（C）和支具内脊柱 X 线片（D）

经过 1 年半的矫正，2020 年 9 月拍摄 X 线片复查，胸弯 Cobb 角为 23°，腰弯 Cobb 角为 42°（见图 9-32）。

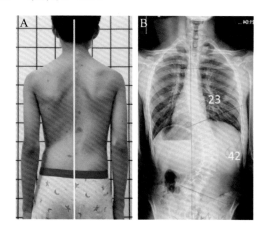

图 9-32　复查时后背体表照（A）和未穿戴支具脊柱 X 线片（B）

第四节　特发性脊柱侧弯案例

在儿童发育期间，不明原因导致的脊柱侧弯被称为特发性脊柱侧弯，其可分为婴幼儿型（0～3 岁）、少年型（4～10 岁）、青少年型（10～18 岁）。据统计，90% 特发性脊柱侧弯患者为女性，大部分胸椎向右侧弯，腰椎向左侧弯。

保守治疗策略采用支具配合施罗斯矫形体操。用支具矫正骨骼畸形，属于被动治疗；用矫形体操改善肌力不平衡，属于主动矫形。矫正需要持续到骨骼发育结束，男孩一般矫正到 17 岁，女孩一般矫正到 16 岁。矫正期间每 3 个月需要复诊一次；每隔半年，脱支具拍 X 线片检查。完全脱支具 1 年后，拍 X 线片检查，如果脊柱侧弯度数比初次发现时减小 5°以上，那就表示侧弯度数减小了。如果度数回到原始的数值，则表示维持状态，整个治疗过程阻止了脊柱侧弯的加重。

一、婴幼儿型（0～3 岁）脊柱侧弯病例

对于婴幼儿型特发性脊柱侧弯，患儿穿戴支具的时间可能需要 10 年或以上。支具治疗时间较长，副作用也会累加。在患儿身上脊柱侧弯压力点位置，由于长时间的矫形压力持续施加，该区域内血液循环较差，可能对身体发育产生一定的不利影响。因此，在脊柱侧弯能被控制的情况下，支具穿戴时间越少越好，尽量减少支具的副作用。

案例 11

患儿，女，2014 年出生，2016 年 8 月发现脊柱侧弯，胸右弯 Cobb 角为 42°（见图 9-33）。给予配制 GBW 矫形支具，穿戴支具后拍 X 线片，胸弯 Cobb 角为 15°（见图 9-34）。

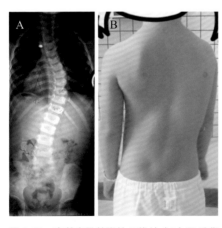 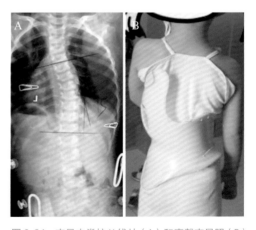

图 9-33　穿戴支具前脊柱 X 线片（A）和后背体表照（B）　图 9-34　支具内脊柱 X 线片（A）和穿戴支具照（B）

患儿每天穿戴支具时间约为 12 小时，建议睡觉时穿，白天可以让患儿多运动。每 3 个月复查一次，每年更换一次支具。2020 年 10 月，拍摄 X 线片检查（见图 9-35），胸弯 Cobb 角约为 20°，后背体表比较对称。4 年内，该患儿脊柱侧弯度数在不断减小。

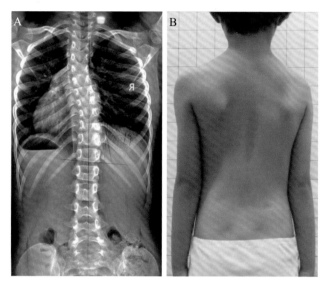

图 9-35　2020 年 10 月脊柱 X 线片（A）和后背体表照（B）

二、少年型（4～10 岁）脊柱侧弯病例

案例 12

患儿，男，2013 年出生，2018 年 2 月发现脊柱侧弯，X 线片显示胸腰段 Cobb 角为 36°，脊柱偏移到中线左侧。穿戴 GBW 支具后拍摄 X 线片检查，支具内侧弯曲线改变为凸向中线右侧，侧弯 Cobb 角为－13°。由于患儿的身体柔软性较高，促使侧弯矫正实现了脊柱中线和度数双过矫（见图 9-36）。临床上，度数过矫一般不超过 10°，适当放松搭扣带，画线确认穿戴位置，并叮嘱家长定期复查。

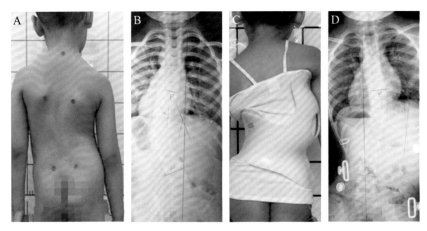

图 9-36　初诊时后背体表照（A）、脊柱 X 线片（B），穿戴支具照（C）、支具内脊柱 X 线片（D）

2018 年 10 月复查，未戴支具拍摄 X 线片检查，Cobb 角 15°，后背体表基本对称（见图 9-37）。

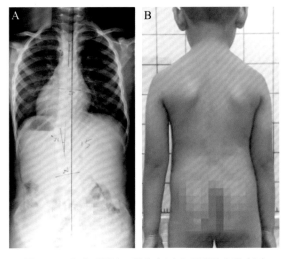

图 9-37　复查时脊柱 X 线片（A）和后背体表照（B）

案例 13

患儿，女，2009 年出生，2016 年 6 月发现脊柱侧弯，胸腰段 Cobb 角为 30°，胸弯 Cobb 角为 18°（见图 9-38）。体态检查，骨盆偏右侧，整个脊椎偏向左侧。给予配制 GBW 矫形支具，建议多游泳，加强腰背核心肌锻炼。

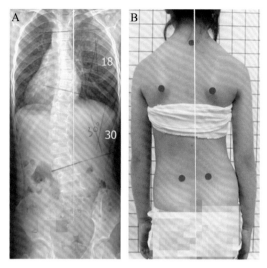

图 9-38　初诊时脊柱 X 线片（A）和后背体表照（B）

儿童脊柱侧弯发病早，侧弯度数易减小也易增加，必须依靠家长和患儿积极配合。建议该患儿每天穿戴 12 小时，每 3 个月复查一次，每年更换新支具。

至 2020 年 12 月，患儿更换了第 5 个支具，脊柱侧弯的度数也在不断减小。但由于该患儿还在生长发育期，还需要继续支具维持，直至成年（月经初潮 2 年后）。

5 年内，该患儿的身高从 2016 年 6 月的 138cm 到 2020 年 12 月的 168.3cm，长高 30cm（见表 9-1）。

表 9-1　患儿 5 年内的身高、坐高、体重变化

时间	身高 /cm	坐高 /cm	体重 /kg
2016 年 6 月	138	73	28.7
2017 年 7 月	146.8	77.4	34
2018 年 8 月	152.5	79	40.6
2019 年 10 月	159.5	81.5	50.7
2020 年 12 月	168.3	85.7	52.7

每年复查时脊柱 X 线片和后背体表的变化情况（见图 9-39 至图 9-42）。

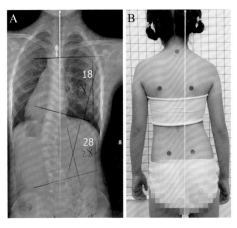

图 9-39 2017 年复查时脊柱 X 线片（A）和后背体表照（B）

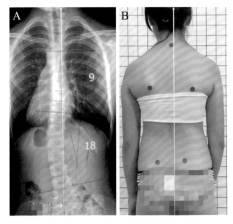

图 9-40 2018 年复查时脊柱 X 线片（A）和后背体表照（B）

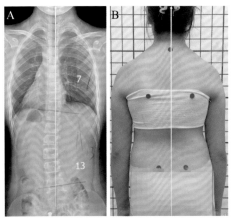

图 9-41 2019 年复查时脊柱 X 线片（A）和后背体表照（B）

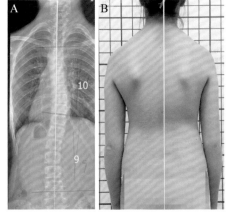

图 9-42 2020 年复查时脊柱 X 线片（A）和后背体表照（B）

三、青少年型（10～16 岁）脊柱侧弯病例

案例 14

患儿，女，11 岁，骨龄 Risser 征为 0 级，主弯在胸部，Cobb 角为 45°，脊柱偏移到中线右侧（见图 9-43）。2019 年 5 月开始，佩戴 GBW 矫形支具，支具内身体回正，拍 X 线片显示整个脊柱回到中线上，胸弯 Cobb 角为 7°（见图 9-44），同时锻炼施罗斯矫形体操，增强肌肉力量。

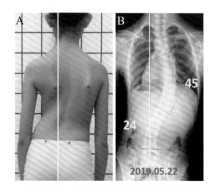

图 9-43 初诊时后背体表照（A）和
脊柱 X 线片（B）

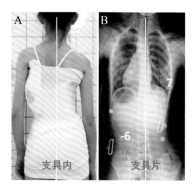

图 9-44 支具照（A）和支具内
脊柱 X 线片（B）

2020 年 12 月，脱支具拍摄 X 线片复查，胸弯 Cobb 角为 26°，后背体表对称。该患儿复查期间不同阶段的脊柱 X 线片和后背体表照见图 9-45。

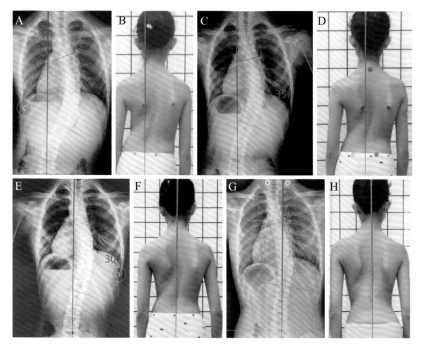

图 9-45 复查时不同阶段脊柱 X 线片和后背体表照对比。2019 年 5 月 22 日脊柱 X 线片（A）和体表照（B）；2019 年 8 月 30 日脊柱 X 线片（C）和体表照（D）；2020 年 4 月 9 日脊柱 X 线片（E）和体表照（F）；2020 年 12 月 5 日脊柱 X 线片（G）和体表照（H）

案例 15

患儿，男，2001 年出生，2015 年发现脊柱侧弯，胸部向右侧弯 Cobb 角为 40°（见图 9-46）。初诊时患儿 14 岁，正在生长发育期，因此建议先进行保守治疗，尽量避免手术。保守治疗具体方案为支具配合体操：支具矫正骨骼，体操改善肌肉。

先用 3D 扫描仪扫描患儿身体，得到 3D 数字模型，再进行支具模型设计和支具加工（见图 9-47）。患儿穿戴调试 GBW 矫形支具后，拍摄 X 线片，胸弯 Cobb 角为 4°，脊柱侧弯几乎得到全部矫正（见图 9-48）。

经过 3 年多的治疗，患儿于 2018 年完全脱掉支具，并继续练习施罗斯体操以维持度数；2019 年，拍摄 X 线片复查，胸弯 Cobb 角为 12°，后背体表对称（见图 9-49）。患儿从发现侧弯时胸

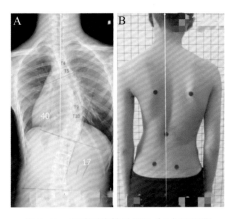

图 9-46　初诊时脊柱 X 线片（A）和后背体表照（B）

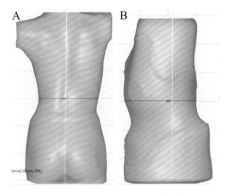

图 9-47　患儿 3D 身体模型（A）和支具模型（B）

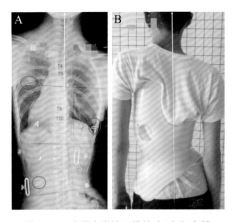

图 9-48　支具内脊柱 X 线片（A）和穿戴支具照（B）

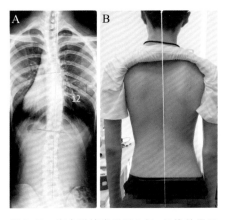

图 9-49　完全脱掉支具后 1 年，X 线片显示脊柱侧弯度数稳定（A），后背体表对称（B）

弯 Cobb 角为 40°，到治疗结束时 Cobb 角减小到 12°，效果非常理想。

本案例中，发现患儿有脊柱侧弯后，家长带去很多医院脊柱外科就诊，建议进行手术矫形。但家长考虑到手术后，脊柱部分活动度丧失，最终选择了保守治疗。保守治疗虽然漫长，但对患儿无创，脊柱的功能得到很好保留。

案例 16

患儿，女，2004 年出生，2016 年 12 月发现脊柱侧弯，腰部向左弯 Cobb 角为 31°，胸部向右弯 Cobb 角为 25°（见图 9-50），穿戴 GBW 矫形支具，同时练习施罗斯体操，增强肌肉力量。

2019 年 8 月，患儿治疗结束后，胸弯和腰弯都矫正到 Cobb 角 12°（见图 9-51），建议每天练习施罗斯体操 30 分钟，持续维持矫形效果。

患儿完全脱掉支具 1 年后，拍摄 X 线片检查，侧弯度数稳定在 11°左右；后背体表对称，完全看不出有脊柱侧弯体征（见图 9-52）。

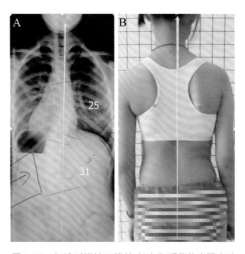

图 9-50　初诊时脊柱 X 线片（A）和后背体表照（B）

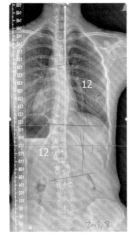

图 9-51　2019 年 8 月治疗结束，脱支具拍 X 线片检查

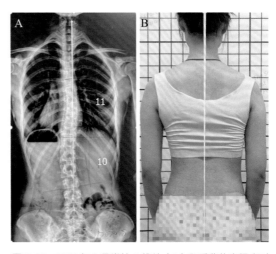

图 9-52　2020 年 5 月脊柱 X 线片（A）和后背体表照（B）

通过本案例可见，骨骼在生长发育期，只要脊柱侧弯治疗方法得当，患者积极配合，脊柱长弯了也会慢慢长直。

案例17

患儿，女，2005年出生，于2018年8月到某脊柱侧弯矫正中心就诊，当时骨龄Risser征为3级，月经初潮后1年。脊柱X线片检查显示，胸段Cobb角为27°，胸腰段Cobb角为30°（见图9-53）；胸段弯的顶椎在第7胸椎，胸腰段弯的顶椎在第12胸椎。两个顶椎距离很近，矫形比较困难。

体表检查：胸段ATR角度为11°，胸腰段ATR角度为8°；站立位可见骨盆向右突出，左右腰线有明显的不对称（见图9-54）。

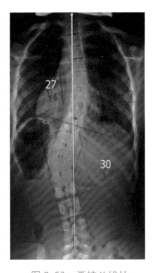
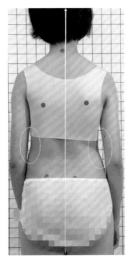

图9-53　脊柱X线片　　　　图9-54　后背体表照

从检查情况来看，虽然月经初潮后已经1年，骨龄Risser征为3级，但该患儿仍处于生长发育期，还有一定矫形机会。家长根据建议，随即给患儿配制GBW矫形支具，并坚持每天练习施罗斯体操。穿戴支具拍摄X线片显示胸段Cobb角为2°，腰段Cobb角为0°（见图9-55）。之后每3个月复查。经过1年多的治疗，胸腰段ATR角度回到正常范围5°以内，体表得以改善（见图9-56），脊柱力线更趋平衡，侧弯的度数也减少。

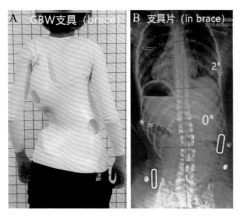

图 9-55 GBW 支具照片（A）以及支具内脊柱 X 线片（B）

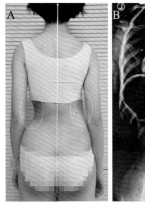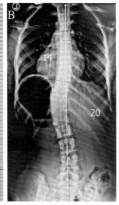

图 9-56 1 年后复查，后背体表照（A）和脊柱 X 线片（B）

案例 18

患儿，女，2005 年出生，胸弯 Cobb 角为 18°，腰弯 Cobb 角为 38°，X 线片显示脊柱偏移到中线右侧，后背体表明显不对称，骨盆向左侧突出（见图 9-57）。2019 年 1 月，患儿开始佩戴 GBW 矫形支具。支具内拍摄脊柱 X 线片，胸弯 Cobb 角为 3°，腰弯 Cobb 角为 9°（见图 9-58）。

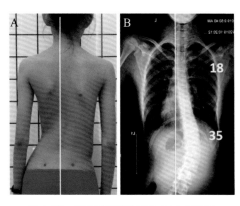

图 9-57 初诊时后背体表照（A）和脊柱 X 线片（B）

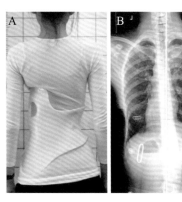

图 9-58 后背支具照（A）和支具内 X 线片（B）

4 个月复查时，患儿体表检查已看到身体力线回正，腰部两侧弧线对称（见图 9-59）。

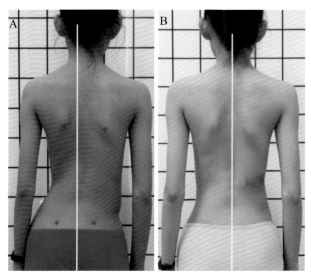

图 9-59　后背体表对比：A 为初诊时，B 为复查时

案例 19

患儿，女，2005 年出生，于 2019 年 2 月到某脊柱侧弯矫正中心就诊，当时骨龄 Risser 征为 3 级，月经初潮后 1 年 2 个月。脊柱 X 线片检查显示腰主弯，腰部 Cobb 角为 43°，ATR 角度为 8°；体表检查，站立位可见骨盆向右侧偏移明显，左右腰部曲线有明显的不对称（见图 9-60）。

从评估情况来看，脊柱侧弯度数较大，体表畸形明显，侧弯持续加重的风险非常高；该患儿当时还处于生长发育期，有一定的矫形机会。家长根据建议，配制 GBW 矫形支具，并结合练习施罗斯体

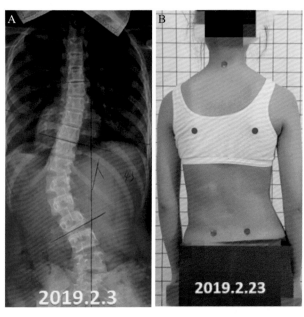

图 9-60　初诊时脊柱 X 线片（A）和后背体表照（B）

操治疗。穿戴支具拍 X 线片显示腰段 Cobb 角为 13°（见图 9-61）。

经过 1 年的联合治疗，脱支具拍摄 X 线片显示腰部 Cobb 角减至 30°，ATR 角度减至 1°；骨盆回正，后背体表明显对称（见图 9-62）。

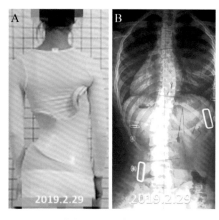

图 9-61 戴支具后背照(A)和支具内脊柱 X 线片 (B)

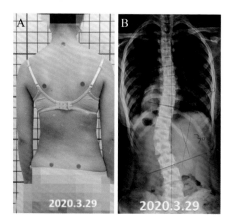

图 9-62 1 年后脱支具复查后背体表照（ A ）和脊柱 X 线片（ B ）

案例 20

患儿，女，2006 年出生，于 2019 年 3 月到某脊柱侧弯矫正中心就诊，当时骨龄 Risser 征为 2 级，月经初潮后半年。脊柱 X 线片检查显示脊柱胸腰段主弯，Cobb 角约为 70°，ATR 角度为 15°；代偿弯在胸椎，Cobb 角为 38°。体表检查，站立位可见骨盆向右明显突出，躯干向左偏移（见图 9-63）。

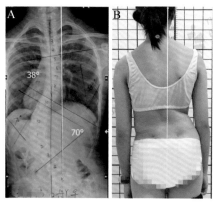

图 9-63 初诊时脊柱 X 线片（ A ）和后背体表照（ B ）

从评估情况来看，患儿脊柱侧弯度数相当大，体表变形严重，虽然还处在生长发育期，但矫形难度很大。本例脊柱侧弯类型已超出保守治疗的范围，但家长极力要求尝试保守治疗。给予配制 GBW 矫形支具，并练习施罗斯体操配合治疗（见图 9-64）。要求每天施罗斯矫形体操锻炼时间在 3 小时以上，其余时间穿戴支具，每 2 个月复查一次。

经过 1 年多的积极治疗，患儿脱支具拍摄 X 线片显示腰部 Cobb 角为 51°，比初诊时有减小，ATR 角度减至 7°，后背体表基本对称（见图 9-65），该患者在截稿时仍在继续矫正中。对于脊柱侧弯度数严重的患者，通常会延长支具矫形的穿戴时间。即使完全脱掉支具后，患者每日也需要进行矫形体操练习，以维持侧弯度数的稳定和保持躯体的对称。

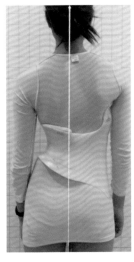 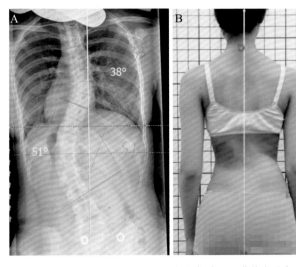

图 9-64　穿戴 GBW 支具照　　　图 9-65　2020 年 7 月复查脊柱 X 线片（A）和后背体表照（B）

第五节　成人脊柱侧弯案例

成人脊柱侧弯大多是由于在生长发育期侧弯出现时没有及时发现，或者侧弯度数没有进展到非常严重；而到成年后，由于对自我形象的关注、学业压力减小以及可能出现的不适等情况，才开始寻求矫正治疗。成人骨骼发育结束，脊柱侧弯的变化相对于生长发育时较为缓慢。为了稳定脊柱侧弯的曲度，改善体态，缓解出现的腰背痛，可以通过施罗斯矫形体操练习来干预。对于侧弯曲线稳定性差的成年患者，也可以尝试佩戴矫形支具以维持脊柱的稳定并阻止侧弯加重，体态通常会显著改善。

案例 21

患者，女，2001 年出生，2019 年 4 月到某脊柱侧弯矫正中心就诊，当时患者接近成年，骨龄5级。X线片检查显示主弯在腰段，腰段Cobb角为35°，ATR角度为16°；体表检查，站立位可见骨盆向左突出，左右腰部曲线有明显不对称（见图9-66）。

从评估情况来看，虽然患者生长发育已结束，但是剃刀背的角度较大，侧弯度数超过30°，侧弯曲线是自腰椎底部开始的"C"形曲线，是一种不稳定的类型，侧弯持续加重的风险仍较高。建议配制GBW矫形支具，同时练习施罗斯体操配合治疗。每日穿戴支具20小时，施罗斯体操练习时间2小时以上，每3个月复查。

经过1年多的努力，患者脱支具拍摄X线片复查，结果显示腰部Cobb角减至16°，ATR角度减至4°，脊柱力线平衡，骨盆回正，体表对称（见图9-67）。

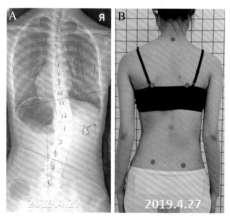 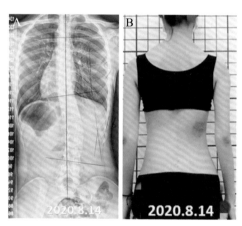

图9-66　初诊脊柱X线片（A）和后背体表照（B）　　图9-67　复查时脊柱X线片（A）和后背体表照（B）

案例22

患者，女，2000年5月出生，2018年5月到某脊柱侧弯矫正中心就诊。当时，患者已成年，骨龄5级。X线片检查显示主弯在胸段，胸段Cobb角为62°，ATR角度为18°；体表检查，站立位可见骨盆向左突出，胸廓向右偏移，左右腰部曲线有明显的不对称（见图9-68）。

既往治疗史：患者自2012年发现脊柱侧弯起，6年内尝试过多种矫形方法，未能达到良好的效果，胸弯的Cobb角度由初始的20°进展至62°。

从评估情况来看，患者生长发育已结束，侧弯度数超过60°，已达到手术治疗范围。由于其侧弯曲线是以胸弯为主的"C"形曲线，是一种不稳定的类型，侧弯持续加重的风险仍较高。家长还是想采取保守治疗尝试干预侧弯，帮助稳定脊柱并改善外观。为其配制GBW支具，同时练习施罗斯体操以配合治疗。每日穿戴支具20小时，施罗斯体操练习1小时以上。要求患者加强身体平移和呼吸训练，以提高脊柱力线的平衡，并改善胸部剃刀背的角度。

2019年8月，经过1年多的支具矫形和体操干预，加上患者努力配合，脱支具拍X线片复查显示胸部Cobb角减至44°（见图9-69），胸椎向右偏移改善明显，ATR角度减至7°。建议患者将支具穿戴时间减少至每日12～16小时，保持体操训练并维持矫形结果。2020年8月复查，可见患儿体态（见图9-69）比前一年稳定，并建议患儿改为以夜间穿戴支具为主。

治疗阶段小结：该患者为以大胸弯为主的"C"形侧弯，年龄18周岁，骨龄Risser征已经5级。在生长发育刚结束之际，尝试通过一定强度的体操训练配合支具穿戴，使胸弯Cobb角度由62°降至44°，该患者基本摆脱手术治疗。该案例对此类侧弯患者有重要的借鉴意义，改变了传统的治疗观念。

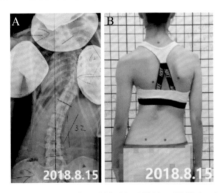

图9-68　2018年8月初诊时脊柱X线片（A）和后背体表照（B）

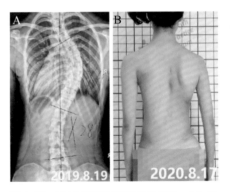

图9-69　2019年复查时脊柱X线片（A）和2020年复查时后背体表照（B）

第六节　脊柱侧弯合并驼背案例

案例23

患儿，男，2007年出生，2019年底因背痛而拍X线片，检查发现有脊

柱后凸和脊柱侧弯的情况。2020 年 1 月，家长带患儿向笔者当面咨询。拍 X
线片显示，正位片上脊柱有轻微的"S"形侧弯，其胸弯 Cobb 角为 8°，腰弯
Cobb 角为 14°；侧位片上胸段胸 7—胸 9 椎体有楔形变，胸段后凸的角度为
52°，脊柱后凸明显呈圆背形。体表检查身高 166.5cm，坐高 86cm，站立位可
见明显的背部后凸和腹部前凸，亚当测试检查剃刀背，ATR 角度为胸部 6°（见
图 9-70）。骨龄 Risser 征为 2 级，还未出现变声发育。

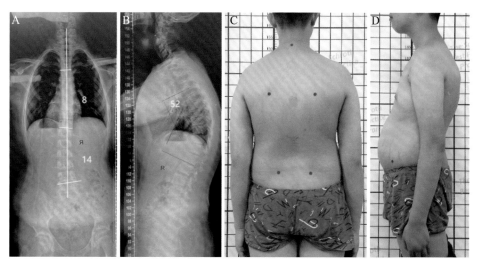

图 9-70　初诊时正侧位 X 线片（A、B）和背侧面体表照（C、D）

根据 X 线片、体表检查、患
儿疼痛的部位，医生诊断该患儿为
休门（Scheuermann）氏病症状明
显，结合患儿目前还处于生长发育
阶段，适用施罗斯体操中针对脊柱
后凸的矫正练习，并佩戴脊柱后凸
GBW 支具矫形（见图 9-71）。

就诊后给该患儿培训了施罗斯
体操矫形，要求每天在家必须坚持
练习 1 小时。2020 年 10 月复查，
脱支具拍摄 X 线片检查显示，矢状

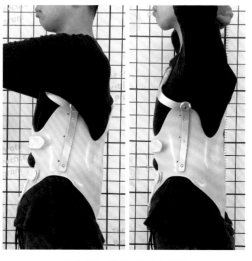

图 9-71　穿戴 GBW 支具照

面脊柱胸段后凸角度为41°，属于胸椎后凸正常范围，楔形变的椎体也恢复正常形状（见图9-72）。正位片上脊柱仍呈轻微的"S"形弯曲，胸弯和腰弯的Cobb角基本不变。体表检查身高173cm，坐高91.5cm，总身高增加6.5cm，坐高增加5.5cm，表明脊柱高度变化明显（见图9-73）；站立位姿势挺拔。家长反馈自患儿开始坚持体操锻炼，背痛现象没有再出现。目前，该患儿还在矫形治疗过程中，支具改为夜间佩戴。

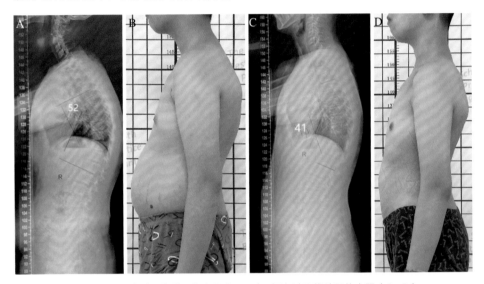

图9-72　初诊时X线片和体态照（A、B），复查时X线片和体态照（C、D）

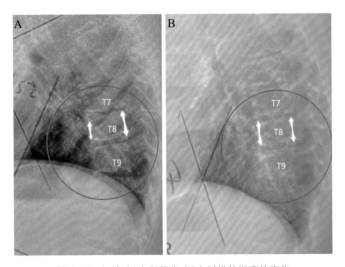

图9-73　初诊（A）和复查（B）时椎体发育的变化

第七节　全身性韧带松弛症脊柱侧弯案例

关节松弛症或全身性韧带松弛症（benigh joint hypermobility，BJHM）为常染色体显性遗传，女性多于男性，此类人群运动易造成韧带、关节脱位等损伤。目前，最常用 Beighton 诊断标准，评分 4 分或大于 4 分考虑关节松弛。

Beighton 评分：

（1）第 5 指掌指关节被动背伸＞ 90°（左、右各 1 分，见图 9-74）。

（2）拇指被动外展接触前臂（左、右各 1 分，见图 9-75）。

（3）肘关节过伸＞ 10°（左、右各 1 分，见图 9-76）。

（4）膝关节过伸＞ 10°（左、右各 1 分，见图 9-77）。

（5）膝关节伸直状态下，双侧手掌接触地面（1 分，见图 9-78）。

（6）建议增加足部检测，扁平足居多（见图 9-79）。

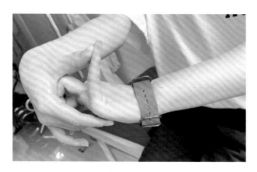

图 9-74　第 5 指掌指关节过伸

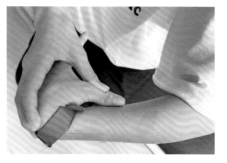

图 9-75　拇指关节过伸

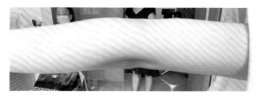

图 9-76　肘关节过伸

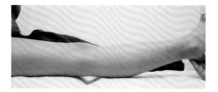

图 9-77　膝关节过伸

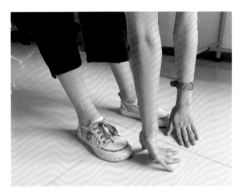

图 9-78　手掌触地

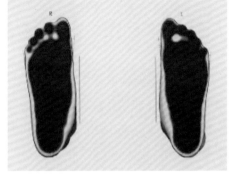

图 9-79　足底检查

案例 24

患儿，女，2007 年出生，2019 年 7 月到某脊柱侧弯矫正中心就诊，骨龄 Risser 征为 3 级，月经初潮后 4 个月。检查 Beighton 评分 9 分（最高分），韧带非常松弛。X 线片检查显示腰主弯，腰部 Cobb 角为 41°，ATR 角度为 15°；体表检查，站立位可见骨盆向右突出，左右腰部曲线有明显的不对称（见图 9-80）。

从评估情况来看，该患儿的侧弯度数较大，体表畸形明显、侧弯持续加重的风险非常高。患儿当时还处在生长发育期，也是矫形的良好时机。根据建议，给患儿配制 GBW 支具，同时练习施罗斯体操联合治疗。穿戴支具拍摄 X 线片，显示腰段 Cobb 角为 -20°（见图 9-81），远超过了 -10° 的过矫范围。考虑患儿有韧带松弛症，结合支具内的侧弯度数，略微减轻支具的矫形压力，支具穿戴时间为 12 小时，每 3 个月复查。

经过半年联合治疗，脱支具拍摄 X 线片显示腰部 Cobb 角减至 8°，ATR 角度回到正常范围，体表对称（图 9-82），脊柱力线平衡，远离了手术治疗的范围。

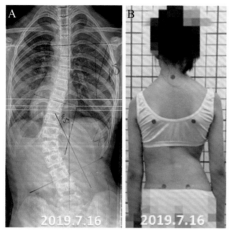

图 9-80　初诊 X 线片（A）和后背体表照（B）

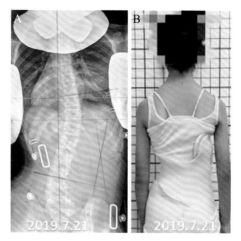

图 9-81　支具内 X 线片（A）和穿戴支具照（B）

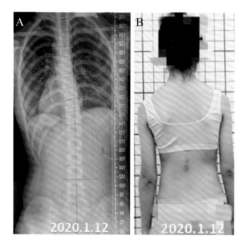

图 9-82　半年后复查 X 线片（A）和后背体表照（B）

（王佳齐　南晓峰）

参考文献

南小峰，谢华，王佳齐．德国施罗斯矫形体系治疗脊柱侧弯．杭州：浙江工商大学出版社，
　　2019.

南小峰，赵立伟，王佳齐．脊柱侧弯保守治疗 100 例．杭州：浙江工商大学出版社，2021.

第十章 动物实验及临床治疗研究进展

第一节　脊柱侧弯动物实验研究进展

脊柱侧弯病因和病机尚不清楚，由于动物自发出现脊柱侧弯的情况比较罕见，因此脊柱侧弯动物模型的建立和发展需要付出很大的努力。鉴于脊柱侧弯畸形发病的广泛性、严重性和诊疗的迫切性，国内外众多学者对其展开了基础研究，包括病理学、动物学、组织细胞学、解剖学、影像学等，积极寻找脊柱侧弯畸形的发病原因。目前，脊柱侧弯的病因尚不明确，研究者也提出了相应的假说，其中有：①肌肉骨骼假说，主要是从椎旁肌生长失衡的角度来阐述脊柱侧弯的病因；②生物力学因素假说，主要源于脊柱负载不平衡导致负荷过多的一侧塌陷；③中枢神经系统假说，主要源于脊柱侧弯常常合并前庭神经功能障碍，对称性水平或侧弯凝视麻痹的患者并发脊柱侧弯的比率非常高，合并颈髓空洞症与脊柱侧弯之间存在明显正相关；④内分泌系统假说，主要是生长激素、褪黑素、5-羟色胺、钙调节蛋白等可能与脊柱侧弯的发生呈正相关。遗传因素中，脊柱侧弯的遗传方式可能为常染色体、性连锁或多因素等。

脊柱侧弯的发病因素包括站立及双足行走、神经源性损伤、神经内分泌调节功能异常、椎旁肌功能异常等。建立动物模型是脊柱侧弯研究的常用方法。脊柱侧弯动物模型的匮乏限制了对脊柱侧弯的病理研究，因为绝大多数实验动物较难发生脊柱侧弯。小鼠、兔、猴等为四足动物，它们的脊柱结构和身体重心与人类有本质的不同。人类为直立行走，而啮齿类动物多为四足行走。实验性直立行走将严重压迫脊柱，导致脊柱畸形，因此被用于研究脊柱侧弯的动物应当与人类具有相似的运动生物力学。既往学者们为创建理想的动物模型付出了巨大努力，包括对四足类（鼠类、山羊、狗、兔、猪）、双足类（灵长类）、伪双足类（鸡）等动物进行了广泛的实验。

一、肌肉骨骼因素致脊柱侧弯的实验研究

竖脊肌干预是制备脊柱侧弯动物模型的常用方法。其中，竖脊肌切除和竖脊肌电刺激为主要干预方法。采用竖脊肌切除法，以兔为模型可成功诱发脊柱侧弯。通过切除脊柱一侧竖脊肌，所有的模型动物均形成凸向未手术侧的侧弯曲线。进一步采用大鼠和小鼠建模，通过不对称性破坏双侧竖脊肌，同时促进主动运动锻炼残余肌肉，加剧脊柱两侧肌力失衡，在四足动物中成功诱发侧弯。竖脊肌切除脊柱侧弯模型的成功构建，揭示了脊柱两侧肌力失衡对脊柱侧弯的病因学意义。但该模型与临床脊柱侧弯病例的生理解剖状态差别太大，其研究的意义受到限制。竖脊肌电刺激则避免了该问题，竖脊肌电刺激大鼠模型是在大鼠右侧竖脊肌内植入电极，每天给予规律电刺激，结果诱发凸向未电刺激侧的脊柱侧弯，竖脊肌电刺激侧弯大鼠的成功建模，说明通过电刺激改变两侧竖脊肌平衡，可能改变侧弯进程。干预因素作用于骨骼系统主要通过脊柱栓系、肋骨切断及椎体骺板损伤来实现脊柱侧弯。通过栓系生长期动物脊柱的棘突，同时烧灼椎板阻滞后柱生长，首次获得了进展性的结构性前凸畸形。Kallemeier 等和顾耀明等分别对兔通过栓系肩胛骨到对侧骨盆建模，经过一段时间观察后，均获得了恒定的结构性脊柱侧弯模型。该模型既模拟了脊柱侧弯的三维畸形，又没有破坏脊柱正常解剖结构，为脊柱侧弯的进一步研究提供了较好的动物模型。Carpintero 等通过栓系幼兔上段脊柱横突、棘突，结果诱发所有动物凸向手术对侧的进展性侧弯，处死动物进行解剖学分析，模型动物所形成的脊柱侧弯与人类脊柱侧弯极其相似。但栓系造成的肌力失衡可能并非脊柱力学失稳的原因，以栓系导致脊柱生长过程中同侧骺板受到侵害性压应力，造成椎体生长不平衡来解释，可能更为合理。Deguchi 等为了探讨肋骨平衡对脊柱侧弯发生的影响，采用小鸡模型，通过单侧肋骨切除法成功诱发脊柱侧弯。实验组 70 只小鸡分别接受肋骨横断和肋骨切除，根据肋骨切除数量和小鸡年龄，术后连续 X 线跟踪摄像 20 周。

肋骨横断组因肋不连愈合，未出现侧弯；但肋骨切除组成功诱发了脊柱侧弯。实验发现，其出现脊柱侧弯的严重程度与切除肋骨数量、受术小鸡年幼程度呈正相关。分析认为，导致侧弯的主要原因是肋骨对脊柱作用力的对称性破坏，导致脊柱冠状面力学失衡。依据 Hueter-Volkmann 理论，单侧骺板受到压力过大，骺板生长将受到抑制。Coillardn 等用小猪建模，于椎体右侧用松质骨螺钉和加压钢板固定相邻椎体，造成骺板生长受到抑制，结果成功诱发出脊柱侧弯。

二、神经损伤与脊柱侧弯的实验研究

脑干神经核团起到调节肌力平衡、姿势等作用。为了探讨脊柱侧弯的发生是否可通过损伤脑干来实现，Yamada 等通过破坏大鼠脑干、丘脑后部等节段的平衡控制中枢，成功地复制了脊柱侧弯的动物模型，为从神经肌肉调控角度探索脊柱侧弯的病因提供了有力的证据。Barrios 等用大鼠建模，实验组60 只大鼠，通过破坏上丘、外侧前庭神经核进行研究；结果，44 只大鼠表现为脊柱后凸的脊柱侧弯畸形。用肌电图检测脊柱侧弯大鼠的椎旁肌，发现双侧竖脊肌存在电位差异，两侧肌力不平衡，且凸侧肌力活动较强。研究表明，脑干神经核团受损，产生姿势调节功能障碍，可能是诱发人类脊柱侧弯的病因。但由于被破坏脑干核团缺乏定位精确性，所以该动物模型难以广泛应用于基础研究。Pincott 等用短尾猴建模，通过脊髓内注射脊髓灰质炎疫苗，造成特定节段性脊髓损害，来观察脊柱侧弯的产生情况。分析数据表明，形成脊柱侧弯的动物，脊髓损害位于侧弯凸侧，特别是脊髓后角和 Clarke's 柱所在的本体感觉区。Barrios 等通过破坏实验兔单侧脊髓背侧柱和后角进行研究。32 只受术兔中，17 只发生脊柱侧弯，对其中 10 只脊柱侧弯兔进行电生理研究发现其肌电图、紧张 - 振动反射均表现异常，这提示脊柱侧弯兔本体感觉缺失。Chuma 等用小猎犬建模，向小猎犬小脑延髓池注射白陶土，产生蛛网膜炎，造成脑水肿和脊髓空洞症。结果显示有 3 只动物成功诱发脊柱侧弯，进一步说明中枢神经系统失常可能是发生脊柱侧弯的因素之一。兔、犬和猴脊髓损伤侧弯模型的建立，说明在不同水平破坏脊髓或神经的本体感觉冲动传入系统能够影响躯体肌肉平衡，可诱发脊柱侧弯。周围神经根的切断也能造成脊柱侧弯。Pincott 等用 23 只短尾猴建模，对对照组（6 只）实行椎板切除，对实验组短尾猴则分别行单一硬膜内脊神经背根感觉支切除术、连续 2 个硬膜内脊神经背根切除术、连续切断 3 个脊神经背根（含 L_1）。实验表明，脊柱侧弯的发生与脊神经背根切除数量呈正比。单节段神经根切除所造成的肌力失衡，可通过邻近相应节段的神经肌肉代偿，因此脊柱侧弯的发生率会下降。该实验发现，短尾猴 L_1 脊神经根背根感觉支切除，有明显引起脊柱侧弯的趋势。Suk 等用幼年兔建模，并观察了双侧椎板切除合并脊神经后根切除、双侧椎板切除合并脊神经前根切除、双侧椎板切除合并脊神经前后根切除的不同表现。研究表明，双侧椎板切除合并脊神经前根切除、双侧椎板切除合并脊神经前后根切除发生脊柱侧弯 2 周后，弯曲不再进展；而双侧椎板切除合并脊神经后根切除发生侧弯 2 周后，弯曲继续进展，显示侧弯凸侧均为神经根切断侧，切除神经根的数量越多，侧弯发生的可能性越大且越严重。实验进一步说明，不仅脊神经前根受损可发生脊柱侧弯，脊神经后根受损也可诱发脊柱侧弯，且弯曲呈进展性。

三、松果体 – 褪黑素在脊柱侧弯中的作用

在过去的几十年里，自松果体切除术导致褪黑素缺乏的动物中出现"特发性"脊柱侧弯报道以来，研究者对脊柱侧弯的兴趣越来越浓厚，褪黑素缺乏和褪黑素信号通路功能障碍也受到了极大的关注。松果体是具有活跃功能的内分泌器官，近年来颇受人们关注，其生理生化在儿童及青春期尤为活跃，是神经内分泌 – 生殖轴的重要组成部分。松果体的内分泌活动与性腺功能有关。近代的基础实验研究发现，松果体可产生多种神经递质，如褪黑素、去甲肾上腺素、5- 羟色胺、组胺及多种多肽类神经调控因子，这些递质之间同样存在密切的关系。褪黑素是松果腺的主要分泌产物，是色氨酸的一种代谢物。松果腺细胞从全身循环中吸收色氨酸。5- 羟色胺是色氨酸与褪黑素之间的一种中间产物。松果腺中的 5- 羟色胺浓度超过机体中任何其他器官或核团。研究发现，松果体切除后的鸡常常出现脊柱侧弯，该现象可能是褪黑素减少造成的。在特发性脊柱侧弯青少年的试验研究中，褪黑素也有类似表现，以此推测松果体切除以及褪黑素缺乏在侧弯形成中具有重要的作用。Machida

等创新性地构建了松果体切除鸡的脊柱侧弯模型，实验分成 3 组，包括松果体切除组、松果体切除后肌肉内回植包埋组、对照组。术后 2 周，松果体切除组开始逐渐出现脊柱侧弯，并在随后 5～6 周内缓慢进展，胸段脊柱在术后3 个月形成明显的侧弯、前凸和旋转畸形；但松果体切除后肌肉内回植组仅10% 的动物出现侧弯，脊柱侧弯鸡组织学观察未发现任何病理学改变，但刺激其腓神经，冲动传导至皮层的体感诱发电位较正常对照组明显延迟。松果体切除鸡脊柱侧弯模型的成功建立，提示中枢神经系统或神经内分泌系统功能异常可能是脊柱侧弯的病因之一。松果体切除鸡脊柱侧弯模型在制备过程中保留了脊柱的正常生理状态，同时发生畸形的脊柱与人类脊柱侧弯具有良好的相似性——侧弯、前凸畸形、顶椎旋转畸形及楔形变，较好地模拟了人类脊柱侧弯。为确定松果体切除是否能够在其他动物中诱发脊柱侧弯，以及明确脊柱直立状态对侧弯形成的意义，Machida 等又创建了双足鼠松果体摘除动物模型。实验分别对 10 只双足鼠和四足鼠实施了松果体摘除，结果仅双足鼠出现脊柱侧弯，而四足鼠无一形成侧弯。双足鼠松果体摘除脊柱侧弯动物模型的成功建立，使人们认识到松果体摘除可能适用于诱发其他多种动物脊柱侧弯，这说明松果体的神经内分泌功能异常导致褪黑素分泌不足，可能是人类脊柱侧弯的病因之一。实验同时揭示了脊柱直立姿势对侧弯形成的重要意义，直立姿势下脊柱纵向传导的压应力是脊柱侧弯形成和进展的必要条件。为明确松果体摘除和褪黑素对人类脊柱侧弯的病因学意义，Cheung 等构建了恒河猴松果体摘除动物模型，实验组 18 只，其中 11 只造模成功，X 线摄像观察 28 个月，观察发现实验组恒河猴松果体摘除动物模型即使血清褪黑素水平降为 0，也未出现脊柱侧弯。恒河猴松果体摘除动物模型的成功构建，最终证实灵长类动物脊柱侧弯的形成机制与松果体和褪黑素可能无关。2009 年，我国学者通过腹腔注射 Luzindole，成功建立双足大鼠脊柱侧弯模型。研究发现，在光照下腹腔注射 Luzindole，双足大鼠脊柱侧弯的发病率在早期可能增加，但是脊柱侧弯发生的情况是可逆的。

四、脊柱侧弯先天致畸实验研究

动物胚胎时期给予施加某种药物或在低氧条件下受孕等，均可诱发脊柱侧弯形成。Fishchenko 等在妊娠大鼠饲料中添加 6- 巯基嘌呤，以缺乏维生素 E 的饲料喂养妊娠大鼠，新生鼠均出现相当比例的先天性脊柱侧弯，合并椎体、椎间盘等器官及椎管的广泛病变。Rivard 等采用妊娠小鼠模型研究低氧暴露的致畸效果，发现在妊娠不同时期实施低氧暴露，可诱发不同脊柱水平侧弯畸形，致畸幼鼠从出生到成熟的脊柱形态畸形演变均与人类相似，然而先天致畸动物多伴有多脏器畸形，不符合人类脊柱侧弯的病理生理特征。

五、脊柱侧弯基础研究的意义

动物基础研究虽为脊柱侧弯的研究作出了极大的贡献，各类动物模型在很大程度上模拟了人类脊柱侧弯的特征，但人类特有的姿势所形成的脊柱生物力学因素以及脊柱侧弯发生的多因素性无法用实验动物完全模拟，现有的基础动物模型仍与临床脊柱侧弯存在较大差异。因此，通过动物实验所得出的结论不能完全阐释临床脊柱侧弯，但不能否认的是动物造模研究为我们进一步认识脊柱侧弯的病因以及假说的验证作出了巨大贡献。

（程瑞动）

第二节　脊柱侧弯临床治疗研究进展

对于脊柱侧弯患者，如果治疗不当，会导致躯干、背部和胸部严重畸形，破坏身体的正常生物力学特性，损害肺功能，从而降低身体活动能力、工作能力和生活质量。由于手术治疗过程较复杂，手术耗费较高，且并发症较多，所以对于轻度和中度脊柱侧弯患者，通常首选保守治疗以达到稳定畸形和提高患者生活质量的目的。目前，针对青少年特发性脊柱侧弯（adolescent idiopathic scoliosis, AIS），根据 Risser 征和 Cobb 角度不同，选择不同的治疗方式。①保守治疗：若 Risser 征＜ 3 级，且 Cobb 角度＜ 25°，或者 Risser 征为 4 或 5 级，但未达到手术标准，则应以运动疗法为主；如脊柱具备一定的生长能力（Risser 征＜ 3 级），Cobb 角度在 25°～ 40°，则采用密尔沃基脊柱侧弯支具（Milwaukee 支具）或波士顿支具（Boston 支具），并配合运动疗法等治疗手段（直到整个脊柱生长停止和 Risser 征 4 级以上，才可去掉支具）。②手术治疗：若 Cobb 角度＞ 40°，支具治疗条件下脊柱侧弯 Cobb 角度仍每年加重 6°以上，或胸腰段、腰段侧弯 Cobb 角度＞ 35°，可以考虑手术治疗。

一、运动治疗研究进展

特发性脊柱侧弯的发病机制复杂，保守治疗通常需要综合多种治疗方法。通常情况下，保守治疗首选运动疗法。运动疗法治疗 AIS 的理论依据是，根据骨骺压力法则（Hueter-Volkmann 定律）逆转脊柱的受力状态，矫正脊柱不对称，并根据大脑可塑性理论，通过运动疗法促进神经肌肉的激活，刺激本体感受器，恢复大脑对脊柱的调控，增加脊柱稳定性，达到矫正脊柱畸形、维持脊柱稳定的目的。脊柱侧弯特定运动疗法（physiotherapeutic scoliosis specific exercise，PSSE）是国际脊柱侧弯矫形和康复治疗学会（SOSORT）于 2016 年发布的指南中推荐的脊柱侧弯非手术治疗方案。PSSE 强调医疗团队协作和根据患者脊柱侧弯具体情况制定个体化方案，并教育患者在日常生活活动中进行自我矫正，将脊柱侧弯的"恶性循环"转换为"良性循环"。每种方法都要遵循 SOSORT 指南的原则。PSSE 理疗方法以科学证据为基础，并为每个患者量身定制适用于个体的治疗方法。SOSORT 指南将 3D 自矫正列在第一位。3D 自矫正可以定义为使患者的脊柱在三个空间平面中尽可能达到最佳对齐。

SOSORT 强调，针对 AIS 的治疗，相比于非特异性物理治疗，PSSE 物理治疗的不同之处在于，其目标是三维姿态的自我矫正、矫正姿势的稳定、患者的教育以及把矫正姿势融入日常活动中。PSSE 物理治疗的频率从每周 2 天到 7 天不等，这取决于所使用技术的复杂性、患者的需求以及他们是否能够严格遵守医嘱。如果患者配合程度高，可以每周进行 2 ～ 4 次门诊治疗。通常情况下，PSSE 物理治疗只由受过专业培训的治疗师进行，因为具体的功能锻炼方法是根据每位患者脊柱侧弯的类型和严重程度来选择的，而锻炼本身的性质取决于所采用的方法。

SOSORT 推荐的最知名的 PSSE 物理治疗如下。

1. 德国施罗斯法

德国施罗斯（Schroth）方法是科学文献报道中使用和研究最广泛的方法之一。它的成功归于其专有的施罗斯（Schroth）旋转成角呼吸（RAB）技术。

这是基于施罗斯脊柱侧弯分类系统，侧重于模式特异性体位矫正的一种立体脊柱侧弯治疗方法。患者利用姿势镜的视觉反馈作用，可以在矫正错误动作的同时感知姿势的变化。施罗斯法有 5 个原则：自伸长（扭转）、偏转、旋转、旋转呼吸和稳定。Pugacheva 采用施罗斯法对 21 例 AIS 患者进行为期 6 周的运动训练，发现治疗后患者椎旁肌肉肌力及脊柱稳定性均有显著改善。Kuru 等将 45 例 AIS 患者随机分为施罗斯三维训练组、家庭康复组和对照组，分别在治疗前和治疗第 6 周、第 12 周、第 24 周，测量患者的 Cobb 角、轴向躯干旋转角（angle of trunk rotation，ATR）及脊柱驼峰高度，并评估腰部不对称情况，结果发现治疗后 3 组患者 Cobb 角和轴向躯干旋转角均有改善，其中施罗斯三维训练组改善最为显著，且仅施罗斯三维训练组患者的驼背及腰部不对称情况有改善。Schreiber 等研究发现，相较于单纯采用标准治疗，采用施罗斯法联合标准治疗矫治 AIS 的 Cobb 角减小更明显，并且发现即使 Cobb 角改善＜5°，患者的背部症状也会有所缓解；同时认为施罗斯法联合标准治疗矫正脊柱侧弯的效果优于单纯标准治疗，并且施罗斯法的优势在于恢复躯体平衡能力及缓解症状，标准治疗的优势在于减缓侧弯进展。Kwan 等研究发现，相较于单纯佩戴支具，佩戴支具联合施罗斯法治疗 AIS 在改善 Cobb 角、矫正躯干移位、恢复轴向躯干旋转角方面均较有优势。但施罗斯法训练非常复杂，患者需在治疗师指导下进行，首次治疗一般要住院强化训练，出院后继续进行居家康复训练。

2. 法国里昂训练法

里昂（Lyon）训练法包括脊柱三维活动、髂腰椎角活动（腰椎侧弯）、患者教育和日常生活活动（包括坐姿的矫正）。里昂训练法的基础是在运动过程中避免脊椎伸展，通过腰椎前凸来增强胸区后凸，以及矫正额面、节段活动、核心稳定、本体感觉、平衡和稳定。Mauroy 对 136 例 Cobb 角＞40°的 AIS 患者采用里昂训练法治疗 2 年后，脊柱侧弯改善＞5°的有 61 例（45%），侧弯稳定的有 27 例（20%），侧弯加重＞5°的有 48 例（35%），结论认为即使患者 Cobb 角＞40°，里昂训练法也仍可有效阻止脊柱侧弯进展。

3. 脊柱侧弯的科学锻炼方法

脊柱侧弯的科学锻炼方法（scientific exercise approach to scoliosis，

SEAS）是一个个体化的治疗计划。它以自我矫正和稳定为基础。对于快速生长期的中低程度的脊柱侧弯，通过单独使用 SEAS 可以减少矫形器的使用；对于快速生长期的中高程度的脊柱侧弯，通过联合使用 SEAS 与矫形器，可以减缓甚至逆转脊柱侧弯的进展；对于成年脊柱侧弯患者，SEAS 有助于稳定脊柱，减少伤残的发生。SEAS 有以下两个主要目标（按重要性排序）：①改善脊柱的主要功能，即保持脊柱的稳定性；②改善受损的肌肉力量、促进肌肉收缩能力和运动协调能力的恢复。Zaina 等进行了两组回顾性对照研究，将 56 位 AIS 患者分成两组，一组患者（Cobb 角平均 22°，Risser 征为 0～3 级）每天接受 SpineCor 支具治疗 20 小时，另一组患者（Cobb 角平均 20°，Risser 征为 0～3 级）每天仅接受 SEAS 训练，18 个月后评估两组患者治疗前后的 Cobb 角和临床症状变化。结果显示，SEAS 训练组 Cobb 角改善（＞5°）的比例比支具组高 14.3%，而病情恶化的比例比支具组低 7.1%。另一项针对 103 位患者的研究结果显示，在改善 Cobb 角方面，SpineCor 支具比 SPORT 支具更有效。

4. 巴塞罗那脊柱侧弯物理疗法学校方法

巴塞罗那脊柱侧弯物理疗法学校方法（barcelona scoliosis physical therapy school，BSPTS）基于最初的施罗斯方法，其概念基于 4 个一般原则：3D 姿势矫正，扩张 / 收缩技术，肌肉张力稳定，整合。矫正的原则遵循全身姿势对齐，利用肌肉激活的 3D 处理，将躯干环绕扩张，将躯干凹陷处打开，强化躯干的肌肉力量，并将正确的动作模式融入日常生活中，使患者能够在日常生活中保持良好姿态，移除不对称的负荷，非常强调呼吸与肌力训练。Jelacic 等研究发现，采用 BSPTS 治疗 4 周后，脊柱侧弯患者躯干侧移及旋转均有改善，认为 BSPTS 能在短期内改善背部不对称、脊柱侧移及旋转。Zapata 等发现，采用 BSPTS 治疗脊柱侧弯可改善 Cobb 角，提高患者的运动能力和脊柱灵活性。

5. DoboMed 方法

DoboMed 方法是一种基于特发性脊柱侧弯病理机制的 3D 自动矫正生物力学方法，其基本技术是主动 3D 矫正，侧重于加深胸椎后凸，在封闭的运动链中进行，在对称定位的骨盆和肩带上发展，然后主动稳定矫正的位置并作为姿势习惯。它还包括施罗斯的旋转角呼吸练习，因此其可以同时解决脊柱畸形和呼吸功能障碍的问题。DoboMed 方法使用自己的脊柱侧弯分类方法，患者个性化的治疗方法主要取决于主要和次要曲线的数量，以及这些曲线的位置。其目标是稳定和矫正畸形，并减小侧弯曲率，或者防止曲率进展，同时改善患者的呼吸功能。Durmala 等用 Cheneau 支具联合 DoboMed 法治疗 25 例胸椎侧弯的女性 AIS 患者；治疗后，56% 的患者脊柱侧弯稳定。Fabian 等将 49 例 14～15 岁、Cobb 角在 20°～40° 的女性 AIS 患者分为 Dobomed 组和对称矫正训练组，结果显示 Dobomed 组最大通气量、腹肌肌力和运动耐受性的改善情况均优于对称矫正训练组。

6. 脊柱侧弯功能个性化治疗法

脊柱侧弯功能个性化治疗（FITS）法是指脊柱侧弯的功能独立治疗，是一种复杂、非对称、个性化的脊柱侧弯治疗方法，它在本质上基于许多其他治疗方法的改良。它包括两个阶段：肌筋膜限制的发现和消除，以及日常活动中一系列新的矫正姿势模式的构建。Bialek 等采用 FITS 法治疗 41 例 AIS 患者，平均随访 4.8 年，Cobb 角从治疗前的 $18.0°±5.4°$ 减小至 $12.5°±6.3°$，轴向躯干旋转角从治疗前的 $4.7°±2.9°$ 减小至 $3.2°±2.5°$，因此认为 FITS 可有效矫治早期 AIS。

7. 侧移（side-shift）法

侧移（side-shift）法基于密集的躯干弯曲训练。这是一种主动的自动矫正训练，治疗师将患者的躯干侧向骨盆上方，方向与主弯曲的凸度相反。Lee 将 28 例脊柱侧弯患者随机分为侧移组和躯干稳定运动组，前者采用特制的侧移运动椅进行侧移运动训练，后者进行躯干稳定运动训练；训练 8 周后，两组患者 Cobb 角及脊旁肌肌力均有显著改善，且侧移运动椅便于在工作或学习期间使用，更易被训练时间缺乏的学生患者所接受。

尽管以上这些流派都已经分别发展出单独的脊柱侧弯治疗方法，并且已经应用了几十年，也有很多研究报道它们有一定的治疗效果，但学术界对于 PSSE 物理疗法和非特异性物理疗法在 AIS 治疗中的科学有效性仍然存在争议。Cochrane 系统评论指出，2012 年之前发表的科学文献并没有提供强有力的证据支持物理疗法治疗 AIS 的有效性，但随后的文献证实物理疗法有助于减小脊柱侧弯 Cobb 角，提高患者生活质量。然而，由于 PSSE 物理治疗的复杂性和研究的局限性，关于其治疗的有效性很难得出结论，许多作者强调缺乏高质量的关于物理治疗对脊柱侧弯有效性的研究。

PSSE 物理治疗的有效性和科学性取决于其应用的方法。在过去的 10 年间，文献主要关注施罗斯法和 SEAS，对 BSPTS 的关注较少，对 DoboMed 法、侧移法和 FITS 方法的关注也很少。一些已发表的综述没有区分所使用的方法，无论使用哪种方法，都是在 PSSE 物理治疗背景下得出的结果。Thompson 等进行的一项 meta 分析显示，PSSE 物理治疗可显著减小 Cobb 角；然而，他们所审查的许多研究存在很高的偏倚风险，研究质量较低。其他作者对 PSSE 物理治疗效果进行的荟萃分析未能产生可靠的结果，因为所调查的研究具有高度的异质性。

传统上，PSSE 物理治疗方法的有效性通过 Cobb 角和轴向躯干旋转角两个主要指标来衡量。Park 等观察到，施罗斯法治疗持续的时间越长，效果越好；而 Burger 等注意到，该技术在短期研究中更有效。考虑到脊柱侧弯治疗计划平均持续 2～3 年，评估方法的长期有效性是很重要的。长期研究表明，SEAS、BSPTS 和施罗斯方法对 AIS 的治疗差异具有统计学意义。Negrini 等的一项研究表明，在 25 个月的治疗期间，试验组的 Cobb 角增加了 $1.70°\pm7.24°$（组间 $P < 0.05$）。Zapata 等在一项关于 BSPTS 的研究中指出，使用该疗法治疗 6 个月后，两组间的 Cobb 角差异并无统计学意义，而在治疗 1 年后，两组间的 Cobb 角差异才有显著的统计学意义，即该方法的有效性需在治疗 1 年后才能凸显。

关于施罗斯法有效性的一项研究显示，该疗法治疗的脊柱侧弯不仅没有进展，而且脊柱侧弯曲率在减小。在一项为期 18 个月的研究中，施罗斯组受试者的 Cobb 角减小了 17%，稳定性在 62%（上升了 21%）；然而，该研究的样本量较小（$n=48$）。Shah 等比较了施罗斯方法和 SEAS 方法，发现施罗斯方法组的效果明显优于 SEAS 方法组（$P < 0.001$），但该研究样本量较小（$n=30$），且只持续了 7 周。但这项研究的发现与 Burger 等观察到的结果一致，即施罗斯方法的效果通常在短期研究中更强。无论如何，都需要更详细的研究证据来支持施罗斯方法、SEAS 方法和 BSPTS 方法的有效性。

同行评议指出，现有文献中的证据不足以评估 PSSE 物理治疗方法对轴向躯干旋转角和患者生活质量的影响。Thompson 等的 Meta 分析显示，接受 PSSE 物理治疗的患者的轴向躯干旋转角平均降低 4.4°。然而，他们所纳入分析的研究有很高的偏倚风险。对近期临床试验的一项回顾分析表明，单独使用施罗斯方法可显著降低轴向躯干旋转角度数。然而，分析数据来自小样本和短期研究。在其他研究中，两组的轴向躯干旋转角没有显著差异。评价 PSSE 物理治疗对生活质量影响的研究表明，PSSE 对功能活动领域和心理健康领域均有积极影响。另外两项短期研究表明，在提高 SRS-22 总分或治疗满意度方面，施罗斯方法干预组比对照组更有效。但是，这些结论的正确性还需要更详细的研究来证实。

在已发表的综述中，较少有关于不同 PSSE 物理治疗方法之间的比较。Shah 等发现，施罗斯方法比 SEAS 方法在统计学上有显著优势；而 Nisser 等则研究发现 FED 比 FITS 更有优势。还有综述对 PSSE 物理治疗技术进行研究，目的是找出更好的治疗方法。根据该综述作者的说法，SEAS 和 DoboMed 方法不如施罗斯方法和侧移法，这是因为施罗斯方法和侧移法针对特定畸形和类型的脊柱侧弯进行方案开发。然而，这些结论并未基于具体的统计数据。作者引用了三项研究来支持其论点，但没有一项研究对这些方法进行相互比较或并行研究。此外，虽然 SEAS 方法没有单独的脊柱畸形分类，但其方案涉及每位患者积极的自我矫正和个体化的体育锻炼。因此，所发表的研究结果的有效性还有待确认，而要证明施罗斯方法比其他方法更有优势，还需要进行更多的调查和研究。

实际上，这些方法是相似的，他们都专注于以下三个方面应用矫正练习：①发展稳定和平衡；②呼吸练习；③姿势意识。虽然目前缺乏高质量的研究来支持 PSSE 物理疗法对 AIS 的治疗有效性，但已有证据表明 PSSE 物理疗法有助于稳定脊柱畸形，提高患者的生活质量。在上述方法中，施罗斯方法是研究最广泛并被证明是有效的。而 SEAS 方法和 BSPTS 方法均能有效稳定甚至减小脊柱侧弯的 Cobb 角。支持其他方法有效性的数据非常有限。只有施罗斯方法显著降低了躯干旋转角度，而 SEAS 和施罗斯方法都显著提高了生活质量指标。无论如何，现有的证据不足以证明某种特定的物理治疗技术比其他技术有优势。

二、支具治疗研究进展

国际脊柱侧弯研究学会（SRS）推荐的支具治疗适应证如下：①年龄＞10岁；②Cobb角在25°～40°；③Risser征＜3级；④患者未接受过脊柱侧弯矫正治疗；⑤女性在月经初潮后1年内。国际脊柱侧弯矫形和康复治疗学会（SOSORT）制定的《脊柱侧弯非手术治疗适应证（指南）》推荐，在物理治疗与系统性康复治疗的基础上增加支具治疗的情况，包括：①未发育成熟的儿童，Cobb角＞25°；②儿童和青少年，Risser征0～3级，脊柱侧弯进展预期＞60%；③儿童和青少年，Risser征4级，Cobb角＞35°；④对于青少年和成年人，脊柱侧弯合并慢性疼痛且佩戴支具有缓解作用。

AIS治疗的基本策略是早发现、早治疗。对于有支具治疗适应证的患者，尽早使用支具能够控制侧弯病情的进展，一定程度上可以避免手术治疗。人的生长阶段有2个生长高峰，第2个生长高峰在9～16岁，且可分为生长加速期和生长减速期。研究表明，在第2个生长高峰的生长加速期，使用支具治疗AIS，能够获得较好的矫正效果。但支具治疗是一个长期的过程，需要医患相互配合才能取得成功。特别是，在支具治疗的基础上配合应用运动疗法、脊柱整复疗法等，疗效会更显著。

三、运动疗法联合支具治疗

虽然支具治疗并不能降低AIS患者的手术率，但支具治疗结合运动疗法能改善脊柱侧弯度数，提高患者生活质量。Negrin等对符合美国科学研究学会标准的73位AIS患者进行前瞻性队列研究，结果提示52.3%的患者在Cobb角改善上取得了满意的效果，他们认为使用支具治疗结合运动疗法比目前文献中提到的疗效更好。Wnuk等的一项个案报道指出，综合运用运动疗法、支具治疗和家庭自我训练，患者的呼吸功能、脊柱侧弯和旋转情况得到改善。虽然仅有少量证据证明运动疗法结合支具治疗的效果比单独支具治疗（脊柱侧弯和旋转改善程度、呼吸功能改善情况）更好，但是运动疗法在提高患者生活质量和心理美感方面的积极作用，是支具治疗无法替代的。

四、脊柱侧弯的手术治疗

脊柱侧弯手术治疗的目的是防止侧弯进展，最大限度地永久矫正畸形，改善外观，并将短期和长期并发症的发生率降至最低，但还需要考虑年龄、曲线进展和症状（如肺损伤）等其他重要因素。青少年可能会选择推迟至成年再手术，而成年后往往又面临曲线不够灵活，从而导致并发症发生率较高的问题。手术治疗指征：一般情况下，弯曲大于45°的应进行手术治疗。研究发现，曲线大于50°的，即使在达到完全成熟后仍会继续进展。Edgar等采用非手术方法治疗胸弯在50°～75°、Risser征4～5级的患者，随访40年后发现胸弯在此期间平均增加了29.4°。当符合手术指征时，不应该等待曲线继续进展，因为随着曲度增加，手术治疗难度也会相应增加，且并发症的发生率也会增加，并导致术中出血量增加。

1. 融合手术

后路内固定融合手术：Paul Harrington首次将器械用于脊柱侧弯的外科治疗。Harington试图通过使用金属拉杆拉直凹面脊柱来矫正侧弯。第二代仪器系统由Cotrel和Dobousett开发，他们试图通过旋转控制杆来实现矫正。当今先进技术发展，脊柱可以通过椎弓根螺钉或混合系统紧紧地固定在椎棒上。Suk将椎弓根螺钉用于畸形的外科治疗，使曲线从平均51°降低到16°（矫正率为69%）。Asher等报道，他们应用钩和椎弓根螺钉的混合系统，使矫正率达到63%。Cheng等比较了钩和经椎弓根螺钉，报告两种系统在矫正率方面没有差异。

前路内固定融合手术：前路手术可以作为首选，因为它可以在脊柱侧弯的胸腰椎和腰椎区域以较短的融合水平实现矫正。在引入视频胸腔镜手术后，患者术后疼痛和瘢痕形成减少。Potter比较了前路内固定手术和后路内固定融合手术对胸部弯曲的影响，并报道后路的矫正效果比前路更好。Hee等报道，在青少年特发性脊柱侧弯患者矫形中，前路内固定与椎弓根螺钉在冠状面上没有差异。

确定融合级别：

（1）主胸弯（Lenke 1型）：是最常见的曲线类型。在主胸区有一个大弯。

近胸端（PT）区和腰胸（LT/L）区弯曲较小，且为非结构性。这种类型的所有曲线都可以通过后路内固定和融合治疗。T_3、T_4 或 T_5 将固定为上椎体，而下椎体(LIV) 主要取决于腰椎修正器。腰椎修正器 A 患者的下固定椎体（LIV）应该是骶中央垂线（CSVL）在 TL/L 区域相交的椎体。这通常是在 MT 的下端椎骨（LEV）下一个节段。同样的方法也适用于 1B 曲线的患者。Lenke 建议，使用曲线修正器 B 的患者由于曲线的腰尖偏移，所以应在 LIV 中保留一些残留倾斜。对于有 1C 修正曲线的患者，建议下行至稳定椎体（SV），应该是 T_{11} 或 T_{12}。在确定融合的最低水平时，也应考虑矢状面平衡。应确保融合处也包含交界性后凸，以维持矢状面平衡。对 1C 曲线的患者进行选择性胸椎融合术有助于保持患者的腰椎活动范围。

（2）双胸弯（Lenke 2 型）：近胸端（PT）曲线和主胸（MT）曲线为结构曲线。然而，腰胸曲线是非结构性的。一方面，上固定椎（UIV）应为 T_2 或 T_3。另一方面，应根据 Lenke 1 型的应用程序选择 LIV，具体取决于腰椎修饰器。一个基本的规则是 PT 曲线中需要考虑保持肩部平衡。左肩通常比右肩高（右 MT，左 PT 曲线）。为了达到肩部平衡，需要在 PT 的凸侧施加压缩力，在 PT 的凹侧施加牵引。但对于右肩较高的 Lenke 2 型曲线，UIV 也应该是 T_2 或 T_3，尽管这种情况很少见到。矫正 MT 曲线时应实现肩部平衡。对于融合水平从 T_4 和 T_5 开始且融合中未包含 PT 的选定患者，当达到肩部平衡时，不得将左肩抬得过高。

（3）双主弯（Lenke 3 型）：主胸区有一个大弯，胸腰椎连接处有一条结构性弯。UIV 应该是 T_3，T_4 或 T_5，这取决于非结构性 PT 曲线，如 Lenke 1 型的肩膀不平衡。LIV 通常应该延伸到 L_3 或 L_4。如果 TL/L 曲线的顶点在 L_2 上或低于 L_2，L_3-L_4 椎间盘在 TL/L 曲面的凸面上是凸面或开放的，并且根据 Nash-Moe 分类，L_4 的旋转角度为 1° 或更大，则融合应延伸到 L_4。如果 TL/L 曲线的顶点在 L_1-L_2 上或高于 L_1-L_2，则 L_3-L_4 椎间盘在 TL/L 曲线的凸面上是中性的或闭合的，如果 L_4 的旋转角度为 1.5° 及以下，根据 Nash-Moe 分类，应选择 L_3 作为 LIV。3 型曲线通常有 C 形脊柱修正器。使用 A 和 B 脊柱修饰剂的曲线有广角 MT 曲线，这使得 TL/L 曲线在侧弯 X 线上具有结构性。

（4）三重主弯（Lenke 4 型）：由于近胸端（PT）、主胸（MT）和胸腰椎 /

腰椎（TL/L）曲线是结构性的，所以融合中应包含 3 个曲线。UIV 的选择应与 Lenke 2 型相同，LIV 的选择则应与 Lenke 3 型相同。融合水平通常在 T_2-T_3 和 L_3-L_4。

（5）胸腰弯/腰弯（Lenke 5 型）：主曲线位于胸腰椎连接处。近胸端（PT）和主胸段（MT）的弯曲是非结构性的。UIV 应该是 USV 之上一级或两级的椎骨，而低于 LSV 一级和两级的椎骨应选择 LIV。

（6）胸腰弯/腰弯–结构性主胸弯（Lenke 6 型）（腰弯＞胸弯＞ 10°）：近胸端的曲度是非结构性的，主胸区的曲线是结构性的。胸腰椎段/腰椎段的曲度大于主胸段的曲度。两种曲线都应包含在融合中。应根据适用于 Lenke 3 型曲线的原则确定手术界限。

2. 非融合手术

非融合手术是特发性脊柱侧弯时控制生长的另一种治疗选择。在曲线的凸侧采用固定或非固定的骺面融合可以避免曲线恶化。Betz 等指出，阻止脊柱前面的生长也可以防止青少年特发性脊柱侧弯的发展；而 Marks 则认为，仅阻止婴儿脊柱侧弯的前后生长并不能阻止畸形的发展。在年轻时接受融合手术后，身体仍然比四肢短。矮小的身体阻碍了肺部的发育。已经开发的有些技术既能矫正现有的曲线，又能促进脊柱生长。曲线的上部和下部可以通过 Akbarnia 开发的 Isula 双杆系统固定，连接到杆上，杆之间通过附加杆连接。在 6 个月的随访中延长控制棒。在达到完全生长后，用仪器完成融合。1993—2001 年，23 例患者接受了平均 6.6 次伸展手术，术前平均 82°的弯曲度降低到 38°，然后降低到 36°。

垂直可扩展假体钛肋骨（vertical expandable prosthetic titanium rib，VEPTR）被开发用于治疗由肋骨和曲线结合引起的胸廓功能不全综合征。楔形胸廓造口术后，通过 VEPTR 可以迅速矫正畸形。VEPTR 设备扩展时间为 4～6 个月。据报道，72 例患者，平均年龄为 3.2 岁，使用该装置治疗 5.7 年，肺活量增加，曲线度数由平均 72°降低到 49°。

（田　亮）

参考文献

顾耀明，李祁伟，周永德，等．实验性脊柱侧弯脊柱结构变化的观察．中华骨科杂志，1996, 16(6): 352-355.

贾惊宇．兔脊神经后支切断脊柱侧弯动物模型建立．武汉：华中科技大学, 2009.

梁菊萍，周璇，陈梅佳，等．特发性脊柱侧弯支具治疗研究进展．中国康复医学杂志，2018, 33(5): 604-610.

肖军，邱贵兴，吴志宏．实验性脊柱侧弯的研究进展．中华医学杂志, 2006, 86(19): 1361-1364.

Akbarnia BA, Marks DS, Boachie-Adjei O, et al. Dual growing rod technique for the treatment of progressive early-onset scoliosis: a multicenter study. Spine (Phila Pa 1976), 2005, 30(17 Suppl): S46-S57.

Asher M, Lai SM, Burton D, et al. Safety and efficacy of Isola instrumentation and arthrodesis for adolescent idiopathic scoliosis: two- to 12-year follow-up. Spine (Phila Pa 1976), 2004, 29(18): 2013-2023.

Barrios C, Pérez-Encinas C, Maruenda JI, et al. Significant ventilatory functional restriction in adolescents with mild or moderate scoliosis during maximal exercise tolerance test. Spine (Phila Pa 1976), 2005, 30(14): 1610-1615.

Barrios C, Tuñón MT, Engström W, et al. Paraspinal muscle pathology in experimental scoliosis. Arch Orthop Trauma Surg, 1989, 108(6): 342-345.

Berdishevsky H, Lebel VA, Bettany-Saltikov J, et al. Physiotherapy scoliosis-specific exercises—a comprehensive review of seven major schools. Scoliosis Spinal Disord, 2016, 11: 20.

Bettany-Saltikov J, Parent E, Romano M, et al. Physiotherapeutic scoliosis-specific exercises for adolescents with idiopathic scoliosis. Eur J Phys Rehabil Med, 2014, 50(1): 111-121.

Betz RR, Kim J, D'Andrea LP, et al. An innovative technique of vertebral body stapling for the treatment of patients with adolescent idiopathic scoliosis: a feasibility, safety, and utility study. Spine (Phila Pa 1976), 2003, 28(20): S255-S265.

Białek M. Conservative treatment of idiopathic scoliosis according to FITS concept: presentation of the method and preliminary, short term radiological and clinical results based on SOSORT and SRS criteria. Scoliosis, 2011, 6: 25.

Białek M. Mild angle early onset idiopathic scoliosis children avoid progression under FITS method (functional individual therapy of scoliosis). Medicine (Baltimore), 2015, 94(20): e863.

Campbell RM Jr, Smith MD, Mayes TC, et al. The effect of opening wedge thoracostomy on thoracic insufficiency syndrome associated with fused ribs and congenital scoliosis. J Bone Joint Surg Am, 2004, 86(8): 1659–1674.

Carpintero P, Mesa M, Garcia J, et al. Scoliosis induced by asymmetric lordosis and rotation: an experimental study. Spine (Phila Pa 1976), 1997, 22(19): 2202–2206.

Cheng I, Kim Y, Gupta MC, et al. Apical sublaminar wires versus pedicle screws— which provides better results for surgical correction of adolescent idiopathic scoliosis. Spine (Phila Pa 1976), 2005, 30(18): 2104–2112.

Cheung KM, Wang T, Poon AM, et al. The effect of pinealectomy on scoliosis development in young nonhuman primates. Spine (Phila Pa 1976), 2005, 30(18): 2009–2013.

Chuma A, Kitahara H, Minami S, et al. Structural scoliosis model in dogs with experimentally induced syringomyelia. Spine (Phila Pa 1976), 1997, 22(6): 589–594; discussion 595.

Coillard C, Rhalmi S, Rivard CH. Experimental scoliosis in the minipig: study of vertebral deformations. Ann Chir, 1999, 53(8): 773–780.

Cotrel Y, Dubousset J, Guillaumat M. New universal instrumentation in spinal surgery. Clin Orthop Relat Res, 1988, 227: 10–23.

de Mauroy JC, Fender P, Tato B, et al. Lyon brace. Stud Health Technol Inform, 2008, 135: 327–340.

Deguchi M, Kawakami N, Kanemura T, et al. Experimental scoliosis induced by rib resection in chickens. J Spinal Disord, 1995, 8(3): 179–185.

den Boer WA, Anderson PG, v Limbeek J, et al. Treatment of idiopathic scoliosis with side-shift therapy: an initial comparison with a brace treatment historical cohort. Eur Spine J, 1999, 8(5): 406–410.

Diab AA. The role of forward head correction in management of adolescent idiopathic scoliotic patients: a randomized controlled trial. Clin Rehabil, 2012, 26(12): 1123–1132.

Dobosiewicz K, Durmala J, Kotwicki T. Dobosiewicz method physiotherapy for idiopathic scoliosis. Stud Health Technol Inform, 2008, 135: 228–236.

Durmala J, Kotwicki T, Piotrowski J. Stabilization of progressive thoracic adolescent idiopathic scoliosis using brace treatment and DoboMed physiotherapy. Scoliosis, 2009, 4(Suppl 2): 1.

Edgar MA. The natural history of unfused scoliosis. Orthopedics, 1987, 10(6): 931–939.

Fabian KM, Rożek–Piechura K. Exercise tolerance and selected motor skills in young females with idiopathic scoliosis treated with different physiotherapeutic methods. Ortop Traumatol Rehabil, 2014, 16(5): 507–522.

Farooqui SI, Siddiqui P, Ansari B, et al. Effects of spinal mobilization techniques in the management of adolescent idiopathic scoliosis—A meta–analysis. Int J Health Sci (Qassim), 2018, 12(6): 44–49.

Harrington PR. Treatment of scoliosis: correction and internal fixation by spine instrumentation June 1962. J Bone Joint Surg Am, 2002, 84(2): 316.

Hawary RE, Zaaroor–Regev D, Floman Y, et al. Brace treatment in adolescent idiopathic scoliosis: risk factors for failure—a literature review. Spine J, 2019, 19(12): 1917–1925.

Hee HT, Yu ZR, Wong HK. Comparison of segmental pedicle screw instrumentation versus anterior instrumentation in adolescent idiopathic thoracolumbar and lumbar scoliosis. Spine (Phila Pa 1976), 2007, 32(14): 1533–1542.

Jelačić M, Villagrasa M, Pou E, et al. Barcelona scoliosis physical therapy school—BSPTS—based on classical Schroth principles: short term effects on back asymmetry in idiopathic scoliosis. Scoliosis, 2012, 7 Suppl 1(Suppl 1): O57.

Joe T. Studies of experimental scoliosis produced by electrical stimulation. With special reference to the histochemical properties of the muscle. Nihon Ika Daigaku Zasshi, 1990, 57(5): 416–426.

Kallemeier PM, Buttermann GR, Beaubien BP, et al. Validation, reliability, and complications of a tethering scoliosis model in the rabbit. Eur Spine J, 2006, 15(4): 449–456.

Kuru T, Yeldan İ, Dereli EE, et al. The efficacy of three–dimensional Schroth exercises in adolescent idiopathic scoliosis: a randomised controlled clinical trial. Clin Rehabil, 2016, 30(2): 181–190.

Kuznia AL, Hernandez AK, Lee LU. Adolescent idiopathic scoliosis: common questions and answers. Am Fam Physician, 2020, 101(1): 19–23.

Kwan K, Cheng A, Koh HY, et al. Effectiveness of Schroth exercises during bracing in adolescent idiopathic scoliosis: results from a preliminary study—SOSORT Award 2017 Winner. Scoliosis Spinal Disord, 2017, 12: 32.

Lee WJ, Ko YM, Park JW. Effect of trunk side shift exercise on the Cobb's angle of patients with idiopathic scoliosis. J Korean Phys Therapy, 2017, 29(5): 276-280.

Lenke LG, Betz RR, Harms J, et al. Adolescent idiopathic scoliosis: a new classification to determine extent of spinal arthrodesis. J Bone Joint Surg Am, 2001, 83(8): 1169-1181.

Lonstein JE. Scoliosis: surgical versus nonsurgical treatment. Clin Orthop Relat Res, 2006, 443: 248-259.

Machida M, Dubousset J, Imamura Y, et al. Pathogenesis of idiopathic scoliosis: SEPs in chicken with experimentally induced scoliosis and in patients with idiopathic scoliosis. J Pediatr Orthop, 1994, 14(3): 329-335.

Machida M, Murai I, Miyashita Y, et al. Pathogenesis of idiopathic scoliosis. Experimental study in rats. Spine (Phila Pa 1976), 1999, 24(19): 1985-1989.

Machida M, Saito M, Dubousset J, et al. Pathological mechanism of idiopathic scoliosis: experimental scoliosis in pinealectomized rats. Eur Spine J, 2005, 14(9): 843-848.

Marti CL, Glassman SD, Knott PT, et al. Scoliosis Research Society members attitudes towards physical therapy and physiotherapeutic scoliosis specific exercises for adolescent idiopathic scoliosis. Scoliosis, 2015, 10: 16.

Moe JH, Kharrat K, Winter RB, et al. Harrington instrumentation without fusion plus external orthotic support for the treatment of difficult curvature problems in young children. Clin Orthop Relat Res, 1984 (185): 35-45.

Monticone M, Ambrosini E, Cazzaniga D, et al. Active self-correction and task-oriented exercises reduce spinal deformity and improve quality of life in subjects with mild adolescent idiopathic scoliosis. Results of a randomised controlled trial. Eur Spine J, 2014, 23(6): 1204-1214.

Negrini S, Atanasio S, Zaina F, et al. End-growth results of bracing and exercises for adolescent idiopathic scoliosis. Prospective worst-case analysis. Stud Health Technol Inform, 2008, 135: 395-408.

Negrini S, Donzelli S, Aulisa AG, et al. 2016 SOSORT guidelines: orthopaedic and rehabilitation treatment of idiopathic scoliosis during growth. Scoliosis Spinal

Disord, 2018, 13: 3.

Negrini S, Donzelli S, Negrini A, et al. Specific exercises reduce the need for bracing in adolescents with idiopathic scoliosis: a practical clinical trial. Ann Phys Rehabil Med, 2019, 62(2): 69−76.

Nisser J, Smolenski U, Sliwinski GE, et al. The FED−Method (Fixation, Elongation, Derotation)—a machine−supported treatment approach to patients with idiopathic scoliosis—systematic review. Z Orthop Unfall, 2020, 158(3): 318−332.

Park JH, Jeon HS, Park HW. Effects of the Schroth exercise on idiopathic scoliosis: a meta−analysis. Eur J Phys Rehabil Med, 2018, 54(3): 440−449.

Picetti GD 3rd, Pang D, Bueff HU. Thoracoscopic techniques for the treatment of scoliosis: early results in procedure development. Neurosurgery, 2002, 51(4): 978−984; discussion 984.

Pincott JR, Davies JS, Taffs LF. Scoliosis caused by section of dorsal spinal nerve roots. J Bone Joint Surg Br, 1984, 66(1): 27−29.

Pincott JR, Taffs LF. Experimental scoliosis in primates: a neurological cause. J Bone Joint Surg Br, 1982, 64(4): 503−507.

Potter BK, Kuklo TR, Lenke LG. Radiographic outcomes of anterior spinal fusion versus posterior spinal fusion with thoracic pedicle screws for treatment of Lenke Type I adolescent idiopathic scoliosis curves. Spine (Phila Pa 1976), 2005, 30(16): 1859−1866.

Pugacheva N. Corrective exercises in multimodality therapy of idiopathic scoliosis in children—analysis of six weeks efficiency—pilot study. Stud Health Technol Inform, 2012, 176: 365−371.

Richards BS, Bernstein RM, DAmato CR, et al. Standardization of criteria for adolescent idiopathic scoliosis brace studies: SRS committee on bracing and nonoperative management. Spine (Phila Pa 1976), 2005, 30(18): 2068−2075; discussion 2076−2077.

Rivard CH, Labelle P, Simoneau R, et al. Moderate hypobaric hypoxia used as an inducer of congenital vertebral malformation in mouse embryo (author's transl). Chir Pediatr, 1982, 23(1): 65−67.

Romano M, Negrini A, Parzini S, et al. SEAS (Scientific Exercises Approach to Scoliosis): a modern and effective evidence based approach to physiotherapic specific scoliosis exercises. Scoliosis, 2015, 10: 3.

Schreiber S, Parent EC, Hill DL, et al. Patients with adolescent idiopathic scoliosis perceive positive improvements regardless of change in the Cobb angle— results from a randomized controlled trial comparing a 6-month Schroth intervention added to standard care and standard care alone. SOSORT 2018 Award winner. BMC Musculoskelet Disord, 2019, 20(1): 319.

Shah SA. Derotation of the spine. Neurosurg Clin N Am, 2007, 18(2): 339-345.

Stokes IA, Burwell RG, Dangerfield PH. Biomechanical spinal growth modulation and progressive adolescent scoliosis—a test of the "vicious cycle" pathogenetic hypothesis: summary of an electronic focus group debate of the IBSE. Scoliosis, 2006, 1: 16.

Stokes IA. Mechanical effects on skeletal growth. J Musculoskelet Neuronal Interact, 2002, 2(3): 277-280.

Suk SI, Lee SM, Chung ER, et al. Selective thoracic fusion with segmental pedicle screw fixation in the treatment of thoracic idiopathic scoliosis: more than 5-year follow-up. Spine (Phila Pa 1976), 2005, 30(14): 1602-1609.

Suk SI, Song HS, Lee CK. Scoliosis induced by anterior and posterior rhizotomy. Spine (Phila Pa 1976), 1989, 14(7): 692-697.

Thompson JY, Williamson EM, Williams MA, et al. Effectiveness of scoliosis-specific exercises for adolescent idiopathic scoliosis compared with other non-surgical interventions: a systematic review and meta-analysis. New York: Elsevier, 2019.

Tolo VT, Herring JA. Scoliosis-specific exercises: a state of the Art Review. Spine Deform, 2020, 8(2): 149-155.

Vla F, Pecherskiĭ AG, Grigorovskiĭ VV, et al. Experimental data on the morphogenesis of the spinal compression syndrome in congenital scoliosis. Ortop Travmatol Protez, 1989, (9): 26-31.

Weinstein SL, Ponseti IV. Curve progression in idiopathic scoliosis. J Bone Joint Surg Am, 1983, 65(4): 447-455.

Weiss HR, Negrini S, Rigo M, et al. Indications for conservative management of scoliosis (SOSORT guidelines). Stud Health Technol Inform, 2008, 135: 164-170.

Wnuk B, Frackiewicz J, Durmala J, et al. Short-term effects of combination of several physiotherapy methods on the respiratory function—a case report of adolescent idiopathic scoliosis. Stud Health Technol Inform, 2012, 176: 402–406.

Wu JZ, Wu WH, He LJ, et al. Effect of melatonin and calmodulin in an idiopathic scoliosis model. Biomed Res Int, 2016, 2016: 8460291.

Yamada K, Yamamoto H, Nakagawa Y, et al. Etiology of idiopathic scoliosis. Clin Orthop Relat Res, 1984, (184): 50–57.

Zaina F, Donzelli S, Negrini A, et al. SpineCor, exercise and SPoRT rigid brace: what is the best for adolescent idiopathic scoliosis? Short term results from 2 retrospective studies. Stud Health Technol Inform, 2012, 176: 361–364.

Zapata K, Parent EC, Sucato D. Immediate effects of scoliosis–specific corrective exercises on the Cobb angle after one week and after one year of practice. Scoliosis Spinal Disord, 2016, 11(Suppl 2): 36.

Zhou Z, Liu F, Li R, et al. The effects of exercise therapy on adolescent idiopathic scoliosis: an overview of systematic reviews and meta–analyses. Complement Ther Med, 2021, 58: 102697.